MPR出版物链码使用说明

　　本书中凡文字下方带有链码图标"━━━"的地方，均可通过"泛媒关联"的"扫一扫"功能，扫描链码，获得对应的多媒体内容。

　　您可以通过扫描下方的二维码，下载"泛媒关联"App。

U0386049

中山大学附属第一医院院史文化丛书 ❖ 肖海鹏 骆腾 主编

医病医身医心
111位名医说健康

彭福祥◎主编

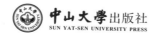

中山大学出版社
SUN YAT-SEN UNIVERSITY PRESS

·广州·

图书在版编目（CIP）数据

医病医身医心：111位名医说健康/彭福祥主编.—广州：中山大学出版社，2021.10

（中山大学附属第一医院院史文化丛书/肖海鹏，骆腾主编）

ISBN 978 - 7 - 306 - 07339 - 6

Ⅰ.①医… Ⅱ.①彭… Ⅲ.①医学一普及读物 Ⅳ.①R - 49

中国版本图书馆 CIP 数据核字（2021）第 192898 号

YIBING YISHEN YIXIN：111 WEI MINGYI SHUO JIANKANG

出 版 人：王天琪
策划编辑：鲁佳慧
责任编辑：鲁佳慧
封面设计：林绵华
责任校对：吴茜雅
责任技编：何雅涛
出版发行：中山大学出版社
电　　话：编辑部 020 - 84110283，84113349，84111997，84110779，84110776
　　　　　发行部 020 - 84111998，84111981，84111160
地　　址：广州市新港西路 135 号
邮　　编：510275　　　　　传　真：020 - 84036565
网　　址：http://www.zsup.com.cn　　E-mail：zdcbs@mail.sysu.edu.cn
印 刷 者：佛山市浩文彩色印刷有限公司
规　　格：787mm×1092mm　　1/16　　23 印张　　410 千字
版次印次：2021 年 10 月第 1 版　　2021 年 10 月第 1 次印刷
定　　价：120.00 元

中山大学附属第一医院院史文化丛书
主 编 简 介

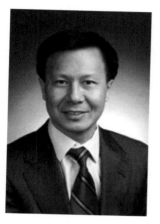

肖海鹏　教授，博士研究生导师，国务院学位委员会学科评议专家，国务院政府特殊津贴专家，中山大学常务副校长，中山大学附属第一医院院长、内分泌科首席专家，中国医师协会内分泌代谢科医师分会副会长，广东省医学会副会长。主持国家自然科学基金和省部级等多项课题，学术成果发表在 *BMJ*，*Lancet Digital Health*，*Cell Research*，*Thyroid*，*JCEM*，*Diabetologia*，*Molecular Therapy* 等国际权威期刊，获广东省科技进步一等奖、广东教育教学成果特等奖、国家级教学成果二等奖、教育部宝钢优秀教师等多项荣誉，是首批全国高校黄大年式教师团队负责人、欧洲医学教育联盟 Honorary Fellowship 奖项首位中国专家。

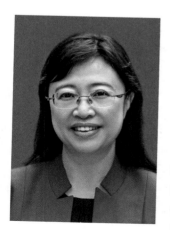

骆腾　法学博士，研究员，中山大学附属第一医院党委书记。获"全国优秀教育工作者""中国高教学会优秀工作者"，第八次优秀高等教育科学研究成果优秀奖主要完成人，第十三届最具领导力中国医院领导者卓越贡献奖获得者。曾担任中国高等教育学会常务理事、中国高等教育学会师资研究分会副理事长。现担任中国质量协会医疗与健康分会副会长、国家卫生健康标准委员会医疗服务标准专业委员会委员、中国现代医院管理智库党的建设与医院文化专业委员会委员。

本书编委会

主　　编：彭福祥
副 主 编：梁嘉韵　刘星亮　潘曼琪　林芳宇　谢凤兰
特约审稿：陈　辉

前　言

健康是促进人全面发展的必然要求，是民族昌盛和国家富强的重要标志，也是广大人民群众的共同追求。

随着社会经济和医疗卫生事业的不断发展，我国人民的健康水平有了显著提高，但同时也出现了一些新的问题、新的挑战，如恶性肿瘤、呼吸系统疾病、心脑血管疾病、糖尿病等呈现发病率上升、发病人群年轻化趋势，严重威胁着人民健康。这既与环境变化因素有关，也与现代人工作压力大、生活方式不健康有关。

把人民健康放在优先发展的战略地位，从以治病为中心转向以健康为中心，全面提升人们的健康知识，是"健康中国"行动的必然要求。中山大学附属第一医院立足百姓健康需求，通过融合全媒体力量、发挥名优专家影响力，持续开展"大专家讲小科普"活动，在提升全民健康素养方面发挥了引领示范作用。

早在 2014 年，中山大学附属第一医院就创办了官方微信公众号"中山一院"，把医学科普宣传纳入常态化宣传范围。其后，我们又联合社会媒体、医院官媒及各科室、专家公众号等，搭建了医学科普平台矩阵，组建了由上百名专家构成的科普专家团队，使用了创新传播手段，进一步提升了科普的传播力和影响力。

在中华人民共和国成立 70 周年、中国共产党成立 100 周年之际，我们分别策划了"70 年·70 位名医""医万个为什么"大型系列健康科普宣传，组织各学科带头人、科主任、名优专家等 300 多人，以短视频、图文等多种形式连续推出高质量的医学科普作品，引起了社会的广泛反响。

7 年间，中山大学附属第一医院官方科普宣传已成为医院官方宣传的知名品牌，医院官方微信公众号粉丝突破 230 万人，科普类文章阅读量累计超过数千万人次。

为庆祝中国共产党成立 100 周年，纪念中山大学附属第一医院建院 111 周年，我们精选 111 位专家的科普文章，结集成《医病医身医心——111 位名医说健康》一书，以飨读者。

这本书内容涵盖了内分泌系统、消化系统、呼吸系统、心脑血管疾病、儿童保健、生育健康、骨科与关节、肿瘤防治等领域的常见病、多发病的科学防治知识，并融合了科普短视频，全面、科学而又通俗易懂。

在编写过程中，本书编委会进行了多次讨论，各专家提供了宝贵的意见，并邀请了医疗领域资深媒体记者进行审稿，力求兼顾内容的科学性与通俗性，让"高高在上"的医学知识更接地气、更有趣味。

最后，愿每位读者都能从中得到启发、有所收获。以科学为指引，做健康的倡导者、践行者和引领者，共享美好生活！

编者

2021 年 8 月

目录
CONTENTS

第一篇

降尿酸，控血糖，代谢平衡免疫强

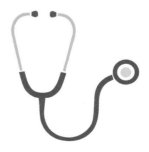

高尿酸血症，三成惹上痛风

肖海鹏 教授，博士研究生导师，国务院学位委员会学科评议专家，国务院政府特殊津贴专家，中山大学常务副校长，中山大学附属第一医院院长、内分泌科首席专家，中国医师协会内分泌代谢科医师分会副会长，广东省医学会副会长。主持国家自然科学基金和省部级等多项课题，学术成果发表在 *BMJ*，*Lancet Digital Health*，*Cell Research*，*Thyroid*，*JCEM*，*Diabetologia*，*Molecular Therapy* 等国际权威期刊，获广东省科技进步一等奖、广东教育教学成果特等奖、国家级教学成果二等奖、教育部宝钢优秀教师等多项荣誉，是首批全国高校黄大年式教师团队负责人、欧洲医学教育联盟 Honorary Fellowship 奖项首位中国专家。

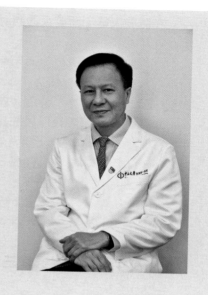

红肉、海鲜吃得欢，尿酸水平节节高。如今，随着人们生活水平的提高，越来越多的人在体检单上看到了"高尿酸血症"的字眼。

很快，其中的一些人因脚趾红肿热痛、大小关节变形、肾功能受损、结石等，饱受痛风折磨。有些身强力壮的中青年痛风患者痛得甚至上不了班。

高尿酸血症属于"富贵病""现代生活病"的一种。除了表现为"痛风性结石"、关节畸形外，痛风还可损伤肾功能，造成"痛风肾"，在老年患者中还可引发和加剧高血压、心血管疾病。

对于中青年痛风患者来说，及早开展饮食和生活干预，按照医嘱规范用药，可以延缓该病进展，减轻危害。

痛风前兆：尿酸饱和度超过 7 mg， 感觉脚趾红肿热痛

在肥胖人群不断扩大的同时，尿酸高的人也越来越多，中青年患者人数也在逐年增长。

高尿酸血症又被称为痛风前期，约1/3的患者最终会进展为痛风。人体血液的酸碱度（pH）约为7.4，此时尿酸在人体最大的饱和度是 7 mg，当血清尿酸含量超过这个值后，就认为是高尿酸血症。

过于饱和的尿酸会以尿酸盐结晶的方式析出，并沉积在各个关节，从而引发痛风。约90%的患者首先感觉到的是脚趾红肿热痛，尤其是第一个脚趾，还有人表现为耳朵有痛风石。

为什么痛风会在脚指头、耳朵发作？因为这些肢体末梢的血液循环最差，血液 pH 偏酸性，尿酸盐结晶难以溶解，容易沉积在肢体末梢。如果体内尿酸浓度居高不下，痛风就会反复发作。

高发年龄：30岁男性三成"中招"，女性闭经后发生率高

近年来，高尿酸血症的发生率有逐年上升的趋势，20～60岁男性均出现上升趋势。以日本为例，30岁男性的高尿酸血症发生率达到了30%。女性闭经前后的发生率有差异，50岁以下的发生率为1.3%，50岁以上则为3.7%。女性患者往往是绝经后才出现尿酸高。因为女性体内的雌激素能促进尿酸的排泄，所以生育期的妇女排除特殊病以外，往往很少会有痛风问题。男性则不同，有些男性30岁不到就"中招"，主要是饮食不当导致。

高尿酸血症：使五大疾病更容易发作

高尿酸血症之所以令人闻之色变，与它能引发以下五大疾病有关。

（1）痛风关节炎。痛风关节炎是由于关节析出的尿酸盐沉积引起的关节炎症。痛风患者往往手指关节上长满淡黄色疙瘩，也就是痛风结节。当血清尿酸值超过7.0 mg/dL时，随着尿酸值的升高，痛风关节炎的发病风险也随之增高。高尿酸血症持续时间越长，尿酸值越高，痛风结节就越容易发生。急性痛风发作好发于第一中趾节及足关节。

（2）肾功能损害。血清尿酸值与慢性肾脏疾病的发生和进展有关。我

国 18 岁以上成年人群慢性肾脏病患病率为 10.8%，以早期患者为主，一期和二期患者占了总数的 84%。对于一般人群，高尿酸血症是肾功能不全的危险因素。尤其是对于 IgA 肾病，高尿酸血症可能会影响患者的预后。有些患者合并有慢性肾脏病和痛风，可能与体内的铅蓄积有关。

（3）尿路结石。尿路结石的危险因素为尿量过少、高尿酸尿和酸性尿。部分高尿酸血症患者会有尿路结石。除了高尿酸血症本身有可能会增加尿路结石的发生频率，在采用促进尿酸排泄药降尿酸时，嘌呤摄取过量及酸性尿，也会促进尿路结石的形成。不过，这也不是必然发生的，有些高尿酸血症患者并不出现尿路结石。

（4）高血压、心血管病。研究显示，在具有不良生活习惯的人群中，心血管疾病与血清尿酸值高往往是同时出现的。血清尿酸值可能将作为高血压发生的独立危险因素，并有望成为帮助预测脑卒中的发生与再发、判断心功能不全患者治疗效果的指标。

（5）代谢综合征，包括糖尿病等。代谢综合征的发生率随着血清尿酸值的升高而升高，其周边症状包括高尿酸血症。门诊经常可以见到痛风患者同时患有代谢综合征。高胰岛素血症还会促使肾小管内尿酸的重吸收增多及内脏脂肪的蓄积，从而使尿酸值增高。

手术时机：痛风石引发感染畸形才手术

治疗高尿酸血症和痛风的意义在于，通过消除沉积于体内组织内的尿酸盐结晶，从而改善尿酸盐沉积症的症状。

对于合并有肥胖、高血压、糖代谢异常等疾病的患者，需要改变生活习惯。此外，降尿酸还可以改善心血管疾病高危风险患者的预后，保障生命安全。

痛风治疗药物包括非甾体抗炎药物、止痛药物、促进尿酸排泄药物和抑制尿酸合成药物等。如果血清尿酸值超过 7 mg 就要进行干预。降到 6 mg 也就是 360 单位时，就不易引起痛风发作。但也有部分患者需要将血清尿酸值降到 5 mg。特别是肾内有痛风石的患者，要消除痛风石，减少对肾的损害，就需要将血清尿酸值降到 5 mg。

有一些患者肢体关节出现了痛风石，痛风石压迫神经导致感染或关节畸形。这时就要通过手术缓解疼痛。如果痛风石比较"老实"，一般的情况下不需要手术，使用降尿酸的药使血清尿酸值降到 5 mg，尿酸石也会慢慢变小。

想降尿酸，光吃药不行，须改变不良生活习惯，包括坚持正确的饮食疗法，限制含嘌呤多的食物，因为有20%的尿酸是由摄入的嘌呤合成的。同时，高尿酸血症患者要限制饮酒，减肥，建议适当运动。还要强调的是，高尿酸血症和痛风患者应严格执行医嘱，按时服药。

注意：高尿酸血症不等同于痛风

需要注意的是，痛风发作时不一定显示高尿酸值。痛风的诊断包括特征性的症状、高尿酸血症、关节液中尿酸盐的沉积、可有痛风结节、不良生活习惯。

高尿酸血症跟痛风是两个不同的阶段，有高尿酸血症的人不一定会发生痛风，只有1/3的患者会出现痛风。

尿酸增高为何会引发高尿酸血症？这主要有两方面原因：一是肾脏排泄尿酸减少，经肾脏排泄到体外的尿酸占尿酸排泄总量的80%～90%。二是饮食来源增多，20%的尿酸是由饮食摄入的嘌呤合成的。如果男性血清尿酸值超过13 mg，女性超过10 mg，此时易形成尿酸结石，特别是肾结石，此时肾功能受损风险大大增加。当肾功能受损时，尿酸排泄减少，而饮食摄入产生的尿酸又增多，就会造成高尿酸血症。

胰岛素强化治疗或可让2型糖尿病患者不再吃药打针

李延兵 教授，主任医师，中山大学附属第一医院内分泌科主任，广东省卫生厅内分泌重点实验室主任，广东省医学会糖尿病学分会主任委员，广东省健康管理学会代谢与内分泌专业委员会主任委员。

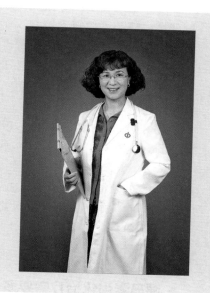

在很多人的印象中，患者被诊断为2型糖尿病后一般是先服用降糖药控制血糖，等到降糖药也控制不了血糖了，才使用胰岛素。但有不少患者刚被诊断为2型糖尿病，医生就给开了胰岛素，这让很多患者和家属感到不解。原来，这部分患者接受的是短程胰岛素强化治疗！

哪些人需要接受胰岛素强化治疗

胰岛素强化治疗是指强化胰岛素的治疗，在较短的时间内把血糖控制在正常或接近正常的范围内。对于1型糖尿病，患者一般需要长期接受这种胰岛素强化治疗，把血糖控制到正常范围。对于2型糖尿病，如果患者是新诊断的，但其血糖又非常高（糖化血红蛋白大于9%，或空腹血糖大于11.1 mmol/L），也建议接受一个短程的胰岛素强化治疗。

还有一些患者，已经使用了两三种口服降糖药，但血糖还是降不下来，特别是糖化血红蛋白超过了9%，这时也可以进行短程胰岛素强化治疗。

新诊断患者用强化治疗有什么好处

对于这些新诊断、血糖比较高的患者，用短程胰岛素强化治疗，任何程度的高血糖都可以得到控制。血糖降下来后，高糖毒性对胰岛功能的损伤会消除，胰岛功能就会有很大程度的恢复。

在胰岛素治疗期间，患者自身的胰岛功能还可以通过休整来恢复。此外，胰岛素治疗还有抗炎、抗氧化应激的作用。上述情况可使得这些患者的β细胞得到较高程度的恢复。

短程胰岛素强化治疗后，70%～80%的患者在停用后病情可以得到缓解，即不再用药，单纯通过饮食控制和运动就能把血糖控制到正常范围。接近60%的患者一年不用药仍能较好地控制血糖。截至目前，最长的纪录是一个疗程的胰岛素治疗可以达到14年的缓解时间。

未得到缓解的那一小部分患者也可以回归到较简单的治疗。例如，经过短程强化治疗后，可能只需用一两种药就能够控制血糖，这是因为其胰岛功能得到了较大程度的恢复。

胰岛素强化治疗需要多长时间

短程胰岛素强化治疗通常需要2～3周。医生事先设定一个血糖控制目标，如果是新诊断的患者，一般血糖控制目标是空腹血糖不超过6 mmol/L，饭后血糖不超过8 mmo/L。

经过我们18年的临床观察发现，新诊断患者的血糖控制目标如果更严格一点，如空腹血糖低于5.6 mmol/L，饭后血糖低于7.6 mmol/L，即比指南规定的还要低，就会有更多的患者进入缓解期，不用口服药物控制血糖。

按照我们的临床经验，一般空腹血糖的达标时间平均为1天；餐后2小时的血糖达标时间平均为2.5天。血糖得到控制以后，还需1～2周的维持期用药，具体时长因人而异。在维持期，胰岛素用量可以大幅减少，维持期满后就可以停用了。

胰岛素强化治疗有哪些常用方案

对住院的患者，我们推荐"基础－餐时"的方法。这种方法又分两种，一种是借助胰岛素泵，另一种是多针注射。

胰岛素泵：该方法的治疗效果既快又准。其每小时输注的单位数与人体正常生理分泌的基础胰岛素是一样的；然后在进餐时加大剂量，模拟人体进餐时体内胰岛素的迅速分泌。通过这种方法，可以更稳定、更快地控制血糖。

胰岛素泵还可以应对一些特别情况，如加餐后可以临时追加一些剂量；要去运动，也可以把基础的胰岛素调低一点，预防运动状态下的低血糖。因此，它是更加符合生理而且更灵活的一种调整方式。

对于临床短程胰岛素强化治疗，我认为这种方法应该是首先推荐的。

多针注射：又叫"三短一长"。"一长"是指打 1 针长效胰岛素，模拟基础胰岛素的分泌，可以控制空腹和餐前的血糖。"三短"是指三餐前再分别打 1 针，控制进餐引起的高血糖。该方法也能够比较好地模拟人体胰岛素的作用模式，达到控制血糖的目标。

对于门诊患者，一般建议采用预混胰岛素类似物，每天打 3 针，这是一个比较简化的胰岛素强化治疗模式。

强化治疗期间，患者如何配合

在强化治疗期间，患者的配合至关重要，主要是饮食和运动两方面。强化治疗的血糖控制目标非常严格，如果患者对饮食仍不加注意，或者不进行运动，则很难在短期内较好控制血糖。提倡中等强度的运动，如快步走、慢跑等，每周不短于 150 分钟，可以分散在一周内的几天完成。

当然，患者还需要定期监测血糖。有些患者觉得血糖得到控制后就不用再监测管理了，最终导致高血糖的复发。

脑内查出垂体瘤，未必都要治

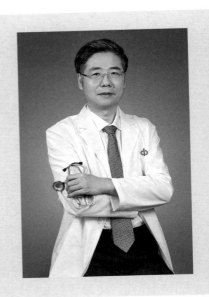

王海军 教授，主任医师，博士研究生导师，中山大学名医，中山大学附属第一医院神经外科主任、垂体瘤诊治中心主任，广东省医学重点实验室——垂体肿瘤研究实验室主任，中国垂体腺瘤协作组组长，广东省医学会神经外科分会主任委员，广东省医师协会神经外科医师分会名誉主任委员，中国医师协会神经外科分会常务委员，中华医学会神经外科分会委员。

　　垂体瘤的发病率非常高，正常人群的垂体瘤发病率约为10%，相当于每10人中就有1人患垂体瘤。但是，绝大部分的垂体瘤患者没有症状，肿瘤也不进展，终生都不需要治疗。需要治疗的垂体瘤有以下特征：肿瘤压迫周围正常组织，或者持续分泌过量激素危害健康。

性功能下降、月经紊乱，或是垂体瘤在作怪

　　儿童长得非常高或者非常矮，性欲下降、阳痿，月经紊乱、泌乳、不孕不育，长得非常肥胖或者面容变得宽大、声音低沉，这些都有可能是垂体瘤在作怪。此外，垂体瘤增大压迫视觉通路，还会引起视力下降。

怀疑垂体有问题，该做什么检查

　　如果怀疑垂体有问题，应做内分泌检查，包括垂体的分泌功能，以及与垂体有关的甲状腺、肾上腺、性腺功能的检查。核磁共振是发现早期肿瘤病

变的最佳影像检查方法，CT 对鉴别疾病类型也很有帮助。

哪些垂体瘤应积极治疗

垂体瘤分为功能性和无功能性两类。

功能性垂体瘤持续分泌过量激素，常见的有泌乳素、生长激素、促肾上腺皮质激素、促甲状腺素等类型，这些激素又会引起相应的激素分泌升高，如皮质醇、甲状腺素等，从而危害健康。由于肿瘤长期处于高分泌功能状态，造成持续的健康威胁，应积极治疗。对于青少年人群，功能性垂体瘤最大的危害是影响生长、发育、代谢。而对于成年人群，功能性垂体瘤会引起生殖、生育、血糖、血压、心脏、性格等方面的问题。

无功能性垂体瘤的主要危害由肿瘤占位压迫周围正常组织结构引起，如视觉通路引起视力下降甚至失明，压迫垂体组织引起垂体功能减退，压迫脑组织引起脑积水，压迫脑膜引起头痛等。小于 5 mm 的无功能微腺瘤可长期观察。

如何治疗垂体瘤

（1）垂体瘤的治疗应由多学科团队共同讨论决定，不应由单个医生决定。多学科团队包括影像科、神经外科、内分泌科、男科、妇科、生殖医学科、放疗科等，根据患者的情况、影像学表现来共同确定最佳治疗方案，使患者受益最大。

（2）治疗方案有药物治疗、手术治疗及放射治疗，应根据实际情况选择相应的治疗方案，以取得最佳的治疗效果。

（3）绝大部分垂体瘤是良性肿瘤，少数的垂体瘤具有明显的恶性特征，如难治性垂体瘤，占垂体瘤的 1%～3%，对其无论是药物治疗、手术治疗或是放射治疗，效果都较差。所幸，大部分垂体瘤经规范化诊治后效果是非常好的。只要到规范的垂体瘤中心诊治，95% 以上的患者都会取得较好的疗效。

有些患者长期对自己的健康不够关心，直到出现严重症状才去诊治，甚至拖延治疗，导致肿瘤巨大引发失明，令人惋惜。

垂体瘤是个慢性病，要做好打持久战的准备

垂体瘤是多发病、慢性病，需要定期随诊复查，患者要做好打持久战的准备。对于微小无功能性垂体瘤，早期大约 1 年复查 1 次；经过 1～3 年的监测，稳定无变化后可 3 年复查 1 次。对于功能性腺瘤，要积极治疗，治疗后的长期随访非常重要，包括垂体功能监测、代谢紊乱调整、肿瘤变化的监测等。

垂体瘤患者能生宝宝吗

人的生育即性腺功能是受垂体调节的，因此垂体出现了问题，无论是男性还是女性，其生育都会受到影响。无功能性垂体瘤，早期一般不会影响垂体功能。功能性垂体瘤则会影响垂体功能，一定要积极治疗。

因此，在诊治垂体瘤的过程中，应评价垂体功能及垂体瘤的状态，评估对生育功能的影响。如无影响，可以正常怀孕；如有影响，纠正后可正常怀孕。在带瘤怀孕过程中，部分垂体瘤会增大，垂体本身也会增大 2 倍左右，存在对视神经压迫的风险。因此，在怀孕过程中，垂体瘤患者应密切注意视力、垂体功能的变化，及时重新评估，这样才更安全。

每年都查肾功能，
为什么还要验尿常规

李志坚 教授，主任医师，博士研究生导师，中山大学附属第一医院肾内科副主任，中国医院协会精准医疗管理分会、中国肿瘤防治联盟常务委员，广东省健康管理学会肾脏病专业委员会主任委员，广东省医疗行业学会肾内科管理分会副主任委员，广东省医学会肾脏病分会委员。

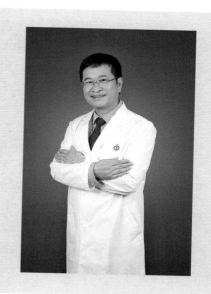

我国每 10 个人中就有 1 个是慢性肾脏病患者，但很多人都对此不以为意，觉得"我每年验血、查肾功能都正常，肯定没事"。其实不然，肾脏的代偿能力很强，要想更早期发现肾病，最基础的尿常规检查一定不能省。

10个中国人中就有 1 个有慢性肾病

根据《中国肾脏病年度报告2019》发布的调查结果，近年来慢性肾脏病的发病率持续上升，中国成人慢性肾脏病的患病率为10.8%，是继肿瘤、心血管、糖尿病之后患病率排第四位的疾病，全国患者数大约为1.2亿，仅尿毒症患者的医疗费就高达288亿，给国家、家庭和个人带来沉重负担。

但是和其他疾病不同的是，慢性肾脏病起病隐匿，症状发展缓慢，不易被察觉，一般肾脏受损超过50%时，才会影响人体的正常生理功能。因此知晓率很低，糖尿病的知晓率为36.5%，而慢性肾脏病的知晓率仅为

12.5%。等到患者出现水肿、血压升高、贫血、胃口差等不适再去医院检查时，往往病情已经很严重了，阻止病情继续进展的难度也很大。

肾功能检查与尿常规不可互相取代

那么，如何才能更早期发现自己的肾脏问题呢？很多人会想到肾功能检查。肾脏的功能有排毒、维持水电解质平衡，以及调节内分泌等，验血时的肌酐、血尿酸、尿素氮等指标可以反映肾功能，其中肌酐这个指标更为稳定、准确，受其他因素的干扰最小。

肾脏的代偿能力强大，且有两个肾脏，哪怕（一个或两个）肾脏的结构发生了改变，其功能仍可能是正常的。一般来说，肾小球滤过率受损超过50%时，肌酐指标才会出现异常。

但是肾脏结构发生改变，最早会体现在尿液成分的变化上，如蛋白尿、血尿、低比重尿、糖尿、氨基酸尿等，而这些异常是在尿常规检查中被发现的。

因此，尿常规检查不能因为它价格便宜而被认为是可有可无的，甚至从体检套餐中删除掉。尿常规检查对于早期发现肾脏疾病简单易行，不可替代，这点非常重要。

做尿常规检查的这些讲究你知道吗

一般来说，尿常规检查1年做1次即可。但对于家族中有慢性肾病患者的，或是本身有糖尿病、高血压、痛风等疾病的，或是须长期服用药物（包括西药、中药、中成药）的，都属于慢性肾脏病的高危人群，可以每年做2次或2次以上的尿常规检查。

尿常规检查要想查得准，最好于做检查前的8小时内禁食禁饮，头一天的晚餐要清淡，吃得太过油腻或是喝了老火汤，可能导致尿酸出现一过性增高。早晨起床如实在口渴，可以喝少许白开水，不要超过100 mL，大量饮水也可能使尿液被稀释、比重过低，而导致检查结果不准确。做检查的前一天也不要进食红肉火龙果、胡萝卜等含红色色素的会使尿液变红的食物，或是服用利福平等会使尿液变红的药物。做检查前一天要避免剧烈运动，以免形成一过性的蛋白尿。

做尿常规检查最好取晨尿，因为晨尿已经在膀胱中存留了4～6小时，能更准确地反映泌尿系统是否健康。可以在家中提前准备好一个干净无菌的容器收纳尿液，如空的矿泉水瓶，在体检的当日一醒来就去洗手间留取晨尿，取尿时尽量取中段尿，因为前段尿更容易受到分泌物、杂质的污染。在家中取的晨尿要尽快带到医院送检，距离检查时间不要超过 2 小时，若放置时间过长，细胞会溶解，影响检查结果。

尿常规检查发现异常，该如何做

当你拿到体检报告后，若发现尿常规检查结果中有异常指标，先不用过于惊慌，可以到肾病专科就诊。医生会再让你复查尿常规，以排除之前检查结果不准确或有一过性假阳性的情况（如前面说的检查前剧烈运动、发热、过于消瘦，或体位因素等均可能引起生理性的蛋白尿；女性做尿常规检查时正处于月经期可能出现假性血尿）；还会让你做肾功能的检查；此外还会开具其他排除继发性肾病的检查。可能引起肾脏指标异常的疾病有几十种，常见的为十余种，如糖尿病、血管炎、红斑狼疮、痛风、过敏性紫癜、肝炎、肿瘤等。经检查找到病因后，医生会将你转到相关科室进行治疗。

治疗尿毒症，
腹膜透析的优势有哪些

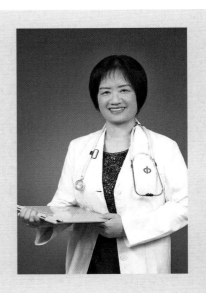

阳晓 教授，主任医师，博士研究生导师，中山大学附属第一医院肾内科主任，国家卫生健康委员会肾脏病临床重点实验室副主任，国际腹膜透析学会提名委员会委员，中国中西医结合学会肾脏疾病专业委员会副主任委员，广东省医师协会肾脏内科医师分会主任委员。

终末期肾病，也称尿毒症，是慢性肾脏病进行性发展的终末期。我国目前大约有 130 万尿毒症患者。由于移植肾的来源有限，透析是大多数尿毒症患者采用的治疗方法。透析有腹膜透析（简称为"腹透"）和血液透析（简称为"血透"）两种方式，它们都是治疗尿毒症的有效方法。这两种方式各有什么优势？

什么是腹膜透析

腹膜透析是利用腹膜半透膜的特性，通过置入腹腔的腹膜透析导管将含葡萄糖的透析液灌入腹腔，在腹腔停留一段时间后，再把腹膜透析液引出腹腔。在这一过程中，通过弥散、对流和超滤的原理，将身体内的毒素、代谢废物及多余的水分清除到体外。

近 40 多年来，腹膜透析技术取得显著进步，腹膜透析患者生存率显著提高。目前，国际上多个腹膜透析中心的患者，其 5 年生存率可达 50% 以上，中山大学附属第一医院腹膜透析中心的患者其 5 年生存率为 74%。

腹膜透析的优缺点

腹膜透析是治疗尿毒症的有效替代治疗方法之一。腹膜透析的优点主要有：

（1）使用腹膜透析的尿毒症患者残余肾功能下降速度相对缓慢。残余肾功能降低可导致贫血、营养不良、高血压、动脉硬化、血管瓣膜钙化等，直接影响尿毒症患者的长期生存及生存质量。因此要特别重视保护残余肾功能。

（2）腹膜透析是缓慢持续透析的过程，对中分子物质的清除比较好。

（3）腹膜透析治疗过程中血流动力学相对稳定，不会出现血压忽高忽低的情况，一般不会发生透析失衡综合征。

（4）腹膜透析是居家透析治疗方式，患者具有更独立和自由的生活方式。尤其是在社会急性传染病流行期间，腹膜透析有居家隔离和防控方面优势明显。

（5）腹膜透析费用相对较低，在我国腹膜透析的费用是每年 7.5 万元左右，血液透析是 8.5 万元左右。此外，腹膜透析占用医疗资源较少，包括人力、医疗场地及医疗设备等。

（6）腹膜透析患者的肝炎病毒等病原菌感染率较低。

腹膜透析的缺点主要有：

（1）腹膜透析相关性腹膜炎是腹膜透析最常见的并发症，是导致患者退出腹膜透析治疗的最常见原因，治疗不及时还可导致患者死亡。

（2）目前所使用的透析液中主要的渗透剂是葡萄糖，长期使用高浓度葡萄糖透析液可导致高血糖、肥胖、高血脂等代谢紊乱。

（3）含葡萄糖透析液的长期不规范使用或反复腹膜炎，可导致腹膜功能减退，不能有效清除水分或毒素，从而出现水肿、毒素蓄积等透析不充分的现象。

（4）腹膜透析对环境的要求比较高，需要在清洁的房间进行操作，并需要较大的空间存放透析液。

（5）腹膜透析需要患者自己或家人在家中自行操作，长期透析可能产生厌倦情绪；老年人由于视力下降、精细动手能力较差而需要他人帮助操作。

腹膜透析患者在生活中该注意什么

（1）预防腹膜炎的发生。应按照医生和护士培训的要求严格规范操作、避免不洁饮食等。一旦出现腹膜炎症状，如透析液浑浊、腹痛等，应第一时间向主管医师或护士反馈，以便得到及时有效的治疗。

（2）注意水、盐控制。水肿是腹膜透析过程中常出现的临床表现，是导致腹膜透析患者高血压甚至心力衰竭的主要原因；同时也是腹膜透析患者发生腹膜炎的危险因素。因此，须适当限制水、盐的摄入：液体摄入要"量出为入"，每天食盐摄入应低于 6 g；一般腹膜透析患者 1 天的尿量加上出超量大于 1 000 mL，即能够维持基本的液体平衡。

（3）注意预防营养不良及高磷血症。这两者其实存在一定的矛盾。营养不良时容易出现低蛋白血症、感染，因此应鼓励患者吃优质蛋白饮食；但在补充蛋白质的同时，又可能带来血磷的升高，血磷升高会导致骨病和心血管疾病。那怎样才能既补充蛋白，又降低磷的摄入呢？建议患者选择磷含量较低的蛋白食物，比如吃鸡蛋时尽量只吃蛋白，不吃蛋黄；尽量吃白肉不吃红肉；少吃快餐，因为快餐含磷、钠盐较高；在选择加工食品时，注意查看食品包装的成分表，避免摄入过多的磷和钠。

（4）腹膜透析患者要学会自我管理，每天记录体重、血压、尿量、透析次数及灌入量、出超量、服用药物情况等。因为在下一次看医生的时候，医生会根据你记录的情况进行分析，针对出现的问题调整药物处方及透析处方。

（5）要进行适当的锻炼，通过太极拳、八段锦、散步、跳广场舞等来增强体力，争取康复，能从事力所能及的社会工作和家务劳动。大多数腹膜透析患者经过治疗都能回归社会，实现人生目标。

（6）腹膜透析患者一定要定期随访，这非常重要。腹膜透析虽然是居家治疗，但这期间患者会遇到很多医疗问题，如水肿、高血压、贫血、骨矿代谢紊乱、电解质紊乱等。因此，建议患者每个月回医院与医生或护士进行交流，在医生指导下做相应的检查和处方调整。研究发现，腹膜透析患者若能保证至少每 2 个月回到医院进行 1 次常规随访和检查，患者的长期生存率和生活质量则明显优于不经常随访的患者。

糖尿病会伤眼致盲，
4 个症状提示出问题了

万鹏霞 副教授，副主任医师，博士研究生导师，中山大学附属第一医院眼科主任，中国生物医学工程学会组织工程与再生医学分会青年委员，中国残疾人康复协会理事，广东省残疾人康复协会视力残疾康复专业委员会主任委员，广东省视光学会理事、低视力专业委员会主任委员，广东省基层医药学会眼科专业委员会副主任委员兼秘书长，广东省防盲技术指导组专家。

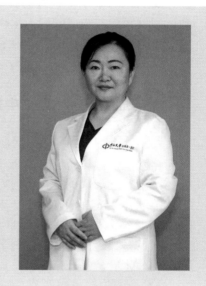

提起糖尿病，大家最担心的就是它会引起一系列的并发症，而糖尿病眼病是其最常见的并发症之一，严重的糖尿病视网膜病变甚至会引起失明！因此，"糖友"们应该定期去医院做眼睛体检。

糖尿病有多伤眼

糖尿病是一个全身性的疾病，与高血糖相关的一系列问题会影响全身的微小血管、神经等组织。眼球内血管丰富，血糖浓度的升高，血液、组织液中炎性因子的增多，都会影响眼部组织，从而引起各种各样的眼部病变，这些疾病统称为糖尿病相关眼病。

具体来说，血糖的增高、炎性因子的增加会引起睑板腺的损害，导致睑板腺功能障碍；泪液中炎性因子的增加，会引发结膜炎症、干眼等问题；糖尿病相关的神经病变也会影响支配眼球肌肉的神经，最常见的是眼外肌的麻痹；组织液中糖分的增高、炎性因子的增加和神经病变等会引起角膜上皮的愈合延迟，导致角膜病变；虹膜睫状体炎、葡萄膜炎在糖尿病患者中也十分常见；高血糖会引起晶状体的膨胀和悬韧带收缩功能的改变，可能会导致屈光度的改变；严重情况下还可发生糖尿病相关白内障，即并发性白内障。在糖尿病引起的眼病中，最为"凶险"的就是糖尿病视网膜病变。糖尿病导致的视网膜病变造成的视力损伤是不可恢复的。

也就是说，从外到里、从前到后，糖尿病可能会伤害到眼睛的各个部位，因此，对糖尿病相关眼病应高度重视。

哪些症状提示眼睛"中招"了

（1）近视加深、视力时好时坏。血糖的变化会影响眼睛的组织液，尤其是房水的渗透压，房水渗透压的变化可能会引发晶状体屈光度的改变。因此，当近视度数加深、视力时好时坏等症状出现时，要警惕是否为高血糖引起的晶状体屈光度的变化。

（2）视力突然下降。一旦出现了非常严重的视力障碍，如视力明显下降，尤其是突然地下降，这时要警惕是否为视网膜血管病变导致的视网膜出血或黄斑水肿。

（3）眼球运动障碍、复视。有些患者可能会出现突然的眼球运动障碍、复视等，这可能与眼外肌的麻痹相关，要警惕是否为糖尿病的神经病变引起的眼外肌麻痹。

因此，眼睛一旦出现异常，无论是视力上的，还是视觉感受上的，都应及早就医。

糖尿病视网膜病变可致盲

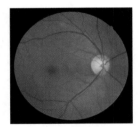

正常视网膜

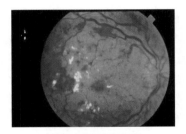

糖尿病视网膜病变

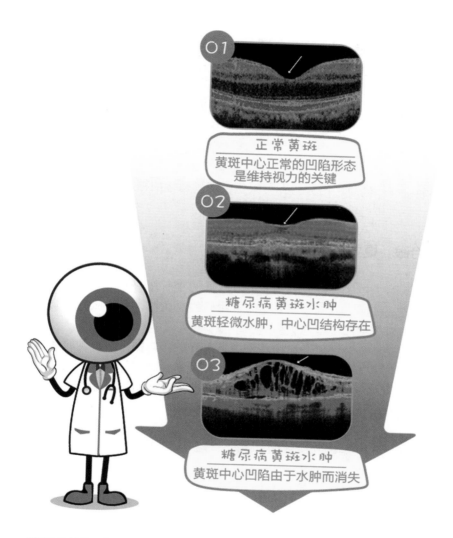

O1
正常黄斑
黄斑中心正常的凹陷形态
是维持视力的关键

O2
糖尿病黄斑水肿
黄斑轻微水肿，中心凹结构存在

O3
糖尿病黄斑水肿
黄斑中心凹陷由于水肿而消失

　　糖尿病视网膜病变是一种非常严重的致盲眼病，一旦失明就不可逆转。因此，要高度重视糖尿病视网膜病变的筛查、诊断、治疗、随访管理。

　　对于早期的糖尿病视网膜病变，患者可能没有什么自觉症状，视力也无下降，如不筛查，往往会漏诊。但是，一旦出现玻璃体积血、视网膜脱离等问题就为时已晚，较难恢复视力。

　　所以，2 年以上的糖尿病患者至少要做一次糖尿病视网膜病变筛查。当然，如果刚确诊了糖尿病就去筛查，那是最好的。

糖友多久检查一次眼睛合适

对于血糖控制良好、糖尿病视网膜病变还处于非增殖期的患者，应保证半年到 1 年复诊 1 次；到了增殖期，随访次数应适当增加；糖尿病视网膜病变患者若正在做抗新生血管治疗、激光治疗，可能还需要增加随访频率。

在糖尿病患者的视网膜病变筛查随访管理中，需要眼科医生、内分泌医生的协作。在眼科发现了糖尿病视网膜病变的患者，要去内分泌科调整血糖、监测血糖。同时，内分泌专科医生发现了初诊的糖尿病患者，也一定要告知患者去眼科做糖尿病视网膜病变的筛查。

要治眼，更要控糖

一旦诊断为糖尿病视网膜病变，应根据病变所处的不同时期，选择不同的治疗手段。糖尿病视网膜病变是非常明确的由血糖升高、血糖控制不佳导致的病变，对于糖尿病视网膜病变的干预，一定要控制血糖、血压、血脂。

除了控制血糖、血压、血脂等全身情况外，针对糖尿病视网膜病变，眼科有很多治疗手段，主要有三类：视网膜光凝术；玻璃体腔内注射抗新生血管药物、抗炎药物；若出现玻璃体积血、视网膜脱离或是视网膜严重增殖等，则需要进行玻璃体视网膜手术治疗。

总之，对于糖尿病视网膜病变，重点在于筛查、随访，及时发现早期病变，及时干预，才能较好地维持视功能。

想降血糖，怎么吃有讲究

方仕 副教授，副主任医师，中山大学附属第一医院营养科主任，广东省临床营养质控中心主任，中国医师协会营养医师分会常务委员，粤港澳大湾区营养联盟临床营养委员会主任。

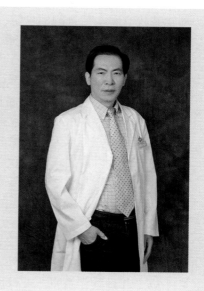

中华医学会糖尿病学分会发布的《中国 2 型糖尿病防治指南（2020版）》显示，我国糖尿病患病率上升至 11.2%，这一数据尚未包括糖尿病前期的人群。糖尿病患者都知道要"管住嘴、迈开腿"，可具体该怎么吃，不少糖尿病患者就不太清楚了。是不是吃素就能降血糖？不吃主食降血糖最有效？网络上不时冒出关于降低血糖的饮食方法，究竟有没有效？

多吃粗粮，减少碳水化合物的摄入

以前大家对营养治疗并不是太关注和重视，目前，越来越多实验室证据和临床实践已经证实，基于科学合理的营养疗法可以预防、控制甚至逆转糖尿病。目前有多种不同的膳食策略可推荐给糖尿病患者或糖尿病前期患者。

（1）多吃粗粮。多摄入粗纤维食物，包括非淀粉类蔬菜，最大限度减少添加糖（特别是含糖饮料、含糖点心）及精制谷物的摄入，鼓励多摄入粗杂粮及未精（深）加工的食品。

（2）低碳饮食。目前认为，碳水化合物是影响血糖的最重要因素，对于糖尿病患者，减少碳水化合物摄入是改善血糖最有证据支持的饮食干预措施，碳水化合物的总量不要超过每天总热量的50%。

（3）生酮饮食。对于2型糖尿病患者，采用低碳水化合物、高脂肪的食物替代高碳水化合物的食物，有助于改善血糖、甘油三酯及高密度脂蛋白胆固醇（HDL-C）。且用不饱和脂肪酸替代饱和脂肪酸可降低总胆固醇及低密度脂蛋白胆固醇（LDL-C），可降低心血管风险。在生酮饮食中，碳水化合物的总摄入量不要超过每天总热量的5%。

（4）地中海饮食。泛指希腊、西班牙、法国和意大利南部等处于地中海沿岸的南欧各国以蔬菜、水果、鱼类、五谷杂粮、豆类和橄榄油为主的饮食风格。其主要特点为：充足的蔬菜水果和全谷物，豆类、坚果、低脂奶及其制品、鱼类、禽肉适量，红肉、糖、饱和脂肪酸少，橄榄油是标配，适当饮用红酒，保持身体活动和健康心理，注重原料的新鲜程度与品质。这种生活方式不仅能降低心血管疾病、癌症的风险，而且还能有效预防糖尿病的发生。

（5）素食。包括全素食、蛋素食（除了吃植物性食物外，鸡蛋也吃）、奶素食（除了吃植物性食物外，牛奶也喝），比较推荐后两种。

以上几种膳食策略，可根据糖尿病患者自己的饮食习惯选择合适的饮食方式。

做好体重管理好处多多

适当减重是糖尿病管理最有效的策略之一。

对于超重/肥胖的2型糖尿病患者，减重5%可带来临床获益。肥胖人群在生活方式干预的基础上，可考虑联合减肥药物治疗，以实现并维持7%～10%的减重目标。

对于糖尿病前期患者，减重目标则是7%～10%，体重正常的糖尿病前期患者应考虑进行有氧运动及抗阻运动等生活方式干预。

大量的临床实践证实，减少能量摄入联合体重管理的好处包括：可改善糖化血红蛋白指标、降低心血管风险；对于未接受胰岛素治疗、老年或者容易发生低血糖的2型糖尿病患者，减少能量摄入可使血糖及体重双达标。

间歇性断食成"热门"

目前，国际上对糖尿病饮食流行着一种新理念，就是间歇性断食，是指在每天保持一定时间（一般必须大于 12 小时）不进食食物。比如说晚上 6 点以前吃饭，早上 6 点以后吃饭，就做到了 12 个小时以上的间断性断食。

间断性饮食的益处包括：减少饥饿感或进食量；减轻体重或降低体脂；降低葡萄糖和胰岛素水平，同时增高胰岛素的敏感性；降血压；减少氧化应激；等等。

早上吃"大餐"，晚餐6点前吃完

建议糖尿病患者早上吃"大餐"，晚上不仅要少吃，而且要早吃，尽量在 6 点前就餐完毕，不要把晚饭拖到夜间，早、中、晚餐的食物配比为 50：30：20。简单地说就是，早餐吃好、吃饱，中餐减量，晚餐吃早、吃少。

这样分配的好处在于能更有效地减轻体重，而且比起晚上吃的多、早饭吃的少的人来说，早上吃得多的人饥饿感要低很多，在糖尿病控制方面，早上吃"大餐"的患者血糖控制水平明显更好。

先吃肉菜，后吃主食

以前我们不太注意吃饭顺序的问题，但现在欧美国家提出一个新观点，认为糖尿病患者吃饭应讲章法，进餐有次序，具体为先吃蛋白质食物和蔬菜，然后再吃碳水化合物。

对糖尿病患者群的最新观察研究结果证实，与先吃碳水化合物或三者同时进食的人相比，后吃碳水化合物的患者的餐后血糖水平要平稳很多，也低很多，因此推荐吃饭时要先吃肉类和菜蔬，后吃主食。

得了糖尿病，
为什么要去看疼痛科

冯霞 教授，主任医师，中山大学附属第一医院麻醉科副主任，广东省医学会疼痛分会副主任委员，广东省医师协会麻醉分会副主任委员，广东省抗癌协会肿瘤麻醉及镇痛治疗专业委员会常务委员，中国医师协会麻醉学分会区域麻醉学组委员。

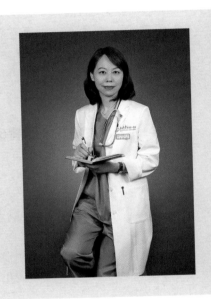

根据中国科学家最新的调查，中国成人糖尿病患病率接近 11.6%，糖尿病前期率为 50.1%，换言之，中国约有 1.139 亿糖尿病患者。而"糖尿病足"是糖尿病患者最常见和最主要的并发症之一，同时随着糖尿病发展也会出现下肢周围性神经性疼痛。有研究称，糖尿病患者中每 3 人就有 1 人会出现痛性糖尿病周围神经病变。这也是得了糖尿病要去看疼痛科的原因。

痛性糖尿病周围神经病变是如何发生的

糖尿病患者往往有高血糖、高血脂等代谢异常，这些代谢异常会导致细胞内活性氧过度生成、线粒体功能失调，进而导致细胞凋亡、神经营养通路被破坏等，上述机制会引起神经病变。病变多从小纤维神经病变开始，进而累及大纤维神经，发展为糖尿病性周围神经病变。

出现痛性糖尿病周围神经病变后，有些患者会感觉脚上像穿了袜子一样被套得紧紧地，或是手上像有蚂蚁在爬一样痒痒的。对于有些患者，轻微的触碰就可能诱发剧烈的疼痛，导致生活质量下降。患者的感觉神经发生了病变，还可能导致保护性感觉丧失，如患者在泡脚时无法感知过高的水温而发生烫伤，进而形成足部溃疡，造成糖尿病足，而糖尿病足溃疡的患者容易合并感染，感染又会加重糖尿病足溃疡，甚至导致患者截肢。

"一碰就痛不欲生"该如何治疗

痛性糖尿病周围神经病变的治疗包括药物治疗和非药物治疗。药物治疗可用抗抑郁药、抗惊厥药、阿片类药物和其他辅助药物。由于抗抑郁药及阿片类药物的副作用均较大，因此，痛性糖尿病周围神经病变的治疗手段仍较为局限。配合非药物治疗的综合治疗策略是目前临床所急需的，非药物治疗包括腰交感神经阻滞（毁损）和脊髓电刺激疗法。

疼痛科医生能为糖尿病患者做些什么

和其他专科医生相比，疼痛科医生可以更为合理地使用镇痛药物，或使用腰交感神经阻滞及脊髓电刺激等非药物治疗，联合多学科协作来治疗痛性糖尿病周围神经病变与糖尿病足，减缓糖尿病患者的周围神经疼痛，解决糖尿病足下肢缺血问题，降低截肢率，提高患者生活质量。

什么是腰交感神经阻滞（毁损）和脊髓电刺激术

对于腰交感神经阻滞（毁损），最早期是由外科医生通过四级大手术开放手术完成的，在直视下于腰大肌内侧沟腰椎前外侧找到腰交感神经节，切除第 2、第 3 腰交感神经节。而目前疼痛科医生可以通过超声联合 X 线精准定位，进行无创性第 2、第 3 交感神经节或链毁损术，抑制中枢交感神经活性，从而抑制交感性血管收缩。这个治疗可缓解患者疼痛，改善外周微循环，从而促进糖尿病足创面愈合。

相比腰交感神经毁损的化学毁损方式，脊髓电刺激术是通过弱电刺激脊髓神经的物理方式来控制疼痛，改善微循环。脊髓电刺激是一项成熟的神经调控技术，早在 1967 年第一次被用来治疗疼痛，并且在 1976 年被报道应用于缺血性疾病，至今已有 50 多年的历史。这项技术中的电是安全的微电流，医生会通过微创手术，将神经刺激器植入患者的硬膜外腔，刺激器会发射微电流到脊髓背柱，对脊神经进行低压电刺激。医学上有一个"闸门理论"，就是当传递触觉的粗纤维（Aβ 纤维）受到刺激兴奋后，会抑制传递痛觉的细纤维（Aδ 纤维和 C 纤维）。脊髓电刺激术正是借助"闸门理论"来阻断和干预疼痛信号的传导，帮助糖尿病足患者缓解足部的剧烈疼痛。

脊髓电刺激还会逆行激活含有辣椒素受体 TRPV1 的感觉纤维，激活一系列的细胞通路，释放血管扩张因子，从而有效改善下肢动脉缺血的状态，对患者保肢有积极作用。目前，多个专家指南指出脊髓电刺激疗法作为下肢严重缺血的临床二线治疗，可有效延缓截肢，甚至最终患者不需要截肢。

与"狼"共舞，
轻松应对系统性<u>红斑狼疮</u>

杨念生 教授，主任医师，中山大学附属第一医院风湿免疫科主任，中华医学会风湿病学分会常务委员，中国医师协会风湿免疫科医师分会常务委员，中国医师协会内科医师分会常务委员，广东省医学会风湿病学分会副主任委员。

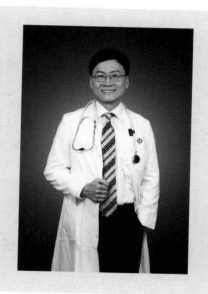

系统性红斑狼疮在不少人心中是一种可怕的疾病。实际上，只要正确对待和规范治疗，大部分患者的病情都能得到良好的控制，达到接近正常人的生活质量。

系统性红斑狼疮是什么病

系统性红斑狼疮是一种自身免疫性疾病。有些系统性红斑狼疮只累及皮肤，主要是盘状红斑狼疮和亚急性皮肤型红斑狼疮；多数红斑狼疮有皮肤以外的器官损害，故被称为系统性红斑狼疮。

自身免疫性疾病是指患者免疫系统功能紊乱，本应只针对外来病原进行识别和清除，却对自身组织和器官发起攻击，导致自身器官功能障碍。患者血液中往往可检测到针对自身成分的抗体，称为自身抗体，常见的有抗核抗体（ANA）和抗双链 DNA（dsDNA）抗体。

哪些人更容易患上系统性红斑狼疮

系统性红斑狼疮好发于 20～40 岁育龄期女性，男性不易得病，男女比例约为 1：10，提示其发病可能与雌激素或 X 染色体有关。系统性红斑狼疮虽有一定家族遗传倾向，但大多数患者的后代并不发生系统性红斑狼疮。

系统性红斑狼疮有哪些症状

系统性红斑狼疮影响的器官个体差异较大，理论上可能累及身体任何器官。根据受损器官不同，症状也不相同。如累及皮肤可出现颜面（颧部）蝶形皮疹，且具有光敏性；如累及肾脏，可出现蛋白尿、浮肿等表现；若侵犯胸膜，则可能有胸痛、胸腔积液等表现；而发热、皮疹和关节痛是常见的首发症状。有时候可能表现为脱发、疲惫和口腔溃疡等，但这些表现在较健康的人群中也可出现，因此不一定就是系统性红斑狼疮。

查到自身抗体就是系统性红斑狼疮吗

部分健康人群特别是老年人，或是有感染者，其血液中也可测到抗核抗体。抗核抗体还可见于其他自身免疫性疾病患者，其不是有自身抗体就是有系统性红斑狼疮。

系统性红斑狼疮会要命吗

系统性红斑狼疮的危害视其累及器官的严重程度而定。若累及多个器官并严重影响器官功能，则属于危重症，有一定危险性。目前，系统性红斑狼疮的治疗手段有很多，只要及时发现并规范、合理地治疗，多数患者的病情都能很好地得到控制，不至于危及生命，无须谈"狼"色变，更不应把系统性红斑狼疮与癌症画上等号。

系统性红斑狼疮的治疗方法有哪些

系统性红斑狼疮一般采用糖皮质激素和免疫抑制剂（或免疫调节剂）

联合治疗。激素起效快，但长期大剂量应用会有比较明显的副作用。免疫抑制剂能增强激素疗效，减少激素用量，减轻激素副作用，提高患者生存质量。现在还有生物制剂可用于治疗狼疮，且有一定优势。

得了系统性红斑狼疮要一辈子吃药吗

系统性红斑狼疮的治疗时间取决于受累的器官及其严重程度。一般来说，有过严重器官损害的患者需长时间维持治疗以防止复发，轻症不一定要长期服药。关于能否停药，一定要咨询医生，切忌擅自停药。每次停药后复发再重新治疗所付出的代价要比不停药高得多，容易造成不可逆的损害。

治疗系统性红斑狼疮能不吃激素吗

激素对系统性红斑狼疮急性炎症效果好、起效快，所以急性期一般都会用激素控制病情。在维持治疗阶段，目前倾向于尽可能减少激素用量，一般激素（泼尼松）用量每天不超过 1 片半。若不想用激素来进行维持治疗也可，但是费用会高一些。

系统性红斑狼疮患者能怀孕吗

如果系统性红斑狼疮得到及时诊断并规范治疗，绝大多数女性患者能结婚生育。用环磷酰胺来治疗系统性红斑狼疮容易导致闭经和不育。对有生育要求者，现多用其他免疫抑制剂代替环磷酰胺，如吗替麦考酚酯或霉酚酸，则不影响生育，也可以考虑生物制剂。当然，对于有过比较严重器官损害的患者，需要医生来评估是否可以妊娠及妊娠时机，并调整免疫治疗方案，把对母体和胎儿的影响降至最低。

系统性红斑狼疮患者在生活中要注意什么

饮食方面，系统性红斑狼疮患者正常饮食即可。如果有肾损害，出现水肿、高血压等问题，则不能吃得太咸；如无肾损害则无须过于忌口。急性期要注意休息，不宜熬夜或过度劳累。若有皮疹或光敏感，外出应注意防晒，以免紫外线加重病情。多数患者可如常人生活、工作和学习。

手汗症，保守治疗与
手术治疗如何选择

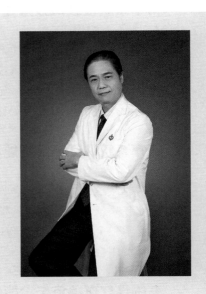

谭敏 教授，主任医师，博士研究生导师，中山大学附属第一医院胃肠外科中心副主任、胃肠外科三科专科主任、疝和腹壁外科诊疗中心主任，广东省医疗安全协会副会长，广东省医师协会微创外科管理分会副主任委员、疝和腹壁外科管理分会副主任委员，广东省医疗行业协会微创外科管理分会副主任委员。

　　无论身处何时何地，手掌的汗就像没有关紧的水龙头一样不停地往外冒，去哪里都得随身带着纸巾吸掉手中的汗，冰冷又湿漉漉的双手让你不敢和别人握手，严重影响了日常的生活、工作。这一切的无奈与烦恼都源于患上了一种"尴尬"的疾病——手汗症。

手掌出汗有多严重才是"病"

　　汗腺由交感神经（自主神经）控制，健康的人在运动或遇到高温时，一般都会增加汗腺分泌，这是为了使体温上升的人体做出生理调节，达到降温效果。排汗量个体差异较大，在同样环境下，有人几乎不出汗，有人却已汗流浃背。

　　既然每个人出汗的程度不一样，那怎样判断是否得了"手汗症"呢？排除一些可能导致出汗增多的疾病，如糖尿病、甲状腺功能亢进症等内分泌疾病，以及精神因素如精神压抑或情绪激动外，如果出汗已经严重影响社交、生活和工作，可认为是得了"手汗症"。

什么原因导致手汗淋漓

人体的脑神经除了中枢神经系统外，还有自主神经系统，它由交感神经和副交感神经组成，通常这两套神经系统是相互制约、相对平衡的。

但因为某些原因，自主神经系统中的交感神经过度兴奋，导致对一些汗腺分布比较丰富的器官如头面部、腋下、手掌、大腿内侧和足部的调节失衡，从而出汗量过多。

保守治疗与手术治疗如何选择

手汗症治疗方法有保守治疗和手术治疗两种。

保守治疗包括皮肤科采用的各种外涂药物、中医中药的治疗，以及西医针对腺体分泌控制的药物，如抗胆碱能药物。此外，还有一度比较热门的肉毒素治疗，其原理是通过阻断胆碱能运动神经–肌肉接头处的乙酰胆碱酯酶受体，达到抑制汗腺分泌的目的。但这些保守治疗都存在一些疗效不满意或副作用的问题。例如，抗胆碱能药物吃完后，会导致患者心率加快、口干，喝大量水后导致出汗量又变多；注射肉毒素不但价格昂贵、注射部位疼痛，且疗效一般只能维持 2～3 个月。

临床上，有很多患者经过上述治疗后效果不理想，最终只能接受手术。实际上，目前最可靠的治疗手汗症的方法是胸腔镜下切断胸交感神经，即在双侧的腋下附近各做 2～3 个几厘米的穿刺孔就可以完成手术，效果立竿见影，且能长期保持。

手术有哪些副作用

有的患者在术后一段时间内会感到手比较干，这是因为大多数患者已经习惯了长期过量出汗，术后在心理上一时还没有调节过来。如果手的确变得较干，尤其是生活在北方的患者，在天气寒冷干燥时甚至会出现手皲裂的情况时，涂一点润肤霜即可缓解。

这种手术有一个副作用是代偿性出汗。目前，术前无法预测是否会出现代偿性出汗，以及代偿性出汗的部位。经过大量的数据统计，术后代偿性出汗的发生概率为50%～70%，主要集中在胸背部、腹部和大腿内侧，这些代偿性出汗的部位大多数比较隐蔽。

代偿性出汗的程度较轻时，基本上不会对生活有太大的影响，但对一些人如演员、公众人物等，如果代偿性出汗的部位在头面部，就会略显不便。但代偿性出汗也是有条件的，不会无时无刻地出汗，只是在环境温度较高或精神紧张时比常人出汗略多一些。

要强调的是，双手不但是写字、吃饭、取物的功能器官，更重要的是它还是待人接物的社交器官，因此，即使术后出现代偿性出汗，甚至代偿部位是在头面部，这个手术也是值得做的。

白塞病，有多少诊断被
栽在了口腔溃疡

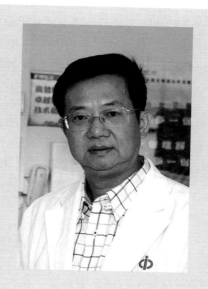

杨岫岩 教授，主任医师，中山大学附属第一医院风湿免疫科原科主任，原内科主任，《中华医学杂志》《中华风湿病学杂志》《中华全科医师杂志》编委。

　　白塞病（Behcet disease）又称贝赫切特综合征，以最早报道该病的 Behcet 医生命名。白塞病是一种风湿免疫病，多见于丝绸之路沿线国家。在我国也是常见病，因它累及不同的组织脏器，多隐匿于各科之中，因而常被误诊。

口腔溃疡与白塞病

　　口腔溃疡非常常见，而白塞病最主要的特征就是"常发口腔溃疡"。医学上，连续几年每年超过 3 次的口腔溃疡就属于常发口腔溃疡，所以平均每季度有 1 次及以上口腔溃疡，就可定义为"常发口腔溃疡"了。按照这个定义，现实生活中有常发口腔溃疡的人还不少，但并不是都得了白塞病。如果有常发口腔溃疡，且有 1 ～ 2 个部位的顽固性不明原因的炎症性病变，就应高度警惕白塞病。

白塞病的特征

口腔溃疡、外阴溃疡、眼葡萄膜炎是白塞病的常见症状，故该病传统被称为"眼-口-生殖器三联征"。但实际上只有口腔溃疡是绝大多数白塞病患者共同的症状，外阴溃疡和眼葡萄膜炎只见于一小部分白塞病患者。

（1）白塞病本质上是一种血管炎，而且是一个可以累及全身所有血管的血管炎，包括人体血液循环能到达的所有部位，即大、中、小动脉，毛细血管，静脉，左、右心房和心室，肺血管和肺泡，所以又称为"全血管炎"。受累部位的血管炎很容易引发血栓，也容易形成动脉瘤或血管扩张。

（2）白塞病有全黏膜溃疡的特征，包括口唇、口腔、咽喉、食管、胃、小肠、大肠、肛门、阴部、眼睛等，凡有黏膜的部位都可能出现炎症或溃疡。眼科的葡萄膜炎是白塞病常见表现之一。白塞病还常被消化科误诊为"炎症性肠病"。支气管黏膜的炎症堵塞导致的局部炎症肿块常被误诊为肺癌。

（3）白塞病还有伤口不易愈合和无菌性脓肿的特征。其具体表现为：外伤后伤口不容易愈合；打针或抽血后针眼形成一个小红肿，甚至小脓点，即针刺反应阳性；痤疮异常增多，甚至是脓疱性痤疮。在手术科室中，常发生伤口愈合欠佳，还常见到"手术很漂亮，后果却很严重"的现象，这不是外科医生的技术问题，而是白塞病所致。尤其是涉及有"植入物"的手术，例如，心脏手术置换人工瓣膜常常出现瓣周漏或松脱，植入血管支架后再梗死，消化道手术后的吻合口溃疡等。白塞病脑梗死或出血后形成的无菌性脓肿常被误诊为颅内感染。

（4）白塞病各种关节疼痛症状，易被误诊为强直性脊柱炎、类风湿关节炎、痛风或其他关节炎。

（5）白塞病还有一个重要的特征就是临床所见的炎症活跃，而医学上常用于评估炎症程度的检验指标"血沉和C反应蛋白"却往往是正常或仅轻度增高。这也常常是误导临床思维的一个重要的"绊脚石"。

为什么白塞病常常被延误诊断

作为一种"全血管炎"，它可以累及人体任何血管，所以它的临床表现非常广泛、复杂和多样。目前尚无客观的检验指标，或辅助检查可作为白塞病的诊断标准，只能靠医生的临床综合判断来做出诊断。这也导致医生下诊断时常常感觉"心里不够踏实"。有时候患者被这个医生诊断为白塞病，却被另一个医生诊断不是白塞病。

临床诊断上，有白塞病、不完全型白塞病、单纯性口腔溃疡之分。轻型的白塞病并不需要积极治疗，甚至不需用药，只需医学跟踪随访。而绝大多数白塞病都是轻型的，没有必要因被诊断为白塞病就感觉大难临头。

临床上只有很少数累及大脑、眼睛、心脏、血管、消化道等重要组织、脏器的白塞病才会出现危险。出现重要脏器损害的白塞病患者常在相应的科室就诊，如果该科医生有风湿免疫病的治疗经验，可能会关注到口腔溃疡，否则就容易延误诊断。因为患者对口腔溃疡往往不太重视，不会成为看病就医的主诉，而医生问诊时也较少问及"口腔溃疡"的问题。临床常见各脏器病变的白塞病患者就诊于各科室，走了一大圈弯路后才获得确诊，最终医生感叹"真没想到是白塞病"。

所以，每年 3 次以上口腔溃疡者，如果出现不明原因的病症，应主动告诉医生，或者就诊于风湿免疫科，以免延误诊断。

一个典型案例："孙悟空都没变得这么快！"

一位 45 岁男性患者，因咯血丝痰在当地市级三甲医院被诊断为"肺癌"，随即转诊到省三甲医院准备手术治疗。然而，术前的增强 CT 检查结果显示，肺部除了一个较大肿块外，还有一些小的肿块和肺门纵隔淋巴结肿大，以及上腔静脉和肺动脉栓塞。医院组织了多学科会诊，胸外科、心脏外科、血管外科、呼吸科、心血管科、影像科专家一致认为是"晚期肺癌，肺内、肺门和纵隔淋巴结转移，上腔静脉和肺动脉癌性血栓形成"。由于无法手术治疗，患者准备回家接受姑息治疗。出院前一天，患者提出十几年的"强直性脊椎炎"没治好，既然到了省城大医院，顺便看一下再回家。医生认为"相对于晚期癌症，强直性脊椎炎没有必要看了，吃点止痛药就行"，但出于满足"临终患者"的请求，医生仔细看了病历和影像检查胶片，随即发现两个疑点：一是有强直性脊椎炎的"典型症状"，而化验报告和影像特征却都不支持；二是上腔静脉完全栓塞，血液经过纵隔和胸壁已经建立了大量通畅的侧支循环分流到下腔静脉，肺动脉主干和两侧肺动脉严重栓塞，患者却一直无肺栓塞的症状，说明这些血栓是长时间在局部缓慢形成的，不是短时间内形成的"癌性血栓"。强直性脊柱炎样症状、肺部肿块、腔静脉和肺动脉的慢性血栓形成，这几个病症集中在一个患者身上，会是什么病呢？白塞病！随即医生询问了一个关键性问题："有没有经常口腔溃疡？"患者肯定地回答："有！每个月都有，现在就有。"患者随即翻开下唇展示了口腔溃疡。就这样，"晚期肿瘤"变成了"白塞病"，患者和家属一下子蒙了，等到缓过神来，都破涕为笑，感叹道："孙悟空七十二变都没变得这么快啊！"

小心脓毒症

管向东 教授，主任医师，博士研究生导师，中山大学附属第一医院重症医学科主任，中华医学会重症医学分会主任委员，中国医师协会重症医学分会常务委员，中华医学会外科学分会外科感染与重症医学学组副组长，中国医药教育协会感染病专业委员会（IDSC）副主任委员，美国重症学院（FCCM）院士，广东省医学会重症医学分会常务委员、前主任委员。

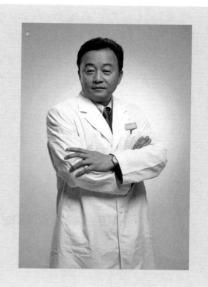

"脓毒症"对很多人来说比较陌生，但是"败血症"很多人都听说过，这是脓毒症的曾用名。由于机体对感染的反应失调，导致威胁生命的器官功能障碍叫脓毒症。

脓毒症发病率高、死亡率高、花费巨大

为什么要介绍脓毒症呢？因为脓毒症的 3 个特点逐渐被现代医学所重视。

第一个特点是发病率高。全球每年有 18 000 000 脓毒症病例，相当于丹麦、芬兰、冰岛、挪威四个国家人口的总和，相当于每 10 万人中有 300 人会发生脓毒症。在艾滋病患者中，每 10 万人大约 10 人会发病；乳腺癌患者中，每 10 万人大约 50～70 人会发病；直肠癌患者中，每 10 万人大约 110 人会发病；心力衰竭患者中，每 10 万人大约 130 人会发病。

第二个特点是死亡率高。脓毒症的死亡率高于艾滋病、乳腺癌、直肠癌、心力衰竭等几种疾病死亡率的总和。即便是心肌梗死，其死亡率也只有

9%～10%。而脓毒症的死亡率在1992年的统计是30%～50%。

2003年，全世界各个有关专业学会、团体聚集在一起，专门针对脓毒症发布了"拯救脓毒症"的指南。它呼吁每一位医务工作者及他们所属的学术团体，乃至各国政府每一个国家的公民，都应关心、关注这个临床疾病，力争在30年之内把它的死亡率大幅降低。

经过全球医护人员共同的努力，脓毒症的死亡率已经有所降低。但是对于比较严重的脓毒症，目前死亡率依然在30%左右。因此，在现有的医疗条件下，我们并不是高枕无忧的。这也是我想谈脓毒症的主要原因。

第三个特点就是花费巨大。根据欧洲国家、美国、中国的统计，一旦发生了脓毒症，进入需要医院救治的环节，每天的平均花费超过1万元人民币。一旦出现了肾功能的损害，或心脏功能循环系统的崩溃，或是血液系统的损害，花费将会成倍地增加。

小伤口也会导致脓毒症

很多人可能以为脓毒症这么严重的疾病，一定是非常严重的感染才可能诱发。其实不然。

有患者因为昆虫叮咬导致局部感染，进而发生脓毒症，尽管最后被救活了，但他们花了几十万元的费用。

阑尾发生炎症后没有及时切除，或是炎症没有及时得到控制，也可能会引起严重的脓毒症。

一个小小的外伤，一旦消毒不严格，创面处理不及时，局部的感染也会迅速地发展成全身的感染。我们所熟悉的白求恩就死于手指外伤引起的脓毒症。

因此，对于外伤千万不要忽视。对于小伤口，在进行初步的消毒、包扎后，要观察红、肿、热、痛有无逐渐加重。如果加重，必须及时去医院。

出现3个症状，需警惕脓毒症

从2003年全球第一版的《脓毒症指南》面世到2016年，脓毒症的定义被更新了3次，脓毒症的救治指南则被更新了4次。

那么，怎样发现脓毒症呢？

有3个初步筛选的指标：①患者的呼吸频率大于22次/分；②患者出现

精神症状或精神状态改变；③患者的收缩压低于 100 mmHg。

若这 3 个指标出现时，就应该立即去医院，以免延误治疗时机。

这些人群，要特别留心脓毒症

尽管脓毒症发病率高，但是对于大众来讲，3‰的发病比例还是较小的，并不是每一个人都会轻易地患上脓毒症，不要过于担心，但有一些人是比较容易发生脓毒症的。

例如：抵抗力比较弱的、70 岁以上的老年人，婴幼儿，长期使用激素的患者，使用过免疫抑制药物的移植患者，还有自身有着免疫性疾病、处于低免疫状态的患者等。对于这些人，我们要格外小心地去保护他们。

此外，外伤及外伤后引起感染、呼吸道感染或是其他感染性疾病的患者，若出现了呼吸频率加快、意识改变、低血压，应尽快前往医院就诊。

第二篇

消化好，牙口健，呼吸顺畅身体棒

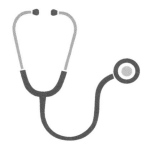

炎症性肠病患者也可过上
正常人的生活

陈旻湖 教授，主任医师，博士研究生导师，中山大学附属第一医院副院长、消化内科学科带头人，国务院政府特殊津贴专家，中华医学会消化病学分会主任委员，中国医师协会消化医师分会副会长，亚洲炎症性肠病学会主席。

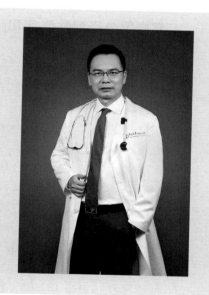

流行病学调查结果显示，中国炎症性肠病发病率已达到十万分之三。别小瞧这个数字，由于炎症性肠病是一种终身疾病，随着每年都有新增患者，整个患病人群像滚雪球一样越来越大。

炎症性肠病好比是"绿色癌症"，虽然无法根治，患者却可以在生命的大部分时间过正常的生活，当然前提是配合医生的治疗，特别是不可忽视在缓解期的维持治疗。

炎症性肠病为什么越来越常见

炎症性肠病是一种慢性、溃疡性肠道慢性炎症，主要包括溃疡性结肠炎和克罗恩病两种。两者在临床表现、预后、治疗等方面既有一些相同地方，也有一些不同的地方，高发人群都是青少（壮）年。

30 年前，炎症性肠病在我国较少见，但最近一二十年，临床上该病患者越来越多。这可能与饮食结构、环境、肠道菌群的改变，以及肠道免疫紊乱导致肠黏膜慢性炎症有关。

高糖、高脂肪的西式饮食或快餐式饮食可能是导致炎症性肠病的一个危险因素。因此，快餐、油炸类、辛辣类食物要尽量少吃。

怎样区分炎症性肠病和肠胃炎

溃疡性结肠炎的主要临床表现是慢性腹泻、黏液脓血便、腹痛，很容易被误诊为急性胃肠炎或者慢性胃肠炎，需要做鉴别诊断。诊断时可通过大便的致病菌培养排除感染性疾病，如细菌性痢疾。当然，一些肠癌也可以表现为血便，可以通过肠镜的检查来排除肠癌。

克罗恩病的主要表现是腹痛、腹泻、体重下降。克罗病的鉴别诊断也非常关键。患者可以表现为慢性腹痛、体重下降，或儿童发育迟缓，因此要与很多疾病鉴别，在中国特别要注意与肠结核鉴别。肠结核在中国还是比较常见的一种肠道疾病，必须经过专业的消化科医师的排查才可以确诊。

炎症性肠病不治疗会怎样

溃疡性结肠炎患者会因长期的慢性腹泻、黏液血便，而出现贫血或低蛋白血症，从而引起水肿、消瘦、营养不良。

克罗恩病长期累及小肠，导致营养物质吸收不佳，患者除了腹痛外，最常见的表现就是消瘦、体重下降。少年、儿童则发育不良，比同龄人长得慢。

如果出现梗阻或穿孔、肠瘘，则须外科手术治疗。

炎症性肠病可以治愈吗

目前，炎症性肠病的病因和发病机制还没有完全研究清楚，因此该疾病目前尚无法完全治愈。

但是，通过精确的诊断、个体化治疗，完全可以把症状控制在可以接受的范围，使患者能够正常的上学、工作，生活质量得到保证。但是有一个前提，就是必须在专业医生的指导下进行治疗。

关于治疗目标，第一是控制患者的症状，没有腹痛、腹泻、血便，能够正常地生活、学习、工作；第二是使肠道溃疡愈合；第三是能够长期保持一个良好的身体状态。

患者如何配合医生治疗

（1）选择好的诊疗中心。炎症性肠病在我国还是一个比较新、发病率刚刚上升的疾病，目前较好的相关诊疗中心还不是太多。因此，建议患者到专业的炎症性肠病诊疗中心就诊，以保证有较好的疗效。

（2）合理饮食。饮食不恰当，病情则会加重。如果患者有营养不良的情况，治疗时建议在营养师的指导下进行饮食调整。

（3）定期服药。药物的调节必须在专业医生的指导下进行。

（4）不要随意增减药物。有些患者在症状缓解以后，自己会把药物停掉，这是非常危险的，停药后容易出现并发症。因此，决不可忽视缓解期的维持治疗。

饮食上需要注意什么

对于没有并发症的患者，提倡正常饮食，或是绿色饮食。多吃一些富含膳食纤维的食物，如水果、蔬菜。

如果患者腹泻或血便明显，这时候就需要吃一些清淡、易消化的食物；出现不完全性肠梗阻时，应该在医生的指导下使用一些营养配方。

有适应证才需要根治<u>幽门螺杆菌</u>

曾志荣 教授，主任医师，中山大学附属第一医院消化内科主任，中华医学会消化病学分会 HP 学组副组长，中国医师协会消化病分会委员，广东省医学会消化病学分会常务委员、候任主任委员。

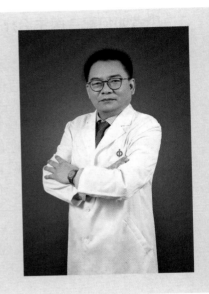

你是否常感消化不良，如胃胀、反酸、嗳气？如果你有胃溃疡就要当心——你的胃里面可能有幽门螺杆菌在"撒野"！

什么是幽门螺杆菌？体检中查出幽门螺杆菌该怎么办？让我们一起揭开幽门螺杆菌的真面目。

感染幽门螺杆菌有什么症状

幽门螺杆菌是定植于胃上皮细胞表面的一种细菌，于 20 世纪 80 年代由澳大利亚消化科医生成功培养、分离及鉴定。之后医学界对其进行了大量研究，已确认它是一种致病菌。幽门螺杆菌的感染率在中国高达 50%，也就是说，一半的中国人都"中招"了。

那么，感染了幽门螺杆菌会有什么症状呢？一般情况下，幽门螺杆菌感染人体胃黏膜后会先来一个"下马威"，引起急性炎症。但持续感染一段时间后，急性会转为慢性，变为慢性活动性炎症。60%～70% 的患者不会出现任何症状，但在胃镜或病理组织学检查中可看到炎症；剩下百分之十几的人会出现消化不良，即上腹痛、饱胀、反酸、嗳气等症状；还有百分之十几的人会出现消化道溃疡，如胃溃疡、十二指肠溃疡；甚至，有不到 1% 的人出现了胃癌。

感染幽门螺杆菌会得胃癌吗

所有肿瘤的发生是多因素作用的结果，包括遗传因素、环境因素等。就胃癌来讲，幽门螺杆菌只是其中一个风险因素。

哪些人需要检测幽门螺杆菌

理论上，有感染风险的人都应该去做检查，但在中国，其感染率高达 50%，这么做有些不现实。所以在临床上，医生一般会建议已有消化道症状的人群，包括上述提及的胃胀、反酸等消化不良的人群，检测幽门螺杆菌。此外，有胃癌家族史的人群为高危人群，必须检测幽门螺杆菌。传统胃癌高发地区，如西北地区的人群，也建议做幽门螺杆菌的筛查。另外，如果做胃镜检查时发现有糜烂、萎缩，也建议做这项检测。

如何做幽门螺杆菌的检测呢

简单地说，吹两口气，就能揪出幽门螺杆菌。
第一步：空腹 2 小时后，往 1 号气袋里吹满气。
第二步：喝下诊断药——碳十三或碳十四试剂（味道有点酸）。
第三步：间隔 30 分钟后，再往 2 号气袋里吹满气。
第四步：开始检测。

查出幽门螺杆菌阳性该怎么办

相关国际指南明确建议所有幽门螺杆菌阳性人群都做根治治疗，除非一些特殊情况，如年龄大、患有系统性疾病、同时在使用多种药物等。

但在中国，现实情况是人口多、感染率高，以及其他原因，致使我国还没有接受这种观点或者策略。我们目前是对有适应证的人，包括消化性溃疡、胃 MALT 淋巴瘤、胃癌高危人群等进行根治。因此查出幽门螺杆菌阳性者，应该去消化专科就诊，听从医生的意见。

目前，我国临床上普遍推荐的是"四联方案"来根治幽门螺杆菌，即标准剂量 PPI＋标准剂量铋剂＋2 种抗菌药物。这种组合治疗法在我国有较高的根除率，也受到了国际的认可。如果认真地采取这个方案，根除率一般可达到90%左右，与国际水平持平。

需要提醒的是，如果接受根治治疗，首先要遵医嘱服药；其次，切记不能饮酒，否则会出现严重副作用。根治治疗结束后 1 个月，应到医院复查，确认是否根除。

一人得病、全家感染，如何预防幽门螺杆菌

对感染性疾病而言，最好的预防方法是疫苗，但目前仍然没有一种理想的幽门螺杆菌疫苗可以供临床使用。幽门螺杆菌的感染呈现家庭聚集现象，这与密切接触、用餐方式等有关。要想避免"一人得病、全家感染"的现象发生，应注意以下三点：

（1）采取分餐制，夹菜时使用公筷。

（2）注意卫生，下班回家、饭前便后要洗手，以减少幽门螺杆菌的传播。

（3）幽门螺杆菌阳性者应积极接受根除治疗，这对减少家庭传播是行之有效的措施。

饮食不规律，爱吃高脂、高胆固醇食物，或惹胆囊结石

梁力建 教授，主任医师，博士研究生导师，国务院政府特殊津贴专家，国家级教学名师，中山大学资深名医，中山大学附属第一医院外科教研室主任，肝外科、胆胰外科学科带头人，中国医师协会外科分会胆道外科专业委员会副主任委员，国际肝胆胰外科协会会员。

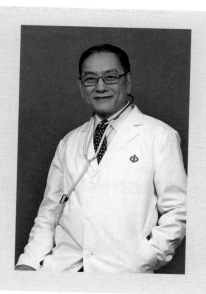

饮食不规律，爱吃高脂、高胆固醇食物成了很多人的生活常态，随之而来的便是胆囊结石的发病率逐年升高，患者深受困扰，苦不堪言。

胆囊结石主要有哪些症状

胆囊结石是一种常见的疾病，虽然胆囊结石本身的症状不多，但往往会引起胆囊炎，患者通常会感觉上腹不适，特别是吃饱后类似"胃痛"的症状会更加明显。

结石一旦移动可能堵塞胆囊管，引发急性的炎症，患者会感到剧烈的疼痛，此后随着炎症的发展，还会引起发热、呕吐、黄疸等一系列症状。

长期不吃早餐容易得胆囊结石吗

虽然不吃早餐跟胆囊结石没有直接的关系，但胆囊是一个周期性排出胆

汁的器官，如果不吃早餐，胆囊会处于静止状态，若长期不吃早餐，随着生活规律被打破，胆汁排出的规律性也会被改变，胆囊长期积聚胆汁，导致胆囊结石的产生。因此，养成吃早餐的习惯在一定程度上可以预防胆囊结石。

胆囊结石一定要手术治疗吗

一般认为，胆囊结石是否需要手术主要看有没有腹痛发作和发作的频繁程度。如果没有明显的症状，不影响正常生活，不一定需要手术治疗。如果胆囊结石经常发作，或者有以下五种情况的胆囊结石患者，则需要考虑进行手术：①年龄超过 50 岁的患者；②单颗结石较大，超过 3 cm 的患者；③合并有糖尿病，抵抗力较差的患者；④长期在野外等缺乏急救措施环境下工作的患者；⑤合并有较大胆囊息肉的患者。

什么时候做手术最合适

除非是很早期的结石，或经过其他方式治疗后没有效果的，否则尽量不要在急性发作期做手术，而是选择在慢性期或是症状不明显的时候做手术，做手术前要调整好身体状态。

如何选择手术医院和医生

目前，腹腔镜下胆囊切除术是治疗胆囊结石的"金标准"，很多医院都开展该项手术。需要注意的是，一定要严格掌握胆囊切除手术的适应证，不要因为有胆囊结石就随意把胆囊切掉。有些人为了防止胆囊结石变成胆囊癌，急于把胆囊切除，这是不够严谨的。如果手术由医疗经验不够的医生进行，或是患者存在解剖变异的情况下，会有胆道损伤的风险，一旦造成损伤，该危害可能比胆囊结石所造成的危害更严重，因此选择手术需要慎重。

做了手术，结石还会再长吗

腹腔镜下胆囊切除术会将胆囊摘除，因此并不存在复发的风险。但是现在还有一种保留胆囊切开取石的做法，清理结石后，可能会改善患者症状，但部分泥沙样结石很难被清除干净，而且成石的条件没有改变，这种保胆手术术后可能会存在复发的风险。另外，有部分患者即使做了胆囊切除，仍然会有上腹痛、腹泻等症状，原因有很多，不一定是结石复发造成的。

不想让结石找上门，需要做些什么

对于胆囊结石的预防，要做到有规律的饮食习惯，调节饮食，减少高脂、高胆固醇食物的摄入，维持胆囊规律性地排出胆汁，对预防胆囊结石有一定的好处。但目前胆囊结石的成因很复杂，靠单纯的药物或饮食很难完全预防。

肝胆管结石和胆囊结石是一回事吗

虽然都有"胆""结石"这三个字，但肝胆管结石和胆囊结石还是有很大不同的。主要区别为：

（1）发病位置。肝胆管结石又叫肝内胆管结石，发病位置主要在肝内外胆管；胆囊结石发病位置在胆囊。两者相邻但处于不同位置。

（2）症状。肝胆管结石则不同，主要表现为三大症状：一是腹痛；二是发冷、发热，而且常常是高热；三是黄疸。胆囊结石急性发作时会有剧烈的疼痛、发热，很少发生发冷、高热，较少出现黄疸，即使发生也不严重。

（3）治疗难度。通常情况下，肝胆管结石相对于胆囊结石病情更严重，更需要积极处理，治疗难度较大。胆囊结石的患者往往在胆道痉挛舒缓、胆汁流出通畅后，疼痛等症状就可以逐渐缓解。

肝胆管结石产生在肝脏内部，用器械和一般的药物很难将其排出，如果结石堵塞肝内胆管，会造成肝内的胆管发炎，而发炎症状可轻可重，胆管炎反复发作甚至会引起胆管癌。因此，如果肝胆管结石出现了症状，哪怕是轻微的不适，都建议手术治疗。

随着医学技术的发展，很多肝胆管结石手术可以微创方式进行；一些相对复杂的肝胆管结石则须开腹手术治疗。微创手术与开腹手术只是腹部切口不同，腹腔内的手术操作是同样的。除手术外，其他的治疗方法也有一定效果，但还是手术治疗效果最好。

怕开刀？看医生如何从"嘴"里取结石

崔毅 教授，主任医师，中山大学附属第一医院内镜中心主任、消化科副主任、广东省消化内镜学会副主任委员、超声内镜学组组长、中华消化内镜分会委员、超声内镜学组顾问、ER-CP学组委员、中华消化内镜分会食管疾病协作组副组长。

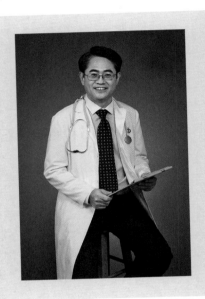

　　大家对胆结石都不陌生，胆结石长在胆囊里叫胆囊结石，长在胆管里叫胆管结石。胆管结石又分为肝内胆管结石与肝外胆管结石。下面我们来说说肝外胆管结石（特指胆总管结石）的治疗。

腹痛、寒战、高热是胆总管结石的典型症状

　　胆总管结石是指位于胆总管内的结石，是胆道系统的常见病及多发病，我国该病的发病率约为5%。

　　胆总管结石最典型的临床表现是上腹绞痛和放射性背痛、寒战、高热及随后发生的黄疸三大症状。患者表现为高热，会导致肝细胞损害和胆汁淤滞等一系列中毒性症状，如未及时就诊或诊治不规范，感染会进一步加剧，出现全身毒血症和中毒性休克症状，严重的可危及生命。

不开刀如何取出胆总管结石

胆管结石的传统治疗方法为外科开刀手术治疗，要切开腹部，切开胆管取出结石，术后还要放置经皮胆道引流管。这种治疗方式创伤大，术后疼痛恢复慢，需要 2 周才能出院。

那么，有没有不用开刀、痛苦小又恢复快的治疗方法呢？近些年已成熟应用的经内镜逆行胰胆管造影术（ERCP）就能解决这个问题。

进行 ERCP 手术时，医生将十二指肠镜，经口、食管、胃进入十二指肠降段，寻找十二指肠乳头，在 X 线透视指引下，将造影导管及导丝插入乳头胆总管内，将十二指肠乳头切开，并扩大，插入取石网篮或气囊，将结石取出到肠腔，取出的结石会随粪便排出。如结石较大，还可采用碎石网篮对结石先行破碎，再取出。部分情况还需放置引流管经鼻腔引流到体外（也叫鼻胆管引流）。多数情况下，1 小时内就能完成手术，术后患者没有腹部伤口，没有疼痛，一般 2～3 天就能出院。

ERCP 技术具有微创、痛苦少、恢复快等优点，目前已成为国内外胆总管结石治疗的首选方法。

虽然 ERCP 治疗有很大优势，但仍有一些缺点或并发症值得关注，如术后并发胰腺炎、胆道感染、出血及穿孔，虽然多数症状较轻或容易控制，但仍有个别病例会产生严重后果。因此，要求医生术中操作要细心，减少对组织的损伤，术后严密观察病情变化，患者也要积极配合各项医护要求。

胆管结石复发该怎么办

胆管结石治愈后会否复发？答案是肯定的，无论是开刀治疗还是 ERCP 微创治疗，都有结石远期复发的可能，其概率为 5%～10%。

那么，胆管结石复发了怎么办呢？针对这种情况，ERCP 又显示了它的优势，即可反复进行取石治疗，而不会影响操作或疗效。相反，开刀治疗就不能反复切开腹部来取石了。

ERCP 除了用于胆总管结石取石治疗外，还广泛用于其他胆管及胰腺疾病的微创治疗。例如，对各种病因引起的胆道梗阻引流、胆管狭窄扩张、胆管术后感染及胆漏并发症，胰腺癌、慢性胰腺炎、各种原因引起的胰漏、先天性胆胰管疾病及十二指肠乳头肿瘤等疾病，都能通过 ERCP 技术得到很好的诊断和治疗。

你还在饥一顿饱一顿吗

最后想提醒大家，食物是刺激胆囊收缩的主要动力，正常人在进餐后，胆囊收缩，胆汁排出，胆囊中仅残存少量胆汁，胆汁中的胆固醇饱和度也会下降，胆固醇不易析出，结石也不容易形成。经常不吃早餐，或是饮食不规律的人群，其胆汁浓度增加，日积月累就会出现胆固醇沉积结晶，从而形成结石。

缺了牙，镶牙还是种牙

陈松龄 教授，主任医师，博士研究生导师，中山大学附属第一医院口腔科学科带头人，中华口腔医学会牙及牙槽外科专业委员会副主任委员，广东省口腔医学会牙及牙槽外科专业委员会主任委员，国际口腔种植医师学会（ICOI）中国总会副会长，广东省临床医学学会牙种植学专业委员会主任委员，广东省口腔医学会口腔种植学专业委员会副主任委员。

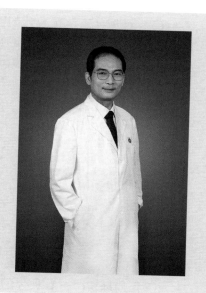

缺牙怎么办？"种"一颗啊！近些年，种植牙越来越火。不过，这可不是光有钱就能做了，还得身体适合，得懂护理，更关键的还要选对医院和医生。

什么是种植牙

种植牙，就是将一颗钉子打到牙槽骨里面去，这颗钉子跟骨头经过两三个月时间的融合后，再在上面接一个基台，基台上接一个牙冠。简单来说，钉子、基台及牙冠，这三部分加起来就是种植牙。

缺了牙，镶牙还是种植牙

实际上，种植牙也属于镶牙的范围。传统镶牙一般是指临时做一个活动牙或固定牙，加上种植牙，这三种都是镶牙的方式。它们的区别在于：

（1）活动牙。相当于在眼睛上戴一个眼镜一样，随时可摘可戴，但口腔的舒适度没那么好。

（2）固定牙。就是把缺牙部位旁边的两个好牙磨小，套上两个固定冠，形成三个牙。虽然这种牙也是固定状态，但代价是会伤到好牙。

（3）种植牙。是在缺牙的部位将一颗钉子打到牙槽骨里，钉子上再连接基台和牙冠。这种方式不会伤到其他好牙，而且舒适度高、功能好，基本上相当于天然牙的水平，缺点就是价格比较昂贵。

哪些人不能做种植牙

如果缺牙了，若经济条件许可，可以选择种牙，但前提是没有种植牙的禁忌证。

禁忌证包括两方面：

（1）全身情况：种植牙虽是个小手术，但也需要患者全身情况可以"扛"起这个手术。如患有严重心血管疾病、骨质疏松症、血液病、糖尿病等，一般不能做种植牙。当然，如果病情控制得好，也是可以做种植牙的，对于这些患者，医生一定要慎重，要严格掌握指征，才能种牙。

（2）局部情况：看种牙的部位有没有基底骨。如果没有基底骨，或者基底骨量不够，就不能种牙。就好比我们盖房子要有地基，如果地基不够厚实，或者地基比较松，甚至根本就没有地基，那么就不能盖房子。

当然，如果口腔有炎症，也要控制好炎症后才能种牙。

种完牙，要注意什么

种牙后，一般要按照常规小手术术后处理，要吃软食、服药、注意口腔清洁，7天后拆线等。

长期来讲，要注意种植牙的维护。目前，种植牙的寿命最长的已经超过了40年。5年的存留率超过95%，10年的存留率超过90%。要想种植牙存留的时间长，维护是关键。

种植牙也跟天然牙一样，需要做好口腔清洁，如果有牙菌斑块、炎症，一定要洁牙，及时处理炎症。

种完牙的第一年里，患者应隔1个月、3个月、6个月、12个月到医院复诊。之后每过半年或1年到医院复诊。

到哪里种牙更靠谱

种植牙的技术比较特别，要求也比较严格。一定要选择经过专门种植牙技术培训的医生，并且到有资质的三甲医院做手术更有保障。在三甲医院，不仅环境、设备、人员都能达到种植牙要求，而且当出现复杂情况或突发情况时，也有专业的医生可以进行处理。

有些小医院或牙科诊所面对种牙时出现的一些突发情况可能无法处理，如有些心脏病患者吃了阿司匹林后出现血液凝血功能障碍，在种牙过程中流血不止，有些诊所就处理不了。尤其是患有骨质疏松症、糖尿病等基础疾病的患者，一定要到正规三甲医院种牙，才能取得较好效果。

别再把鼻炎当感冒了，
过敏性鼻炎要这样治

文卫平 教授，主任医师，中山大学附属第一医院副院长、中山大学附属第六医院院长，中山大学耳鼻咽喉科学研究所所长，中华医学会耳鼻咽喉头颈外科学分会副主任委员。

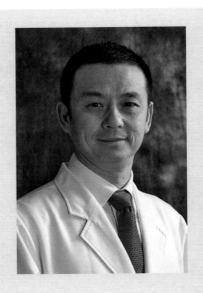

鼻子痒，打喷嚏，流清鼻涕，鼻子堵塞……过敏性鼻炎的这一系列症状给人带来了极大困扰。那么过敏性鼻炎如何与感冒相区分？能不能根治？

过敏性鼻炎还是感冒，傻傻分不清

多数情况下，对打喷嚏、流鼻涕，很多人会误认为是感冒。出现这种症状，是过敏性鼻炎还是感冒，要根据具体症状判断。

感冒除了打喷嚏、流鼻涕外，多数会伴有一些其他的症状，如咽痛、喉咙痛、声音嘶哑，甚至发热、全身酸痛；而过敏性鼻炎不伴有咽痛、发热的症状。

过敏性鼻炎是季节性或是常年性的，不会在短时间内治愈；感冒多数情况下在 1 周左右就好了，可过敏性鼻炎 1 周之后症状还会持续。

过敏性鼻炎，可以根治吗

过敏性鼻炎是一种机体处于免疫失衡的状态，不是靠药物短期内就能够纠正过来的。患者通过免疫治疗，有的可以根治，有的可以得到缓解，有的无效。

当过敏原比较单一，即只对某一种物质过敏，比如说，常见的屋尘螨或者粉尘，通过 3 年左右的免疫治疗，俗称"脱敏治疗"，小部分这样的患者可能会得到根治，但仍有小部分患者只能得到改善，而有些患者无法根治。如果患者有非常多的过敏原，免疫治疗就很难达到根治目的。

过敏性鼻炎，怎么治

目前，对于过敏性鼻炎的治疗，可以从四个方面进行：

（1）尽量避免接触过敏原。对花粉过敏的人，应尽量远离有鲜花的地方，家里也不要摆放鲜花，避免接触能较好地减少过敏症状。对尘螨过敏的人，尽量避免去灰尘多的地方。由于尘螨无处不在、无孔不入，因此，家里的床上用品应定期用开水烫洗。市场上也有一些除螨的洗涤剂、小家电，经过权威部门鉴定后可购买。

（2）药物治疗。药物治疗是目前常用的最有效的一种治疗过敏性鼻炎的方式，包括口服抗组胺药或是局部外用激素类药，这些药物可以很好地控制症状。

药物治疗可以采用阶梯治疗方式。根据患者的症状，如果症状严重，可以逐渐地加量或者加品种，症状得到控制后再逐渐地减品种、减量；当减到用最小的剂量就可以控制症状时，可以让患者持续在较长一段时间内维持剂量；当症状又加重的时候，可以再将药物逐渐叠加上去。

因此，药物治疗对于过敏性鼻炎患者来说，相当于慢病的管理。患者一定要掌握这种慢病管理的理念、方法和方式。

（3）免疫治疗。免疫治疗有一定的风险，治疗本身可能引起重度的过敏反应，要严格把控。

（4）手术治疗。部分患者的病情很严重，药物和免疫治疗都无法控制，同时又存在一些鼻腔鼻窦的结构化畸形、堵塞，这时可以考虑用手术的方式减轻症状。可采用一些减轻神经反射的手术方式，如翼管神经切断术、筛前神经射频消融术等。但这些方式都具有一定的破坏性，因此一定要严格把控手术适应证。

目前对过敏性鼻炎的认识在不断地深入，希望不远的将来，能研究出更多、更有效的治疗方法或药物来减轻过敏性鼻炎患者的痛苦，甚至能从根本上改变患者的机体免疫失衡状态。

慢性鼻窦炎真痛苦，
手术是最后的救命稻草？

史剑波 教授，主任医师，中山大学附属第一医院耳鼻咽喉科主任，中华医学会耳鼻咽喉头颈外科分会鼻科学组副组长，国际鼻科学会常务委员。

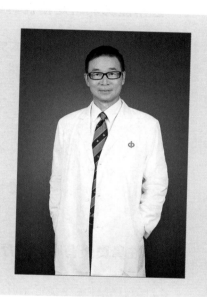

慢性鼻窦炎是一种常见病，患者往往会出现鼻塞、流涕、嗅觉障碍、头面部胀痛等一系列的症状，工作和生活都受到了严重影响。如何摆脱慢性鼻窦炎的困扰成为许多人关心的问题。

反复哮喘、咳嗽？祸首或许是慢性鼻窦炎

慢性鼻窦炎是鼻腔鼻窦黏膜的慢性炎症，病程超过 3 个月。其对人体的主要危害包括以下两个方面：

（1）慢性鼻窦炎会引起鼻塞、流涕、头晕、头胀痛和嗅觉障碍等一系列不适的感觉。

（2）慢性鼻窦炎病灶位于上呼吸道，所产生的一些炎性分泌物会影响和加剧下呼吸道的炎症性疾病。

调查显示，我国慢性鼻窦炎患者中约有 11.2% 的患者有哮喘，另有

27%的患者有无症状的气道高反应。也就是说，大约有40%的慢性鼻窦炎患者会出现下呼吸道的问题，而这一比例会随着中国工业化的进程越来越高。

经常流鼻涕就是慢性鼻窦炎吗

不能这么推断。判断是不是慢性鼻窦炎主要根据以下三个方面：

（1）根据患者的临床症状，如鼻塞、流鼻涕、嗅觉障碍和头面部胀痛，持续时间超过3个月。

（2）前鼻镜检查或者鼻内镜检查，发现患者中鼻道或者嗅裂内有黏脓性的分泌物和黏膜的充血水肿，以及息肉的形成。

（3）鼻窦CT检查，发现有上颌窦、筛窦、蝶窦、额窦或者窦口鼻道复合体内密度增高阴影。

医生可以通过这些来诊断慢性鼻窦炎，同时可与慢性鼻炎、鼻窦肿瘤、过敏性鼻炎等鉴别。

慢性鼻窦炎有哪些治疗方式

目前，慢性鼻窦炎的治疗主要分为药物治疗和手术治疗两种方法。

药物治疗中最主要的方法是抗炎治疗。

一种是采用局部类固醇激素治疗，不论患者的病情有多严重，也不论是手术前还是手术后，局部激素都是治疗慢性鼻窦炎的首选药物。一般情况下，不推荐患者口服激素来治疗慢性鼻窦炎，只有在患者伴有严重鼻息肉或者准备进行手术时，可以采用短期的口服激素治疗。

另一种抗炎治疗是小剂量、长期应用大环内酯类抗生素治疗，一般治疗剂量是正常剂量的一半，治疗时间超过3个月。一般情况下，不推荐使用抗生素治疗慢性鼻窦炎。但是，当患者鼻腔的分泌物非常稠厚，有颜色、异味时，则须采用抗生素进行短期治疗，可以选用青霉素类、头孢二代类的抗生素，使用时间一般不超过2周。

此外，还有一些辅助的治疗方式，如鼻腔冲洗、黏液促排剂等。若患者有变应性鼻炎或哮喘，还可以使用抗组胺药物和白三烯受体拮抗剂。

慢性鼻窦炎适合做手术吗

除了药物治疗外，还可以通过功能性内镜鼻窦手术进行治疗。该手术是一种鼻腔鼻窦的微创手术，对慢性鼻窦炎有不错的治疗作用，同时患者受到的创伤较小，恢复也较快。

但不是所有的慢性鼻窦炎都需要手术治疗。患者需要满足以下4项手术适应证的其中一项：①慢性鼻窦炎伴有鼻腔结构异常；②慢性鼻窦炎伴有比较明显的鼻息肉；③经过药物治疗效果不理想；④慢性鼻窦炎伴有眶、颅并发症。

慢性鼻窦炎患者如果有高血压、糖尿病、心脏病或血液系统疾病，会影响手术治疗，因此术前需要对这些因素进行干预，等身体状态稳定后才能进行手术。

另外，慢性鼻窦炎手术前要进行抗炎治疗，这是因为在炎症比较严重时做手术，其出血和并发症的风险会明显升高，因此，必须进行至少2周的抗炎治疗，让炎症处于比较平稳的状态后再进行手术治疗。

慢性鼻窦炎做了手术还会复发吗

做了鼻窦炎手术以后是否会复发，涉及很多因素，其中最重要的因素是鼻窦炎的类型。

慢性鼻窦炎主要分为非嗜酸性粒细胞炎症和嗜酸性粒细胞炎症两大类。非嗜酸性粒细胞炎症在经过手术以后，一般情况下都会达到一种比较理想的状态。嗜酸性粒细胞的炎症患者通常伴有阿司匹林特异性反应、鼻息肉、支气管哮喘的阿司匹林不耐受三联征等，即使经过非常严格、规范的药物治疗，手术治疗效果通常也不太好。

此外，是否复发也与手术后的药物治疗是否严格执行有密切关系。很多患者做完手术以后，见症状缓解了就自行停止药物治疗，这种情况使慢性鼻窦炎在短时间内比较容易出现复发。

因此，对于大部分慢性鼻窦炎，在手术和充分的药物治疗之后，患者仍要定期复查。特别是嗜酸性粒细胞炎症的患者，即使完全没有症状，一年至少复查3～4次，由专业医生调整药物的使用剂量和类型，使其稳定在一个低炎症状态。

过敏性鼻炎反反复复，
试试脱敏治疗

徐睿 教授，主任医师，中山大学附属第一医院耳鼻咽喉科变态反应专科主任，全国变态反应学会委员，中国医师协会变态反应医师分会常务委员，广东省变态反应学会副主任委员，中国医疗保健国际交流促进会过敏分会委员。

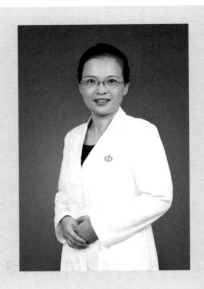

自从患上过敏性鼻炎，整个人都不好了，喷嚏打不停、鼻塞、鼻痒、眼也痒。这时候不妨试试脱敏治疗。

什么是脱敏治疗

由过敏原引起的过敏性疾病，有过敏性鼻炎、过敏性哮喘、过敏性结膜炎、食物过敏，甚至过敏性休克等，其中，最常见的就是过敏性鼻炎和哮喘。

1998年，WHO对过敏性疾病的治疗制订了四位一体的方案：规避过敏原、对患者的健康教育、药物治疗、过敏原的特异性免疫治疗。

脱敏治疗就是过敏原特异性免疫治疗。通俗地说，对哪一种过敏原过敏，就对这一种过敏原进行脱敏，可以使机体对该类过敏原的过敏反应降低，甚至达到控制过敏的效果。目前，它被认为是对过敏性鼻炎和轻中度哮喘的唯一对因治疗。

常见的过敏原有哪些

常见的过敏原通常分为三类：

（1）吸入性过敏原，常见的有螨虫、蟑螂、花粉、霉菌、动物皮毛等。

（2）食物过敏原，常见的有牛奶、鸡蛋、花生、坚果、海鲜等。

（3）接触性过敏原，常见的有化妆品、乳胶、蜂毒等。

在中国过敏性鼻炎患者和哮喘患者中，螨虫过敏原占了60%，而花粉在北方地区是主要过敏原，真正的食物过敏比较少见。

脱敏治疗适合哪些过敏性疾病

中重度过敏性鼻炎、轻中度的支气管哮喘，以及蜂毒过敏，适合进行脱敏治疗。在特异性皮炎患者中，也有一部分可以进行脱敏治疗。食物过敏的脱敏治疗，我国目前做得较少。

儿童、老人、孕妇等特殊人群适合做脱敏治疗吗

相关指南规定，5岁及5岁以上儿童，才可以做脱敏治疗。为何定为5岁呢？因为5岁及以上的儿童可能具备一定的表达能力，如患儿出现不舒服，可以马上清晰地表达出来，从而得到及时的处理。

老年人由于呼吸系统或循环系统的疾病增多，常需药物治疗。因此，老年人在使用脱敏治疗的过程中如果出现副反应，那么对抗副反应的药物使用可能会受到一定的限制。

一般不推荐备孕、怀孕或哺乳期女性做脱敏治疗。脱敏治疗是有禁忌证的，所以希望患者能提前将自己的患病情况与医生做详细沟通，由医生评估患者是否适合做脱敏治疗。

如何评价脱敏治疗是不是起效了

目前主要是通过患者在治疗过程中或治疗结束后症状有无好转来评判。例如，过敏性鼻炎患者的鼻塞、流鼻涕、打喷嚏、鼻痒、眼痒，支气管哮喘

患者的咳嗽、胸闷、气促、喘鸣，这些症状在治疗的过程中或治疗后有所减轻，则说明脱敏治疗起效了。症状是否减轻，主要根据三个方面评估：①根据患者主观感受来评价；②根据患者依赖的原有药物，如抗组胺药或哮喘治疗药物是否减少来评估；③根据哮喘患者治疗后到医院急诊的次数或者住院的次数是否减少来评估。

脱敏治疗安全吗

其实，对呼吸道的脱敏治疗还是比较安全的，其不良反应的发生率较低。这种不良反应可能是局部的，也可能是全身的。

局部的不良反应，如注射后，有些患者在注射部位有红、肿、热、痛、痒，或有局部的荨麻疹反应。这些反应一般在注射后的 30 分钟内出现并缓慢消退，可以冰敷或者服用抗组织胺药物来缓解。

全身的不良反应则是打喷嚏、流鼻涕、鼻痒，或咳嗽、胸闷、喘鸣、头痛等症状加重，但一般只是轻度到中度。如果出现严重的不良反应，就要进行及时的处理。

在进行脱敏治疗之前，医生如能对患者进行早期的危险因素评判，选择正规的过敏原进行治疗，同时安排合理的时间表，那么，脱敏治疗期间副反应的发生率会大幅度降低。

鼻部肿瘤与鼻咽癌的防治

许庚 教授，主任医师，中山大学附属第一医院耳鼻咽喉科学科带头人，香港中文大学威尔斯亲王医院兼职教授，国际鼻科学会原主席，全国鼻科学组原组长，我国鼻内镜外科创始人。

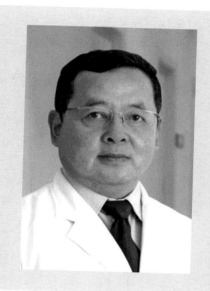

鼻部肿瘤有哪些类型

鼻部肿瘤有良性和恶性之分。鼻部良性肿瘤以内翻性乳头状瘤和鼻咽部纤维血管瘤多见，通常通过鼻内镜检查或鼻窦 CT 扫描发现，手术治疗可以完全治愈，复发率取决于医生的手术技术，为 4%～30%，关键是要将肿瘤原发灶切除干净。这两种肿瘤如果发现的较晚、范围较大，可侵犯翼腭窝、眼眶、侧颅底等部位，给手术带来极大的风险，因此手术是治疗的主要手段。鼻部恶性肿瘤近些年发病率逐渐增高，占全身恶性肿瘤的 5% 以上，最常见的是筛窦和上颌窦的鳞癌、嗅母细胞瘤；恶性程度高的肿瘤是黑色素瘤、肉瘤等。

鼻部恶性肿瘤有什么症状

由于鼻腔鼻窦位置隐蔽，因此早期发现鼻恶性肿瘤比较困难，通常以黏脓性带血的鼻涕为最早症状，同时可能伴有鼻塞、面部麻木、牙齿麻木的感觉。以后逐渐发生面部变形、眼球外突、眼球运动障碍、头痛等症状。广东省最常见的鼻部恶性肿瘤是鼻咽癌，其早期以耳发闷、鼻涕带血、颈部出现肿块为主。在常规体检中，鼻咽癌相关病毒EB病毒抗体（VCA-IgA）的浓度测定对发现疾病有一定帮助，鼻内镜检查和CT检查可以早期发现疾病，活体组织病理学检查（活检）是比较可靠的诊断方法。

鼻部恶性肿瘤如何治疗

鼻部恶性肿瘤的治疗方法要根据发现肿瘤的时间早晚、肿瘤的恶性程度决定。通常无论是鳞癌、嗅母细胞瘤、腺样囊性癌，还是其他比较少见的恶性肿瘤，只要不侵犯眶内、颅内，都可以首选鼻内镜下的手术切除治疗，手术后再采取放化疗。范围太大的恶性肿瘤可以先采取化疗，缩小肿瘤范围，为手术切除创造条件。目前，鼻和鼻窦的恶性肿瘤，乃至侵犯眶内、颅底的恶性肿瘤完全可以经鼻内镜进行手术治疗，鼻面部切口和口内切口已经被淘汰。只有一些恶性程度特别高的恶性肿瘤，如恶性黑色素瘤、肉瘤等，无论是手术还是放疗与化疗，其疗效都不太好。

鼻部恶性肿瘤的预后怎样

鼻部恶性肿瘤的预后要根据肿瘤发现的早晚和恶性程度确定。恶性程度较低、发现较早的鼻部恶性肿瘤预后较好，甚至可以终生治愈，如鳞癌、嗅母细胞瘤，腺样囊性癌等，五年生存率基本可以达到60%～80%；临床分期太晚的鼻部恶性肿瘤，如较大范围的硬腭、翼腭窝、眶内颅内侵犯，甚至侵犯到颅底、颅内的，预后就差。因此，提高预后生存率最重要的手段就是早期发现。

怎样早期发现鼻咽癌

鼻咽癌是广东省的高发恶性肿瘤。中山大学肿瘤防治中心的研究结果提示，鼻咽癌可能与遗传因素有关，此外，某些食物如咸鱼、腌制品也有致病可能。以往肿瘤多发于四十岁以上的中老年，近些年有年轻化趋势。鼻咽癌早期症状主要为耳部发闷、鼻涕带血、颈部出现肿块。鼻咽癌发病隐匿，有时出现症状就已经是晚期，因此定期体检非常重要，包括VCA-IgA检测、鼻内镜检查，一旦怀疑是鼻咽癌就要做 CT 检查或组织病理学检查。

鼻咽癌有哪些治疗方法

初诊鼻咽癌的唯一治疗方法就是放化疗，临床 I 期、II 期的患者其治愈率为 90% 以上，或完全治愈，III 期患者的五年生存率也能达到 80% 左右。约有 20% 的患者放疗后会复发，这种情况下放疗并发症较多，也较难处理。目前，经鼻内镜对复发肿瘤切除已获得较可靠的疗效，能够延长患者生存期并改善患者的生活质量。

慢性阻塞性肺病
特别青睐 "老烟枪"

谢灿茂　教授，主任医师，博士研究生导师，中山大学附属第一医院呼吸与危重症医学科首席专家、学科带头人，中山大学呼吸病研究所所长，中山大学名医，国务院政府特殊津贴专家，全国卫生系统先进工作者，全国医药卫生系统先进个人，中华医学会内科学分会常务委员，中国医师协会呼吸医师分会常务委员。

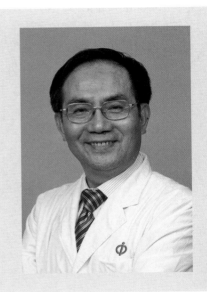

　　人类的生存离不开呼吸，肺的重要性不言而喻。然而，慢性阻塞性肺病作为一种进展性疾病，发病率高，已成为危害人类生命健康的一大杀手。慢性阻塞性肺病虽然不能被治愈，但并非不治之症。

早期发现，肺功能检查是首选

　　慢性阻塞性肺病主要是由慢性支气管炎和肺气肿引起的气流限制或气流阻塞性疾病，而其他疾病如肺结核、支气管扩张等气道疾病虽然也能引起气道的阻塞，却不属于慢性阻塞性肺病的范畴。

　　正常情况下，人体只使用肺20%左右的功能。所以早期的慢性阻塞性肺病患者，虽然会存在一定的气道损伤，但症状并不明显，因此很容易漏诊。对一些中老年人群或慢性阻塞性肺病的高危人群，如吸烟者，可以在体检中增加肺功能的检查，有利于慢性阻塞性肺病的早期发现。这部分人群在出现持续的咳嗽、咳痰、喘息等症状时，要警惕慢性阻塞性肺病的发生。

慢性阻塞性肺病为何青睐"老烟枪"

吸烟是慢性阻塞性肺病的主要病因，吸烟包括"二手烟"均会引发气道的慢性炎症，造成白细胞、淋巴细胞及其他细胞浸润气道，进而引起气道慢性炎症和肺泡损伤。

大气环境污染也是引起慢性阻塞性肺病的重要原因。一些工业原料及生物燃料的使用，如煤炭、秸秆等的燃烧，其烟雾也是慢性阻塞性肺病的致病因素。

慢性阻塞性肺病为何要早治

对早期慢性阻塞性肺病的患者进行一定的医疗干预，可以有效延缓气道阻塞的进程。对此，应积极开展慢性阻塞性肺病早期普查，通过肺功能仪对高危人群进行检查，这是目前发现患者并给予早期干预治疗比较有效的手段。

如何知道病情是否急性加重了

慢性阻塞性肺病是一种进展性疾病，患者最初可能只在跑步时出现呼吸困难，继而在走平路或者爬坡时呼吸困难，随着疾病发展到晚期，患者可能出现严重的肺功能损害，活动和运动受限，甚至生活无法自理。

咳嗽、反复咳白色泡沫痰、活动后气促是慢性阻塞性肺病的主要症状。在急性加重期，这些症状会明显加重，如咳嗽加重、痰液增多且变黄色，出现胸闷、喘息或呼吸困难的症状，或伴有发热，应及时到医院就诊。

急性加重期应该如何治疗

根据慢性阻塞性肺病发作的严重程度，其治疗一般分为两种情况。一种是患者出现咳嗽、咳痰加重，但痰液非脓性，也没有明显的呼吸困难，临床中可以使用支气管舒张剂治疗。另一种情况则是出现咳嗽加重、咳脓性痰、呼吸困难加重或发热等症状，就需要抗生素治疗。另外，根据患者的情况，可能还需要吸氧、化痰和加强支气管舒张剂的辅助治疗，以进一步缓解患者的症状。

体检查出肺结节，离肺癌有多远

陈振光 教授，主任医师，中山大学附属第一医院东院副院长，中国癌症基金会中国肿瘤防治联盟秘书长，中国医院协会精准医疗分会秘书长，广东省医学会胸外科分会肺癌学组副组长，广东省医院协会肿瘤防治管理分会秘书长。

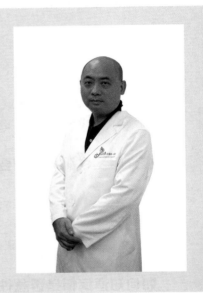

很多人体检时通常一见到胸部 CT 检查报告中有"发现肺部结节"的字眼，都会以为自己得了肺癌，吓得六神无主，茶饭不思。其实，肺结节并没有传说的那么恐怖。

肺结节离肺癌到底还有多远

随着高分辨 CT 的应用，肺结节检出率提高，超过 50%，也就是说有一半的人都有肺结节。但这些肺部结节中只有 30% 是恶性的，另外 70% 是良性的，又叫作"惰性肺结节"，尽管它们经常被 CT 报告为"早期癌症"或"癌前病变"，但这些病灶即使不治疗也不会危害健康。

体检发现了肺结节该怎么办

肺结节就是肺内直径小于 3 cm 的病灶。发现了肺结节后，主要就是随访观察，许多相关指南都建议连续观察 2～3 年。

根据肺结节临床特征，分为低危和高危两种情况。低危指年轻（小于45岁）、不吸烟、无肿瘤家族史、结节小（直径小于 8 mm）、结节边界清楚；高危指年长（超过 60 岁）、重度吸烟（每天超过 1 包）、有肿瘤家族史、有慢性阻塞性肺病病史、结节边界不规则。

因此，如果 CT 显示肺结节直径小于 5 mm，低危者 1 年后复查 CT，如无变化，每年定期复查；高危者每半年复查 CT，观察 2 年，如无变化，以后每年复查胸部 CT。肺结节直径为 6～8 mm 的低危者，每半年复查胸部CT，观察 2 年，如无变化，以后每年复查胸部 CT；高危者每 3 个月复查CT，观察 2 年，如无变化，以后每年复查胸部 CT。直径超过 8 mm 的低危者，每 3 个月复查胸部 CT，若肺结节较之前增大，则建议外科活检；高危者直接建议外科手术活检，若活检结果为阳性，建议手术切除。

肺结节超过 8 mm 就一定是癌吗

理论上来说，肺结节直径越大，其恶性概率越高，但这并不是绝对的。关键要看肺结节的生长速度，要观察在一段时间内肺结节直径大小和形态的变化。如果其生长比较快速，就要高度警惕可能是肺癌；如果一直无明显变化，可能只是个惰性结节，不用太担心，可以理解为肺里面长了一颗"痣"。

肺结节出现哪些情况要引起高度重视

胸部 CT 发现肺结节有下列情况的，要注意可能是早期肺癌表现：①含实性成分的磨玻璃结节影；②结节影形态类圆形或分叶状；③增强 CT 显示结节影有中度以上增强；④结节影伴有毛刺征（血管集束征）；⑤结节影伴有胸膜牵拉凹陷征；⑥结节影内伴有小空泡；⑦随访中出现结节影体积增大、密度增加或实性成分增多。

肺磨玻璃结节就一定会是癌吗

肺结节通常分为实性结节、磨玻璃结节和半实性结节（又称为混合性磨玻璃结节）。三种结节中，只有混合性磨砂玻璃结节肺癌概率较高，约为60%，其余两类都是 15% 左右。磨玻璃结节是肺上出现的非常均匀的结节，如果内部实性成分增多，纯磨玻璃结节就会变为混合性结节，其恶性概率增加；如果磨玻璃结节超过 8 mm，或出现空泡、分叶，或有血液供应，就有可能是恶性结节。

肺小结节喜欢"光顾"哪些人群

有几类人群发现肺部小结节时，千万不要掉以轻心：①有肿瘤病史或者肿瘤家族史；②长期吸烟的人，尤其是烟龄超过 20 年，每天抽烟超过 20 支，也包括被动吸烟的人，尤其是吸"二手烟"的女性；③40 岁以上的，出现胸痛、咳嗽、不明原因的痰中带血丝、消瘦、体重下降等症状者；④有过肺部疾病，特别是肺结核，反复发生同一部位的肺炎、节段性肺不张；⑤长期接触有害空气，如雾霾、烟尘、油烟；⑥精神压力大的人，尤其是性格内向、偏执的人。

吸电子烟是否会长肺结节

有研究观察电子烟的蒸汽冷凝物对人体肺脏细胞的作用，发现电子烟蒸汽冷凝物比电子烟液体对肺脏细胞的毒性更大，造成肺脏细胞凋亡和坏死更明显，同时也会使肺脏的细菌清除能力受损。同时，电子烟蒸汽的组成成分也存在微粒、甲醛、亚硝胺、挥发性有机化合物和多环芳烃等有毒化学物质。因此，电子烟雾化后引起的化学成分变化同样也会增加对肺脏细胞的毒性。因此，不要轻信电子烟是安全的说法，要预防肺结节，最好也戒电子烟。

早发现肺癌，40 岁以上人群体检时须照胸部 CT

罗红鹤 教授，主任医师，中山大学附属第一医院胸外科主任，中山大学肺癌研究所副所长，香港医学科学院资深院士，广东省医师协会胸外科分科分会顾问。

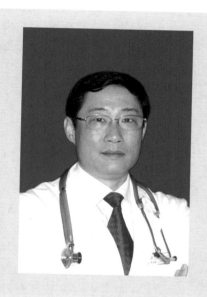

肺癌患者都是吸烟人群吗

目前，我国肺癌的发病率逐年增加，肺癌的疾病谱发生了明显的改变，发病人群中女性的发病率更高，而发病类型则以腺癌居多，非吸烟人群肺腺癌发病率呈上升趋势。

针对肺癌疾病谱的变化，全球相关专家在肺腺癌方面做了大量的研究，研究发现腺细胞癌在不同器官、不同部位的发病明显增多，如乳腺腺癌、甲状腺腺癌、肺腺癌、胃腺癌、肠腺癌。

另外，肺癌还有一个显著的疾病谱变化，过去肺癌在遗传学方面有表现，父母得癌，子女也容易得癌，近年来还出现夫妻共同患癌的现象，这种变化很可能是和共同的生活环境密切相关。

发现肺部磨玻璃结节该怎么办

肺癌的治疗效果跟早诊断、早治疗有密切关系。作为胸外科医生，我们经常呼吁 40 岁以上人群在体检时做胸部低剂量螺旋 CT。

一部分人在 CT 检查时会发现肺部有磨玻璃结节，于是就被吓坏了。其实患者不需要过度惊慌，因为肺部磨玻璃结节可能是良性的，也可能是恶性的，具体的情况还需要根据医生通过手术取活体组织检验后才能清楚，患者需要做的是相信医生的指导，合理安排下一步的治疗或检查。

肺癌治疗有哪些方法

目前，肺癌主要的治疗方式有手术、放疗和化疗，也就是常说的癌症治疗"三套车"，此外，还有包括靶向治疗在内的新手段。医生会根据患者的具体情况，合理科学地使用这些治疗手段。

（1）外科手术。是肺癌治疗的"门神"。对于一些早期肺癌，可以考虑做局部切除或者一个解剖肺段的切除。这样可以为患者最大限度保留一定的肺功能，并且为之后可能出现的复发留下一定的手术空间。

（2）靶向治疗。患者在外科手术治疗后，如果需要药物治疗，靶向治疗是一种新的选择。其实对于不适合做外科手术的患者，靶向治疗也是一种不错的选择。当前靶向治疗主要针对的病例以腺癌居多。使用靶向药治疗，首先要对肿瘤组织进行多次活检，搞清楚肿瘤的驱动基因，然后再用药物封闭该位点，阻断肺癌的生长信息通道，抑制肺癌细胞生长。如果位点对应得好，可以达到 70% 以上的治疗效果。

（3）化疗。我们都知道化学药物毒副作用很大，还有效率低、耐药复发等问题。有耐药基因的患者，则会只接收化学药物的副作用，却起不到正常的治疗作用，对这部分患者就不适用化疗。

（4）放疗。放射治疗是利用放射线照射肿瘤的治疗方法，目前一些新的放射治疗机器可以准确定位、定形，针对肺肿瘤组织进行治疗，只杀肿瘤，不伤其他组织的治疗效果，准确度大大提高，副作用减少。

这些治疗手段，有助于保证患者生活质量，把癌症当作慢性病来治疗，随着日后治疗技术不断发展，患者也将从中获益更多。

肺癌患者的生存率怎样

近 10 年来，治疗后的肺癌患者的生存率有明显提升。10 年前，Ⅰ 期肺癌患者的十年生存率不足 70%，Ⅳ 期肺癌患者的生存率只有 0。而现在，Ⅰ 期肺癌患者的十年生存率能到达 95% 左右，Ⅳ 期肺癌患者的生存率也提升到 10% 左右。

随着人们对肺癌治疗的重视程度的提升，越来越多的肺癌患者有了早诊断、早治疗的理念，做好正确的终身管理，则能够获得更长的生存时间和更好的生活质量。

预防肺癌可以做些什么

目前来说，癌症的病因还不是十分清楚，具体的预防措施仍以去除生活上的不良因素为个人防护的重点。

空气是影响肺癌的直接因素，只有全民树立起保护环境、防污染的意识，共同治理空气污染，才能构建更好的生存环境，减少肺癌的发生率。

对于个人而言，少去人多混杂的场所，适当预防呼吸疾病，减少发生感冒、支气管炎等呼吸道感染的机会，对预防肺癌都有一定的帮助。家族中有肺癌患者的人群，需要提高警惕，积极做一些早期筛查或早期治疗。

肺结节手术前后该注意什么

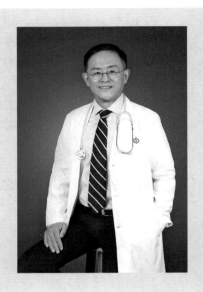

顾勇 教授，主任医师，中山大学附属第一医院特需医疗与健康中心行政总监，海峡两岸医疗卫生交流协会特需与涉外医疗分会常务委员，广东省医学会涉外与特需医疗分会副主任委员，广东省医学会胸外科学分会食管癌学组委员。

随着低剂量螺旋 CT 的不断推广和普及，特别是在新冠疫情期间，大量发热或住院患者在做 CT 排查新冠肺炎时意外发现肺结节，导致肺结节患者呈"井喷式"增长。部分患者的肺结节是须做手术切除的，那么，在手术前、手术后，需要注意些什么呢？

手术前评估：小手术也不是想做就做

肺结节是小于 3 cm 的病灶，用胸腔镜就能切除。听上去是个小手术，但有的人手术后三五天就可以出院了，而有的人 10 天了还出不了院，这除了与病灶大小、位置，以及医生手术方式的选择、医生手术精巧轻柔程度有关外，还与手术前的预备、手术后的康复有关，而这也是近几年提出的"快速康复"理念。

术前的评估很重要。特别是本身有基础疾病的患者，如有糖尿病、心脑血管疾病、慢性阻塞性肺病、慢性肾病的患者，需要了解其各脏器功能如何及正在服用药物的情况。

对于糖尿病患者，如果血糖控制不理想，会给手术后伤口愈合带来难度，所以要先用胰岛素将血糖控制好。对于慢性阻塞性肺病患者，由于手术过程中，只有一侧肺在正常工作，如果患者肺功能不好就可能耐受不了手术，因此术前需要通过训练提高肺功能。对于正在服用阿司匹林的患者，需要停药至少 1 周才能手术，否则药物的抗凝作用会增加术中大出血的风险。

手术前呼吸管理：清洁呼吸道 + 学习咳嗽

术前评估合格的患者在手术前需要进行"呼吸管理"，包括呼吸道清洁，学习腹式呼吸、咳嗽，以及学习如何使用呼吸功能锻炼器等，这对降低术后并发症、加快术后康复至关重要。

（1）呼吸道清洁。"老烟枪"或是生活在空气污染严重地区的患者，其呼吸道的清洁度很差，直接手术的话，术后发生感染的概率很大。手术前可以通过药物来化痰或提高肺纤毛的活动来进行呼吸道清洁。

（2）咳嗽、腹式呼吸。手术后尽早进行的咳嗽和腹式呼吸对肺功能的恢复至关重要，但这些技巧需要手术前就开始练习。只在喉咙部位浅浅地咳嗽是没有效果的。正确的咳嗽是要吸气时鼓起肚子让膈下降、肺部充分扩张，再腹肌突然一用力收缩，提升膈、挤压肺部，这样的咳嗽才能有效地将手术后肺内的积液、呼吸道里的痰液排出去，这样做除了能减少感染的发生外，还能提升肺泡的气血交换，提高呼吸效能。

术后镇痛：有痛千万别忍

麻醉师会为患者安装镇痛泵，让患者在手术后也感觉不到疼痛。但是由于人的个体差异，有30%的人使用了镇痛泵后仍会感到疼痛。这种情况一定要及时反映给主管医生，医生会用药物或肌内注射的方式镇痛。

有痛千万别忍，整晚疼得睡不着，肯定影响身体的康复。另外，疼痛会降低患者的依从性，不能很好地配合医生做好康复训练。

快速康复：尽早进食、尽早活动、尽早拔管

快速康复的理念鼓励患者术后尽早进食饮水，一般手术后 6 ～ 8 小时就可以喝水、进食流质食物了。患者由于手术前长时间未进食及手术时的紧张

心理，手术后筋疲力尽，早点进行能量补充有助于"满血复活"。

手术后第二天患者就可以先坐起来，拍背、咳嗽，帮助痰液的排出。然后可用手撑着床边慢慢站起来活动。早些下地活动有助于全身机能的恢复。有特殊情况不能马上下地的，也可以在床上进行运动，如钩脚尖，可预防下肢静脉血栓的形成。

手术后胸腔下方会连接一个引流管，帮助积液的排出，也是肺部恢复的"晴雨表"，因此又被医生叫作"安全管"。现在的理念认为，当排出的积液降至 200～300 mL 时可尽早拔管，更有利于患者快速康复。因为引流管会产生刺激，也会产生渗液，另外也会引起疼痛。

出院回家可做些简单家务和轻度运动

患者出院回到家后不要一直躺着，做做简单的家务更有利于康复，走路等轻度的运动也没问题。4～6 周后可逐渐增加运动量。有跑步爱好的人会很关心自己还能否继续跑步，随着运动量逐渐增加、肺功能逐步恢复，患者是完全可以像之前一样生活、工作、运动的，只是这个恢复期的长短因人而异。

手术后半个月至 1 个月内应该去医院复查，医生会根据病理分期为患者制订后续治疗方案，包括化疗、靶向治疗、免疫治疗等。手术后 5 年内都要定期去医院复查，特别是前两年的复查尤为重要。

肺癌渐成慢性病，
晚期患者也可长期与瘤共存

周燕斌 教授，主任医师、博士研
究生导师，中山大学附属第一医院内
科副主任、呼吸与危重症医学科副主
任、诊断学教研室主任，中山大学呼
吸病研究所副所长，广东省健康管理
学会呼吸病学专业委员会主任委员，
中国肺癌防治联盟免疫治疗委员会副
主任委员，中华医学会呼吸病学分会
肺癌学组委员，中国医师协会呼吸医
师分会肺癌工作组委员，广东省医学
会呼吸病学分会副主任委员兼肺癌学
组组长。

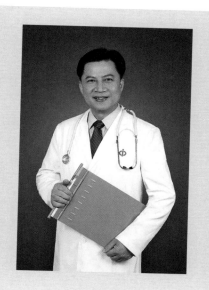

数据显示，目前每分钟就有 1.5 个中国人患上肺癌，不过我们也不应对
肺癌谈 "癌" 色变。近年来，肺癌诊治手段已取得长足进步，Ⅰ期肺癌患
者手术切除后的 10 年生存率可达 92%，肺癌已逐渐变成一种 "慢性病"；
即使是肺癌晚期无法手术的患者，也可以通过综合治疗控制肺癌的生长，使
它与人体和平共处，长期 "带瘤生存"。

不吸烟就不会得肺癌了吗

到目前为止，吸烟仍是肺癌最主要的风险因素。约 80% 的肺癌患者死
亡由吸烟引起，还有很多肺癌患者则是二手烟的受害者。然而，并非每个吸
烟者都会患上肺癌。此外，从不吸烟的人也可能患上肺癌。近 10 年，我国
女性肺癌的增长幅度为 71.8%，超过了男性的 58.7%，而导致女性肺癌的
头号原因是厨房烹饪时散发的油烟。此外，暴露于氡、石棉、空气污染或其

他因素也会导致非吸烟者患肺癌。

那么如果从不吸烟，平时的生活、工作环境也没什么污染，是不是就不会得肺癌了？答案是不一定。因为有一些因素是我们目前改变不了的，如遗传基因。继承特定染色体（第6号染色体）中某些 DNA 改变或遗传了错误 DNA 修复机制的人，即使他们从不吸烟，也比其他人更易患上肺癌。

肺癌的三级预防

一级预防：避免接触有害气体，多食用蔬菜水果，保持积极乐观的心态，每周定时锻炼身体。

二级预防：我国肺癌高危人群是指40岁以上、有恶性肿瘤或有肺癌家族史、吸烟指数达到400年支（吸烟指数＝每天吸烟支数×吸烟年数）以上，或有环境或高危职业暴露史，或合并慢性阻塞性肺病、间质性肺病，或既往有肺结核病史者，这些人群应定期进行低剂量螺旋 CT 检查，实现早发现、早诊断。对于长期吸烟者，如果出现刺激性咳嗽、痰中带血、胸痛、消瘦、发热等症状，一定要提高警惕，尽早检查。

三级预防：对于已经诊断为肺癌的患者，要采取多学科综合治疗，根据患者的个体情况选择最佳的诊疗方案，防止癌症的复发和转移。

患上肺癌就等于被宣判"死刑"了吗

肺癌分为小细胞肺癌和非小细胞肺癌两大类。小细胞肺癌占肺癌的15%～20%，既往总体五年生存率为5%～10%。但如今，免疫治疗为小细胞肺癌的治疗带来了重大突破，国际研究结果显示免疫治疗联合化疗在小细胞肺癌的治疗中显示了良好的临床疗效。

非小细胞肺癌占肺癌的85%，其可大致分为Ⅰ、Ⅱ、Ⅲ、Ⅳ四期。Ⅰ期至ⅢA期患者均有手术治疗机会。Ⅰ期患者的五年生存率高达80%～90%，Ⅱ期的为40%～50%，Ⅲ期的约为30%。对于晚期患者，传统的放化疗五年生存率低于5%，但近年由于靶向治疗和免疫治疗的发展，晚期肺癌患者的五年生存率提高到了15%～20%。

40%～60%有靶向治疗机会的晚期肺腺癌患者在接受靶向治疗后其生存期可达2～3年，甚至更长。超过50%的患者接受靶向治疗后肿瘤超过1年不进展，近70%肺腺癌患者接受靶向治疗后肿瘤出现不同程度的缓解。

而靶向治疗方法主要是口服药物，毒副反应小，部分患者可如常生活，仅需定期随访复查即可。而 PD1/PDL1 免疫治疗联合化疗可使晚期肺癌患者的五年生存率提高到 20% 以上。这让我们看到了逐渐将晚期肺癌变成慢性病的希望。

如何配合医生治疗

对于大部分肺癌患者，从患病起，肺癌就像高血压病一样，可能会伴随其一生。因此，我们应把肺癌当作慢性病一样去管理、治疗，需要患者定期返院评估肿瘤治疗的疗效，以便医生及时制订抗肿瘤方案，尽可能延长肿瘤无进展时间，提高生存期。

几乎所有的肺癌治疗方法都有副作用。有些可能只持续几天或几周，而另外一些可能会持续较长时间。因此，需要患者定期去门诊随访，复查血常规、肝肾功能等指标，以及早发现毒副反应并及时治疗。

哮喘治疗勿 "见好就收"

郭禹标 教授，主任医师，中山大学附属第一医院呼吸与危重症医学科主任，老年病研究所副所长，广东省医学会内科学分会副主任委员，粤港澳大湾区内科联盟副主席，广东省医学会呼吸病学分会常务委员。

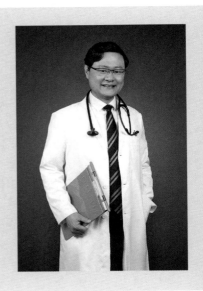

　　哮喘是一种气管、支气管的慢性炎症性疾病，多种炎症细胞及炎症因子参与了发病，气道炎症反应严重时，气道黏膜水肿肿胀、平滑肌痉挛，气道管径亦小，导致患者出现喘息、胸闷、咳嗽等症状。

　　据 2019 年最新的中国成人肺部健康研究显示，我国成人哮喘的发病率呈上升趋势，达 4.2%，按目前中国总人口数推算，包括儿童在内，我国约有 4 700 万哮喘患者。

　　哮喘从儿童到老年都可以发病，过敏体质的人群为哮喘发病的高危人群，有过敏性疾病（如过敏性鼻炎、荨麻疹、过敏性结膜炎等）家族史的人群，也应该提高警惕。

咳嗽、胸闷也可能是哮喘发作

　　哮喘的主要症状就是喘息，表现为患者呼吸时从肺部发出如吹笛子一般的声音。而且这种症状常常是发作性出现。患者在接触过敏原之后，会突然出现喘息发作，且短时间内喘息持续不易停止，是哮喘发作的最典型症状。

由于夜间人体迷走神经张力增高，哮喘患者一般在夜间更容易出现喘息症状。

除了典型哮喘的喘息症状外，有些哮喘患者发病以咳嗽为主要表现，称为咳嗽变异型哮喘。还有些患者以胸闷不适为主要表现，但经心血管检查排除心血管疾病，而肺功能检查却确诊为哮喘，这种哮喘称为胸闷变异型哮喘。

哮喘以其急性发作为最主要的危害，而病情长期控制不佳常导致误工误学，带来严重的社会经济负担，病情严重时甚至危及生命。例如，著名歌星邓丽君就是因为哮喘急性发作猝死。

哮喘能不能"断根"

哮喘是一种慢性病，像高血压、糖尿病一样，目前还没有根治的方法。但是，如果患者接受规范治疗，可以预防哮喘急性发作，使病情得到很好控制，达到临床治愈。

治疗哮喘的药物一般分成两大类：一类是缓解症状的药物，短时间内喷一喷或者口服就能快速缓解气道痉挛，改善患者的喘息症状；另一类是控制气道炎症的药物，需要患者坚持长期使用，逐步减量以保持治疗效果。

哮喘患者规范用药病情被良好控制后，应继续维持治疗至少3个月，之后根据病情评估，药物剂量可以慢慢减少，逐步降阶梯治疗，有部分患者最后可能只需每天吸入1次药物或口服1片药就能控制病情。

部分6岁以前发病的儿童，随着年龄增长其免疫系统逐步健全，加上系统的药物治疗，哮喘可得以"临床治愈"。

哮喘治疗勿"见好就收"

哮喘是一种慢性病，一定要坚持长期的规范化管理。

由于哮喘治疗药物的疗效确切，安全性、耐受性也很好，哮喘患者一经药物治疗后，症状很快得到缓解，导致很多患者会"见好就收"，自行停止药物治疗，或者"按需用药"治疗。

然而，哮喘患者症状的改善，并不意味着气道炎症的消失，长期规范的药物治疗才可能真正地控制气道炎症，避免哮喘反复急性发作，达到哮喘治疗的长期目标。

长期规范的治疗并非治疗药物的品种或剂量一成不变。每个级别的药物在治疗 3 个月后进行一次哮喘的控制水平评估，控制良好就可以降阶梯治疗。

哮喘患者适当运动有好处

哮喘患者的健康管理除了规范性用药外，还要注意避免哮喘发作的诱发因素，如已知对尘螨、动物毛屑、某些气体、花粉等过敏，则要避免接触这些过敏原。平常要做好居家清洁工作，不要养宠物，少接触宠物毛屑等。

另外，还要进行哮喘的康复运动。一些运动对哮喘的控制是有积极意义的，如慢走、游泳等。很多患有哮喘的学生的家长经常问："能不能帮忙写一个哮喘的疾病证明，不上体育课呀？"其实，如果哮喘控制良好，并不会影响患者的生活和运动。

实际上有很多明星都有哮喘。例如，贝克汉姆患有哮喘，但这个疾病并没有影响他的足球生涯；洛加尼斯患有哮喘，但这并不影响他在奥运会高台跳水项目上夺取金牌；郑秀文患有哮喘，这也没有影响她的演艺事业。可见只要坚持规范治疗，哮喘对于个人的人生事业并不会有很大的影响，千万不要因为患了哮喘而气馁。

第三篇

降血压，善养心，识别中风记口诀

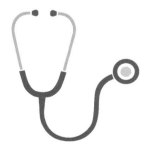

快速识别卒中，谨记"120"口诀

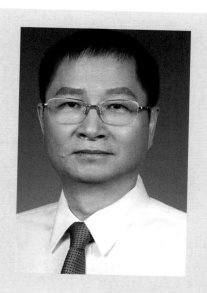

曾进胜 教授，主任医师，博士研究生导师，中山大学附属第一医院副院长、神经科主任，国家卫生健康突出贡献中青年专家，《中国神经精神疾病杂志》主编，广东省珠江学者特聘教授，广东省重大神经疾病诊治研究重点实验室主任，中华医学会神经病学分会第八届委员会候任主任委员，中国医师协会神经内科医师分会常务委员及脑血管疾病学组组长，广东省脑血管病学分会主任委员。

卒中是我国成年人的"第一杀手"。在我国，卒中的年发病率在250/10万左右，南方略低，北方稍高一些。卒中有很高的致残率，大概有75%卒中患者的结局都是残疾，其中又有50%的是重度残疾，这部分卒中患者只能躺在床上，依靠别人照顾度过余生。

"时间就是大脑"，别错失抢救"黄金时间"

卒中的致死率和致残率可能把很多人吓到了。其实随着医学的发展，现在对卒中的治疗手段已越来越成熟。卒中分为缺血性卒中和出血性卒中两种。其中，缺血性卒中占80%左右，出血性卒中占15%～20%。缺血性卒中通过静脉溶栓、血管内取栓，有很好的治疗效果；如果是出血性卒中，可以通过介入或是手术治疗也能获得较好的效果。所以卒中并不是这么可怕。

但无论是哪种卒中，哪种救治方法，都有严格的"时间窗"限制，都是越早进行效果越好。

静脉溶栓的话，一般要求在发病4.5小时之内用重组组织型纤溶酸原激活剂（rtPA）静脉溶栓，如果是用尿激酶静脉溶栓，国内研究认为6小时内进行治疗也是有效的。

血管取栓有比较高的技术要求，在静脉溶栓的基础上有更好的疗效。其"时间窗"可以根据患者的具体情况适当延长。有一些病例甚至在发病的24小时内救治，都还能取得不错的治疗效果。

总之，卒中是一个非常紧急的疾病，"时间就是大脑，时间就是生命"。所以，患者发病后应尽快到医院急诊接受救治，而且要到有条件做卒中救治的医院。

牢记密码"120"，第一时间发现卒中

卒中抢救不能错失黄金时间，那么如何才能在第一时间知道自己或家人发生了卒中？有个简单的方法叫作中风"120"口诀。

"120"是什么意思呢？"1"指的是一张脸，看脸两边是否对称；"2"指两只手臂，是否平衡，是否一边没力。"0"是谐音，指的是聆听语言，留意患者说话是不是流利、正常。如果发现有问题，就应立即拨打"120"急救电话。

康复训练与预防复发，两者不可缺少

卒中患者如果能尽快送医急救，绝大部分都能"大难不死"，但是有部分卒中患者会因为神经功能的损害而留下后遗症，这部分患者在病情稳定后就要开始康复训练了。

这种神经功能的恢复，主要不是依靠药物，而是通过康复训练。卒中的康复训练是全方位的，包括语言、肢体运动多个方面。这类训练应该由专门的医疗康复机构来做，当然家属在其中也起很重要的作用。

除了康复训练外，患者在病情稳定后还要注意预防复发。我们知道脑的结构是有限的，患者再次发病的话，对脑结构的损害就更加严重。

预防复发主要还是针对危险因素的控制，比如，严格控制患者的血压、血糖、血脂，并纠正不良生活习惯。另外，也要坚持服药，包括控制血压的药物、控制血脂的他汀类药物，还有抗血小板药或者抗凝药即抗栓药物，这些药都可以防止血栓复发。但有些患者不太注意，一年半载后情况好转了，就擅自把这些药物停用了，结果再次复发入院。

卒中可以预防吗

以前，大家认为卒中不可预防，但现在的研究发现，如针对卒中的主要危险因素进行控制，卒中还是可以预防的。

卒中最主要的危险因素是高血压、糖尿病、高脂血症、心脏疾病。另外，不良的生活习惯，如吸烟、酗酒、暴饮暴食、水果和蔬菜摄入不足等，都可能会加重对血管的损害，增加卒中风险。

别把房颤当小病，
卒中风险增4倍

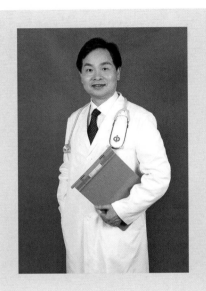

何建桂 教授，主任医师，中山大学附属第一医院心内六科主任、心血管医学部副主任，广东省医师协会心脏起搏与电生理医师分会主任委员，中华医学会心脏起搏与电生理分会房颤工作组成员，中国房颤中心联盟第一届专家委员会委员。

　　心房颤动（简称为"房颤"）是临床上一种常见的心律失常，尤其以老年人多见。有一部分房颤患者没有明显的不适，就觉得可以不治，殊不知房颤会使发生卒中的风险增大4倍，不仅要治，还要尽早治。

房颤最易找上谁

　　造成房颤的原因目前还不是十分明确。临床上，导致心房扩大或者心房肌纤维化的原因都有可能导致心房颤动。

　　房颤的高危人群主要包括：①年龄较大的人群；②心脏本身有结构病变的人群，如高血压、冠心病、心肌病、心脏瓣膜病等；③有心脏外病变的人群，如甲状腺功能亢进，也易导致房颤；④有不良生活习惯的人群，如大量饮酒、体重超标、抽烟、生活不规律、焦虑等。还有一种房颤，既没有心脏结构的病变，也没有其他的原因可循，叫作特发性房颤或孤立性房颤。

房颤会有哪些症状

房颤刚发生时，患者心跳快，感觉心慌不适，随着时间延长出现慢性房颤后，患者在心室率不是很快的情况下，常没有特别的感觉，容易被忽视。如果心室率快，心跳不规则，则会导致心功能减退，进而表现出心功能减退的症状，如气短、活动后呼吸困难、夜间阵发性呼吸困难等。

临床上，对于普通心电图或者单导联的心电图，只要在发作时抓到房颤信号，就可以诊断为房颤。但房颤常常是阵发性的，因此需要用动态心电图监测，甚至长程的心电图监测，才能捕捉到发作时的心电图。

房颤患者没有什么不舒服，可以不治吗

临床上，有一部分房颤患者确实没有明显的不适，患者会觉得"没什么不舒服，等不舒服的时候再治疗"，这种观点是不正确的。

房颤是一种进展性的疾病，即使没有症状，病情也会越来越重，如阵发性的房颤可能会慢慢发展成为持续性的房颤。

另外，房颤即使没有症状，但是患者罹患卒中的风险会比较高，如有高血压、糖尿病、高龄、心力衰竭等因素，则更容易发生卒中。

因此，只要有房颤，就应该及早治疗，既可以防止疾病进展，又可以减少房颤对心功能的破坏，预防卒中的发生。

房颤为什么会容易诱发卒中

心房颤动的时候，心房各个部位的心肌纤维乱颤，失去了规律的收缩，会导致心耳里面的血液流动缓慢甚至淤滞。这种缓慢的血流容易形成附壁血栓，血栓一旦脱落，将随着血流进入脑动脉，就会导致卒中。有统计显示，房颤患者发生卒中的危险性是正常人的 5 倍以上。

房颤患者应如何预防卒中？首先要评估患者的卒中风险。临床常用的评估方法叫 CHA2DS2-VASc，包括有无高血压、有无心力衰竭、是否高龄、有无糖尿病、有无卒中病史、有无外周血管病史、是否为女性等评估项目。该评估方法总分 9 分，若得分大于等于 2 分，则应进行抗凝治疗；对于不适宜抗凝治疗或抗凝治疗后仍发生卒中的患者，建议进行左心耳封堵，减小卒中风险。

房颤有哪些治疗方法

房颤的治疗主要包括以下三个方面：

（1）抗凝治疗。

（2）控制房颤时心室率的快慢，将其控制在 70 ～ 110 次/分钟。可以采取药物治疗；如药物控制不理想，可以采用非药物治疗，进行房室结消融。

（3）节律的控制。尽可能使患者恢复并维持窦性心律。同样也有药物和非药物两种方法。非药物的治疗，有外科消融、经导管消融等。通过积极地治疗，很大一部分患者可以维持窦性心律。

导管消融适用于什么样的房颤

很多临床研究证实，房颤的导管消融在改善患者症状、维持窦性心律、减少住院率等方面明显优于药物治疗。

对于有症状的阵发性房颤、有症状的持续性房颤，甚至有症状的长程持续性房颤，国内外相关指南都建议到有经验的医疗中心进行导管消融。

导管消融对阵发性房颤的治疗效果是比较好的，做完手术后 1 年，70% 的阵发性房颤患者可维持窦性心律；而持续性房颤的治疗效果会差一些。

因此，房颤应该尽早治疗，在其处于阵发性阶段时即进行处理，防止它进一步发展成持续性房颤或长程持续性房颤。

房颤可以预防吗

房颤是可以预防的。

首先，要养成良好的生活习惯。肥胖人士要适当地控制体重，增加有规律的体育活动；大量喝酒的人要戒酒；抽烟的人要戒烟；经常熬夜的人要尽量早睡。其次，要积极控制危险因素。如有高血压的，要控制血压，让血压尽可能地少波动；有糖尿病的，要采取饮食控制、体育锻炼、药物治疗等方法使血糖控制在合理范围；有冠心病的，要应用改善心脏缺血的药物、他汀类药物，减少房颤发生；有严重心脏瓣膜疾病的，如二尖瓣狭窄的患者，要尽早考虑外科手术纠正；有其他疾病的，如甲状腺功能亢进，也要尽早治疗。

每9秒就有1人突发卒中，
你是高危人群吗

洪华 教授，主任医师，中国康复医学会脑血管病分会副主任委员，广东省康复医学会脑卒中防治与康复分会会长，广东省精准医学应用学会脑卒中分会主任委员，广东省医师协会神经科分会常务委员，《国际脑血管病杂志》编委。

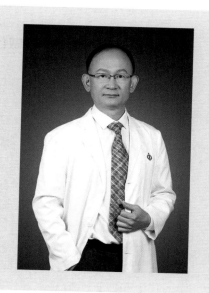

在我国，平均每9秒就有1个新发的卒中患者。2017年的数据显示，卒中已经超越了心血管疾病和呼吸道癌症，成为中国居民死亡的第一大病因。患者一旦发生卒中，往往会导致长期残疾，给患者个人和家庭造成巨大负担，因此，卒中的预防尤为重要。没有家族史的普通人群、有家族史的普通人群、高危人群在预防上各有侧重。

75%的卒中会导致长期残疾

卒中，俗称"中风"，是由于脑血管阻塞或破裂引起脑损伤而造成的一组疾病，往往以缺血性卒中多见，具有发病率高、致残率高、致死率高和复发率高的特点。

卒中发作时，患者会突然发生一侧脸部、手臂或腿麻木无力，口齿不清或不能讲话、吃饭，走路突然失去平衡，突然失明、耳聋等。

不幸的是，就算患者及时得到救治保住了生命，卒中发生时的症状也有可能长期持续下去，难以有明显的改善。许多患者可能会长期卧床，或者步态非常差，走路需要别人协助，吞咽困难者吃饭、喝水需要靠胃管进食，部分患者还会有大小便失禁。有统计显示，约75%的卒中会导致长期残疾，这对患者及其家属都是一个巨大的痛苦。

普通人群预防卒中该做什么检查

虽然卒中的危害很大，但它是可防可控的，关键在于加强认识并早期预防。

对于有相关家族史的人群，无论什么年龄，都应进行早期筛查、早期干预，做好卒中预防。这里的家族史包括卒中家族史和卒中相关危险因素家族史，如高血压家族史、糖尿病家族史、高脂血症家族史等。

对于没有家族史的人群，如果具有以下卒中十大危险因素的，建议年龄大于40岁者应进行卒中相关筛查，包括颈动脉超声、眼底血管超声摄影、血脂、血糖等血液检查，有条件者可以进行脑血管成像检查等影像学检查。

卒中十大危险因素包括"5+3+2"类："5"指5种疾病，即高血压、糖尿病、高脂血症、房颤或心脏瓣膜疾病、肥胖；"3"指卒中家族史、卒中既往史和短暂性脑缺血发作既往史；"2"指2种不良生活习惯，即缺少运动和吸烟。

卒中高危人群如何进行重点防控

年龄在45岁以上且同时具有上述10种危险因素中的3种的人，即为卒中高危人群，其卒中防控与普通人群不一样了，需要针对危险因素进行重点防控，在防控时要掌握方法和力度，做到控制到位。

以控制血压为例。第一要注意平稳降压，降压药物最好选用长效的，而且要连续用药，不能间断，防止血压波动；第二要注意降压达标，用药后要监测血压，不能放任不管，降压的具体标准则因人因病而异，需要根据专科医生的判断来确定。

卒中高危人群要避免点燃"导火索"

过去我们都说卒中是突发性疾病，但现在我们强调卒中是一个发作性疾病。突发性侧重于卒中发生的时间非常快，而发作性则强调卒中是在特定的时间段内突然发生，且多数具有触发因素。

对于卒中高危人群，如果能一直避免卒中的触发因素，就可能长时间不发生卒中。就像炸弹里虽然有火药，但没有点燃导火索就不会爆炸一样。对于卒中的触发因素，我们通常分为不可抗拒、不可改变的因素，以及可以改变的因素两大类。不可抗、不可改变的因素包括感染、手术、外伤、睡眠障碍、生活环境改变和气候改变；可以改变的因素包括暴饮暴食、剧烈情绪波动、过快的体位改变、过度缺水和服药习惯改变。

回顾性研究发现，大部分患者在发病前或多或少都具有上述触发因素，因此如何认识和避免这些因素，对卒中发作的预防至关重要。对于可改变的因素，我们应该尽量避免。但如果遭遇不可抗拒的因素，我们可增强应对的措施，如寒潮来临时注意保暖、减少户外活动等，必要时可增加预防卒中发作的药物或咨询专业医师。

久坐当心诱发深静脉血栓

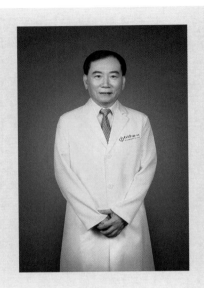

王深明 教授，主任医师，中山大学附属第一医院血管外科学科带头人，国际静脉学联盟中国静脉学会会长，亚洲静脉论坛联盟主席，国际静脉联盟理事和教育委员会委员。全国血管外科学会名誉委员，美国外科医师学院委员，中华医学会外科分会血管外科学组名誉组长，中国医师协会血管外科医师分会名誉会长，广东省健康管理学会会长，《中华血管外科杂志》《中国血管外科杂志（电子版）》主编。

　　静脉血栓栓塞症（VTE）包括深静脉血栓形成和肺栓塞两种疾病。这两种病是息息相关的。深静脉血栓形成后，栓子一旦脱落，顺着血液回流到心脏，再到肺动脉，就会造成肺栓塞，很可能引起死亡。肺栓塞的死亡率相当高，是继冠心病和卒中之后居心脑血管疾病"死亡排行榜"的第三位疾病。因此，对深静脉血栓千万不能小看，有80%的肺栓塞来自深静脉血栓。

误诊、漏诊率高，仅两成被诊断

　　深静脉血栓形成的发病率近年来上升比较快。有统计显示，在亚洲，4年之内该病的发病率就增加了近60%，已成为常见病。尽管如此，它还常被忽视，不仅是患者，甚至许多医生也会忽视这个病。实际上，深静脉血栓形成的诊断率目前只有20%，有80%的患者在临床没能被诊断。所以，可以用"冰山一角"来形容这个疾病的诊断率。

腿肿、腿痛应做彩超，切勿盲目按摩、热敷

如果在近心端大腿形成深静脉血栓，往往会引起下肢，特别是小腿和脚的肿胀、疼痛，以及腹股沟区疼痛等症状，以单侧肢体多见，双侧肢体同时发病较少见。

此时只要做一个彩色多普勒超声血管检查就可以诊断，这种检查无创、价格便宜、诊断率高。遗憾的是，许多患者往往都是辗转了多家诊所或医院，才找到血管外科诊治，常常错过了急性期或亚急性期，失去了最佳治疗时间。

很多患者之所以延误了诊断和治疗时机，是因为不认识这个疾病，觉得脚肿没什么大问题，自己热敷一下就好了，还有的人选择去做理疗、按摩，这些做法都容易引起血栓脱落而发生肺栓塞。因为早期的血栓是新鲜、活动的，外力的作用会造成其脱落，脱落后易至肺里，这是我们最不希望看到的结果。

深静脉血栓容易盯上谁

深静脉血栓的形成有三个要素：一是静脉损伤；二是血液淤滞，血流缓慢；三是凝血功能异常，患者处于高凝状态。

年龄大、血液黏稠度高、血压高、血脂高等人群都属于深静脉血栓形成的高危人群。孕妇比非孕妇发生深静脉血栓的风险要高 6 ～ 10 倍。另外，肿瘤患者也容易发生深静脉血栓，有 20% ～ 30% 的肿瘤患者会发生深静脉血栓。

深静脉血栓形成的常见诱发因素是制动，也就是肢体不活动。下肢的静脉血液是通过小腿"肌泵"收缩而回流到心脏，如果下肢不活动，小腿"肌泵"不能收缩，血液容易淤滞，回流减少，很容易形成血栓。

制动最多见于手术后，尤其是骨科手术后患者常卧床休息而制动。关节置换手术，如膝关节置换、髋关节置换，手术之后发生深静脉血栓的概率为 40% ～ 60%，其他外科手术后发生深静脉血栓的概率为 20% ～ 40%。

制动的另一常见情景是乘坐长途飞机。乘客长期困在一个狭小的空间且不活动，很容易发生血液淤滞而致血栓形成，这也是我们常说的"经济舱综合征"。静脉血栓栓塞症引起的死亡已经居长途旅行死亡原因的第二位。

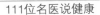

抗凝治疗是首选

确诊深静脉血栓形成之后，要尽快卧床休息，抬高患肢，可以用枕头或其他物品把患肢垫高，促进血液回流。抗凝治疗是基本治疗，抗凝药物有普通肝素、低分子肝素、华法林和新型口服抗凝剂等。近年来，新型口服抗凝剂如拜瑞妥在临床中使用越来越广泛。抗凝治疗可防止患者再发新的深静脉血栓，也可以促进原有的血栓再通。

对于急性期的深静脉血栓形成，除了抗凝治疗外，还可以采用溶栓治疗。以前多采用系统性溶栓，现在多采用导管溶栓、局部溶栓，效果比系统性溶栓更好。急性期深静脉血栓如果比较严重，可引起肢体重度肿胀，发生股青肿或股白肿，此时往往需要切开取栓减压，也可以用介入的方法，血管腔内取栓、吸栓或碎栓，以尽快恢复正常血液循环。

在取栓、吸栓或碎栓的时候，要防止在操作过程中血栓脱落导致肺栓塞，这时可以放置临时性下腔静脉滤网。深静脉血栓形成如果迁延可形成静脉血栓形成后遗症，使皮肤出现色素沉着、湿疹、红斑、溃疡等，其治疗则更为复杂、困难。

避免久坐，必要时借助弹力袜

深静脉血栓形成是可以预防和治疗的。例如，手术后的患者尽早起床运动，骨科手术或有高危因素的患者术前可预防性使用小剂量抗凝药物等。

所有患者入院后都有必要进行血栓形成危险性的评估，特别是骨科等外科手术的患者、妇产科的患者，还有 ICU 的患者等。具有高风险的患者要采取预防措施，如使用抗凝药物、弹力袜或加压带等加压辅助措施及叮嘱患者术后早日下床活动。

对于普通人群，建议保持适当运动，不要久坐，也可平躺并抬高下肢以促进血液回流。不得不久坐的人群可借助弹力袜、弹性绷带、充气加压带等来减少血液淤滞。

警惕腹主动脉瘤这颗
"不定时炸弹"

常光其 教授，主任医师，中山大学附属第一医院血管外科主任，中山大学血管外科研究中心主任，中国医师协会血管外科医师分会副会长，国家心血管病专家委员会血管外科专业委员会副主任委员，广东省临床学医学学会副会长，广东省医学会血管外科分会主任委员。

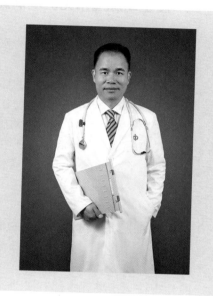

对于肚子痛，很多人并不当回事，但是有一种肚子痛则十分凶险，甚至可以夺命，这就是医学上称之为人体内"不定时炸弹"的腹主动脉瘤。

腹主动脉瘤虽然不是恶性肿瘤，却比恶性肿瘤更为可怕，它虽然长在肚子里，但却没有什么不适，只有当瘤体增大到 5 cm 以上并发生破裂时才会出现腹痛或腰痛等症状，此时往往已来不及抢救了，少数被及时送到医院又被及时抢救的幸运者才会有获救的希望。

腹主动脉瘤更青睐老年男性

主动脉是人体最粗大的血管，心脏泵出的血液经它供应颅脑、全身肢体和内脏器官。当腹主动脉直径达到 3 cm，或局部扩张段超过正常直径的 1.5 倍时，可定义为腹主动脉瘤。

腹主动脉瘤常见于老年男性，男女的发病比例大约为 3：2。在我国，关于腹主动脉瘤的流行病学资料较少。据调查，60 岁以上人群，男性按照腹主动脉直径达到 3 cm 以上定义，发病率是 0.68‰；如果按照腹主动脉扩张段超过邻近正常腹主动脉直径 1.5 倍定义，则发病率为 1.1‰。

腹主动脉瘤常见的发病原因有哪些

（1）动脉粥样硬化，因为动脉粥样硬化会导致主动脉中层弹力纤维破坏，出现腹主动脉瘤样扩张。

（2）高血压，持续高压的血流会冲击血管壁造成血管扩张。

（3）主动脉的先天性病变，如主动脉中层发育不良等。

（4）感染性疾病，腹主动脉瘤壁的慢性感染可导致腹主动脉瘤，腹主动脉假性动脉瘤则经常伴有细菌感染。

（5）腹主动脉创伤，车祸伤、刀刺伤或其他外伤都可导致腹主动脉损伤，严重者因大出血出现休克甚至死亡，部分形成腹主动脉假性动脉瘤。

出现腹痛、腰痛时，当心腹主动脉瘤破裂

腹主动脉瘤早期并无明显的临床表现，当增大到一定程度时，可在体检时发现或自己摸到腹部有搏动性的包块。

如果腹主动脉瘤压迫十二指肠，会出现腹胀或呕吐的表现；压迫输尿管导致肾盂积液时可出现腰部酸胀疼痛等表现。当腹主动脉瘤患者出现突发腹痛或腰痛时，提示腹主动脉瘤可能已经破裂或濒临破裂。

一般来说，腹主动脉瘤一旦发生会不断扩大，没有药物可以抑制瘤体的增长。当腹主动脉瘤直径达到 5 cm 以上时容易发生破裂，破裂概率大约为 20%；6 cm 以上时破裂概率升高为 40%；7 cm 以上时破裂概率可高达 60%。所以，腹主动脉瘤又被称为"不定时炸弹"。无法预测它会在什么时间破裂，可能是由于瘤体增大而破裂，也可能是摔倒、被推撞等外来因素导致瘤体破裂。

另外，高血压患者如果不及时控制血压，当血压升高到 160 mmHg 以上时，由于血流压力不断冲击，也容易导致动脉瘤破裂。

如何治疗腹主动脉瘤

临床上治疗腹主动脉瘤主要有开放手术治疗和腔内治疗两种方法。当腹主动脉瘤达到 5 cm 以上，即有手术治疗的适应证；如果动脉瘤直径在 5 cm 以下，但属于囊状或偏心型的动脉瘤时，它破裂的概率也较高，这种情况也应尽早考虑手术治疗。

如果患者的年龄在 70 岁以下，身体状况良好，可考虑开放手术治疗，即行腹主动脉瘤切除和人工血管置换术；当患者的年龄在 70 岁以上或年龄在 70 岁以下但身体情况不佳，或伴有心脏、脑、肾、肺方面等疾病时，可以考虑做腹主动脉瘤腔内修复术，这是一个微创手术，不用开刀，只在双侧大腿根部做两个穿刺口，患者术后恢复会较快。

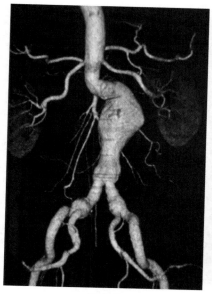 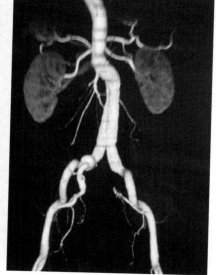

手术前　　　　　　　　　　　　手术后

腹主动脉瘤手术前后 CTA 像

如何预防腹主动脉瘤

（1）60 岁以上的男性，最好每年做 1 次腹主动脉的彩色超声检查。

（2）控制体重，肥胖的老年男性其腹主动脉瘤罹患率会更高一些。

（3）控制血压，要将血压控制在一个适当的水平，收缩压一般不超过 140 mmHg。

（4）防治高脂血症，减少高脂肪食物摄入，尽量选择高蛋白和低脂肪食物，多吃蔬果类食物，保证饮食的均衡性，另外应配合适当的运动。

这种疾病致残致死率极高！专家带你认识颅内动脉瘤

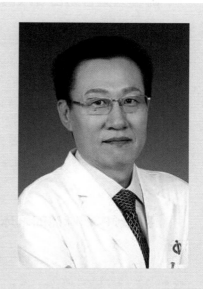

黄正松 教授，主任医师，博士研究生导师，中山大学附属第一医院神经外科学科带头人、首席专家，中山大学名医，曾任医院神经外科主任、广东省医学会神经外科分会主任委员、《中华医学杂志》特约编委、《新医学》常务编委、《中华显微外科杂志》等编委，主要从事脑血管、颅内肿瘤、脊髓和先天性颅脑疾病的显微外科治疗，采用介入神经放射技术治疗千余例神经外科疑难疾病，诊疗水平位于国内先进行列，成功主持完成国内首例"连头婴"分离手术。

颅内动脉瘤是脑血管的常见病，且是在脑血管意外中位居第三位的疾病。它可发病于各种年龄群体，而且破裂前往往没有任何症状，一旦破裂则可能带来严重后果，甚至可在短时间内夺去患者的生命。为了自己和家人的健康，我们有必要好好了解颅内动脉瘤这一疾病。

颅内动脉瘤有哪些病因和分类

颅内动脉瘤是由于颅内动脉壁先天性缺损或后天动脉硬化、损伤导致局部血管膨出形成的包块，它随着血流的冲击不断增大，当血压突然升高时，它薄弱的区域可能会出现破裂，从而导致各种并发症的出现。

颅内动脉瘤按大小可分为小动脉瘤（<5 mm）、中等动脉瘤（5～10 mm）、大动脉瘤（10～25 mm）及巨大动脉瘤（>25 mm）；按形态可分为囊性动脉瘤、梭形动脉瘤、夹层动脉瘤和不规则动脉瘤；按病因可分为先天性动脉瘤、动脉硬化性动脉瘤、颅内感染性动脉瘤和外伤性动脉瘤；按病情则分为破裂动脉瘤和未破裂动脉瘤。

哪些人更容易出现颅内动脉瘤破裂

老年性动脉硬化严重的患者，特别是处于颅内动脉瘤高发年龄段的五六十岁的人群，高血压和糖尿病人群，当过度劳累、精神高度紧张、剧烈运动甚至是大便用力过猛，都可以使血压突然升高，从而导致颅内动脉瘤破裂；过量的酒精及寒冷地区季节变化的刺激都可增加颅内动脉瘤破裂的概率。另外，有心脑血管疾病、长期服用抗凝药物的人群也易出现动脉瘤破裂。

先天性颅内动脉瘤虽不是遗传病，但存在家族多发的倾向，如果发现家人患有颅内动脉瘤，其他血缘亲属都应进行全面检查，以免漏诊或耽误治疗。

破裂颅内动脉瘤的临床表现是什么

大多数患者会有蛛网膜下腔出血，少数会有脑内血肿甚至破入脑室引起脑室出血乃至脑室铸型。就症状而言，患者可感受到爆炸般的突发剧烈头痛，并伴有喷射状呕吐，也可伴有失语、偏瘫等症状。若病情严重，还可出现不同程度的昏迷。

颅内动脉瘤破裂发病急、病程进展快还可危及生命，约30%的颅内出血患者尚未送到医院就已死亡，存活患者中也有50%左右的会严重致残，生活无法自理。因此，一旦发现颅内动脉瘤破裂，应尽快送医院并进行正确的治疗。

颅内动脉瘤破裂后有哪些并发症

（1）出血。颅内动脉瘤患者出现破裂出血后，30%左右的患者会在1个月内再次出血，一旦再出血，患者会再次面临高死亡率和致残率。数据显示，此类患者每年有3%～7%会再出血，完全康复且无并发症只是少数。

（2）迟发性脑血管痉挛。出血刺激后，广泛弥漫性的脑血管持续性收缩，导致血管内的血流量明显减少，从而引起广泛脑水肿、脑梗死，严重时甚至致死。这时须及时清除血肿和持续排出血性脑脊液，缓解脑血管痉挛。

（3）脑积水。多发生于出血后两三周，可通过脑室腹腔分流进行治疗，预后情况往往较好。

如何诊断颅内动脉瘤

尽快确诊抢救破裂动脉瘤患者，应采用头部 CT 和头部 CTA 诊断，前者可发现蛛网膜下腔出血，后者可判断颅内动脉瘤的大小、部位、形状及是否有脑血管痉挛等。若需进一步治疗，必要时也可采用 DS 影像脑血管造影（有创性检查）。

对瘤体未破裂的动脉瘤患者，通过 CT 血管造影和核磁共振血管造影多可得到明确诊断。若无法得到明确诊断或需要进行血管内栓塞治疗时，则可进行数字成影血管造影（DSA）。

颅内动脉瘤有哪些治疗方式

（1）开颅手术。适用于伴有脑内血肿和脑室出血或脑室铸型需清除血肿的患者，以及特殊部位并伴有压迫效应的颅内动脉瘤。其缺点是创伤大、风险高、易有并发症及康复时间长，昏迷患者尤须慎用。

（2）血管内栓塞治疗。属于微创治疗，优点是创伤少、风险低、并发症少、康复时间相对较短；不足之处是价格较高且根治率低于开颅手术。常用于不适用开颅手术的危重患者及特殊部位易出现并发症的动脉瘤患者。

目前，采用开颅手术和血管内栓塞治疗的患者比例约是 3：7，随着医学技术进步和医疗材料的改进，未来采用血管内栓塞治疗动脉瘤的患者将会进一步增加。

破裂颅内动脉瘤的治疗效果和预后情况如何

颅内动脉瘤每次出血均可导致约 30% 的患者直接死亡，此外还需面临各种并发症及致残的风险。因此，颅内动脉瘤一定要积极治疗，尽可能降低死亡率和致残率。

首先，患者应在动脉瘤破裂后 72 小时内进行早期治疗，此时治疗疗效较显著，可明显降低死亡率和致残率。其次，应根据患者的情况进行综合判断，选择疗效更好、更安全的疗法。另外，医疗团队也要做到专业化并进行系统全面的协调合作。

近20年来，随着医疗技术的不断发展，颅内动脉瘤破裂患者的疗效不断提高，死亡率和致残率逐渐下降。对治疗后存活但伴有功能障碍的患者而言，尚需半年甚至更长的时间进行系统康复治疗，患者和家属要有耐心。

未破裂颅内动脉瘤患者什么时候需要手术治疗

未破裂动脉瘤患者大多数无临床症状，多为体检或检查其他疾病时发现病患。只有极少数患者因巨大动脉瘤出现的面部麻木、视力下降、眼睑下垂、瞳孔散大、眼球活动受限等症状而发现此病。

是否需要手术治疗可从以下多个方面进行评估。

（1）看大小。小于5 mm的小动脉瘤一般定期随访观察即可，只有发现动脉瘤体积增大或是形态改变时才需手术。大于5 mm的动脉瘤则需综合分析。

（2）看形状。不规则动脉瘤、存在动脉瘤颈和乳头样突起的动脉瘤易破裂，需手术治疗。

（3）看位置，前交通动脉瘤、后交通动脉瘤、大脑中动脉瘤、分叉部动脉瘤及动脉顶端的动脉瘤等特殊部位的动脉瘤都需积极治疗。

（4）巨大动脉瘤产生压迫效应并引发症状时，也需手术治疗解除症状。

（5）严重动脉硬化、高血压、糖尿病患者的动脉瘤破裂风险更高，一般也需积极手术治疗。

目前，欧美发达国家医院及国内少部分三甲医院可通过核磁共振等特殊检查项目对未破裂的颅内动脉瘤患者进行筛查，通过高分辨血管成像检查结果判断患者是否需要手术治疗，但此技术仍在临床研究阶段，最终结论还需要更多前瞻性临床研究结果来确定。

没有不舒服，怎么就高血脂了

廖新学 教授，主任医师，博士研究生导师，中山大学附属第一医院心血管医学部副主任、心内一科主任，中国医师协会中西医结合分会高血压血管病专家委员会常务委员，中国康复医学会心血管病专业委员会委员，广东省康复医学会心血管病分会会长，广东省医师协会心血管病专业医师分会副主任委员，广东省老年保健协会心血管内科委员会副主任委员，广东省健康管理学会男性健康分会副主任委员，广东省医师协会高血压专业医师分会常务委员，广东省健康管理学会心血管病专业委员会常务委员。

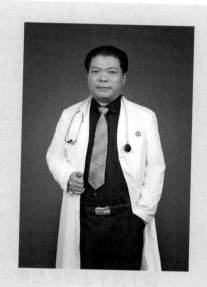

年终体检报告一出来，身边总少不了几个"高血脂"，各种疑问也就随之而来：那么瘦，怎么也会有高血脂呢？一直没什么不舒服，应该没大碍吧？高血脂，能不能不吃药呢？……

认识高脂血症及其危害

高脂血症，通俗讲就是指血液中的脂肪含量过高了。高脂血症又可分为四种类型：高胆固醇血症、高甘油三酯血症、混合型高脂血症、低密度脂蛋白胆固醇血症。

很多患者并没有任何不适，这就导致了其知晓率很低。但实际上，高脂血症在中国的发病率是非常高的。根据《2018年中国心血管报告》，高脂血症的发病率达40.4%，比高血压还高1倍。

111

心脑血管疾病是中国人的"头号杀手",而高血脂正是致病的主要原因之一。高血脂的危害体现在四个方面:①引起动脉粥样硬化。②引起冠心病,患者可出现心绞痛,严重者需要放置心脏支架、做心脏搭桥手术等。③引起卒中,即中风。④严重的高甘油三酯血症还可以导致急性胰腺炎、眼底静脉血栓等。这些都是可以威胁到生命的疾病。

高血脂都是吃出来的?

高血脂的确与饮食有关。现在大家生活条件好了,饮食丰富,一看到美食就放开吃,同时运动量又不够,很多人去医院体检就会发现血脂增高了。

但需强调的是,高血脂并非都是吃出来的,它的病因很复杂。高脂血症的发病原因,基本上可分为三类:①先天性因素,与遗传有关,患者从小胆固醇就很高,容易发生心肌梗死。②与饮食因素有关,如糖类、胆固醇、动物脂肪摄入过多。③继发性因素,即由其他疾病导致的,这些疾病包括糖尿病、肝病、肥胖、甲状腺疾病、痛风等。

瘦子就不会有高血脂?

肥胖的人患高血脂的风险会更大,但并不意味着瘦的人就不会有高血脂。尤其是患有糖尿病、高血压的"瘦子",一旦出现与运动相关的胸闷、胸痛,一定要到医院检查,警惕高脂血症和冠心病。

查出高血脂,应该怎么办

(1)要管住嘴。盐每天的摄入量不要超过 6 g,胆固醇的摄入量每天不要超过 300 mg。对于鸡蛋,蛋白没问题,而蛋黄一周不要超过 4 个。蔬菜每天 500 g,水果每天 250 g。同时,不提倡"滴油不沾",但要避免大鱼大肉。

(2)要迈开腿,也就是多运动,如散步、慢跑、游泳、打太极拳等。如果有心血管疾病,运动时要带上硝酸甘油片,如感觉胸口闷、出冷汗时,立即坐卧位舌下含服 1 片硝酸甘油,同时打"120"等待救援,千万不要独自走回家。

(3)戒烟限酒。白酒一天不超过 50 g,红酒一天不超过 100 g,啤酒一天不超过 300 g。

（4）保持良好的心态。良好的心态和睡眠对控制血脂也是很重要的。

哪些高血脂情况需要吃药治疗

一般根据患者的危险因素及并发症来确定治疗方案。

（1）极高危。如果有冠心病、卒中等危险因素，即为极高危人群。控制目标：将低密度胆固醇降到 1.8 mmol/L 以内。治疗方法：需长期服用他汀类药物进行严格控制；如果常用的基础药物控制效果不佳，还要加服依折麦布类药物，尽早让低密度胆固醇降到 1.8 mmol/L 以内；如果还是不能控制，需要每半个月肌内注射一次 PCSK9 抑制剂。

（2）高危。如果患者有高血压，且 50 岁以上，或者有糖尿病、抽烟习惯等，即为高危人群。控制目标：低密度胆固醇控制在 2.6 mmol/L 以内。治疗方法：服用他汀类药物，且长期使用。

（3）中低危。控制目标：低密度胆固醇低于 3.4 mmol/L。治疗方法：改善生活方式，一般不需服药。

血脂正常了，药能不能停

有些高危、极高危的患者，觉得血脂正常了，就擅自把药停掉了，结果停药后很快就发生了卒中。

吃降脂药，会不会造成依赖或成瘾

调脂药物没有依赖性和成瘾性。但用药后应注意复查。一般使用他汀类药物 24 小时，就要查一次血脂，用药 4～8 周再复查一次。如果 4～8 周血脂达标，也没有什么不适，则 3～6 个月复查一次。

他汀类药物对肠胃有一定的损伤，如出现胃口不佳、胃痛，一定要找医生就诊。

预防心力衰竭，
重点在于控制高危因素

董吁钢 教授，主任医师，博士研究生导师，中山大学附属第一医院心血管医学部主任，国家卫生健康委员会辅助循环重点实验室主任，中华医学会心血管病分会代谢性心血管病学组副组长，中国生物医学工程学会体外反搏分会候任主任委员，中国心力衰竭中心联盟执行主席，中国医师协会心内科医师分会常务委员兼心力衰竭学组副组长，广东省医师协会心内科医师分会名誉主任委员，广东省医学会心血管病分会副主任委员兼高血压学组组长，广东省医学会起搏和电生理学分会常委兼抗心律失常药物和心电图学组组长，《中华心力衰竭和心肌病杂志》副总编辑，《中华心血管病杂志》等8个杂志编委。

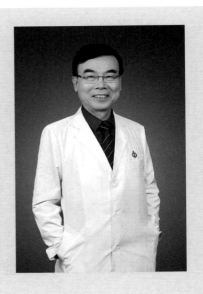

　　心功能通常分为四级：心功能 I 级为正常；心功能 II 级，主要表现在重体力活动后会出现气促等不适；心功能 III 级，主要表现为轻体力活动后即有气促症状；心功能 IV 级，无论是进行体力活动还是处于休息状态，都会出现气促症状。

　　心力衰竭即为心功能不全。心力衰竭是一个临床综合征，是心肌收缩或舒张功能出现障碍，导致心脏排血减少，使脑、心、肾等重要器官供血减少，引发一系列症状。

心力衰竭会"要命"

近年来，心力衰竭的发病率越来越高，在我国心力衰竭的发病率已经高达0.9%。如果不规范治疗，心力衰竭的死亡率很高，与恶性肿瘤相近甚至超过恶性肿瘤。

心力衰竭是很多心血管疾病的终末阶段，病因有很多。预防心力衰竭的重点在于控制其高危因素。对于高血压患者，应注意控制好血压；对于冠心病患者，有必要的话则进行血运重建，不需要进行血运重建的患者要将冠心病的危险因素如血压、血脂、血糖控制好；糖尿病也是心力衰竭的高危因素，因此糖尿病患者一定要控制好血糖。

此外，瓣膜性心脏病、高龄等也都是心力衰竭的高危因素，这部分人群需要警惕并进行预防心力衰竭。

规范化治疗，让患者活得更好

心力衰竭的死亡率非常高，但是近年来通过规范化的治疗，患者的预后得到了明显改善。患者通过药物、器械、运动康复等治疗手段的干预，心功能得到好转，甚至完全恢复正常。许多医院还组建了心力衰竭治疗团队，规范随访并指导患者如何用药，如何进行运动，让患者活得更长，活得更好。

在药物治疗失效后，若患者其他脏器功能良好，还可以通过心脏移植重获新生。

心力衰竭患者要对战胜疾病有信心，但也不能轻视它。患者要注意随诊，在专科医生的指导下，及时进行药物调整。不要看到医生调整药物就觉得自己的病情加重了，也不要看到医生很长时间不调整药物就觉得自己没事了而不随诊、就诊了。

总之，保持用药的依从性，保持良好的心态，合理运动康复，注意防治心力衰竭的高危因素，心力衰竭患者也能像以往一样正常生活。

合理运动，助力心功能康复

心力衰竭的药物治疗非常重要，运动康复也不可或缺。

运动康复可以使心力衰竭患者的心功能恢复得更好，但过量的运动也会导致心力衰竭的加重。所以，适度运动非常重要。有条件的话，建议去医院进行康复运动指导。

在医院，医生会给患者进行6分钟步行试验、心肺运动试验，对患者进行运动评估并指导运动，确定什么样的运动和运动量更适合。

没有办法接受指导或受到条件限制而不能去医院进行运动试验的患者，则要在运动时及运动后仔细留意自己的感受，如果运动后出现了明显的气促、不舒服，说明运动量过大，需要暂停休息，下次运动需减量。这也许还提示了此时的心功能没有调整好，需要去医院随访，调整用药。

运动量并非一成不变，可以逐渐地增加。例如，今天行走了500 m，没有不舒服，过几天可以尝试走到600 m，过一段时间或许可以增加到700 m。总之，以运动时不出现气促症状为标准。

在运动方式方面，如果患者心功能没有恢复正常，推荐慢步；如果心功能好转，可以尝试快走；如果心功能进一步好转甚至接近正常，慢跑也是可以的。总而言之，只要不出现明显气促症状，不运动过量，患者可以进行除剧烈运动外的任何运动。

从未发生过冠心病胸痛的人，一旦发生**心肌梗死**可能更危重

杜志民 教授，主任医师，中山大学附属第一医院心内二科主任，中国医师协会心血管内科医师分会常委兼国际交流工作委员会副主任委员，中华医学会心血管病分会介入学组委员，广东省医师协会心血管介入医师分会主任委员，广东省健康管理学会心血管病管理分会副主任委员。

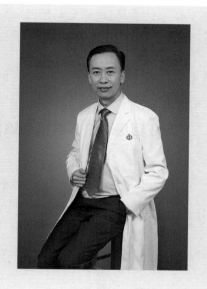

《中国心血管报告2018》显示，心血管疾病已成为中国居民的首要死亡原因，占比高达42%。以冠状动脉粥样硬化性心脏病（简称"冠心病"）为代表的心血管疾病之所以能成为"头号杀手"，主要原因之一就是其可能导致急性心肌梗死。

有的患者身体一向很好，因胸痛到医院就诊，被诊断为冠心病、急性心肌梗死，觉得非常不能理解。

急性心肌梗死的典型表现就是剧烈胸痛，可以发生在任何年龄段的人群，包括从未有过冠心病症状的人。其实，从未有过冠心病症状的人一旦发生急性心肌梗死，情况往往更为凶险。因此，无论是否有冠心病病史，一旦出现不断加剧的持续胸痛，都应尽早就医治疗。

哪些人容易得急性心肌梗死

容易得急性心肌梗死的人往往存在冠心病的高危因素，如高血压、高血

脂、高血糖、高尿酸、高体重等，有冠心病家族史、生活习惯不佳、运动少、精神压力大的人群患病风险也较高。

急性心肌梗死有哪些表现

急性心肌梗死最典型的表现是剧烈胸痛。这种胸痛往往明确定位在前胸部，可以放射到咽喉部、腹部，但也有定位不明确的，这种痛与患者以往经历过的疼痛可能完全不一样。患者除了剧痛外，还常伴随恐惧感、濒死感。

急性心肌梗死与心绞痛不同的是，前者的疼痛持续时间较长，且疼痛程度可不断加剧，通常难以缓解。

怀疑是急性心肌梗死该怎么做

怀疑是急性心肌梗死应尽快到大医院就诊，建议拨打"120"，不建议由家人开车送往医院，更不要自行开车或步行，以免在途中发生意外。

到达医院后，应第一时间向接诊医生说明胸痛的情况。急诊科一般会有处理胸痛的应急流程，通过心电图、血液检验、冠状动脉造影检查等，快速判断患者是否发生急性心肌梗死及血管堵塞是否严重，如果冠状动脉严重狭窄和堵塞，则需要在最短时间内开通血管。

医生会采取哪些急救措施

急性心肌梗死有两个救助原则，分别是开通梗死的冠脉、减少心肌不可逆的坏死，以及避免循环系统并发症的发生。

针对血流中断形成的血栓，需要进行抗栓治疗，包括使用溶栓、抗凝、抗血小板、保护心肌的药物等。此外，还有介入治疗，根据情况不同可选择吸出血栓、球囊扩张、植入支架等处理方式。

急性心肌梗死还会有并发症，如心力衰竭、心律失常和心源性休克，这些并发症一旦出现会十分凶险，可能致命。心律失常的急救方式包括电击除颤和胸外心脏按压；心源性休克可能需要借助主动脉的球囊反搏或体外氧合器转流等辅助循环装置，进行更积极地处理才能挽救患者的生命。

为什么说"时间就是心肌，时间就是生命"

在急性心肌梗死的抢救过程中，时间因素十分关键，可以说是争分夺秒。血管堵塞后会出现心肌缺血，若短时间内疏通血管，心肌则可恢复；若缺血时间过长，会产生不可逆损害，缺血时间越长，患者出现生命危险的可能性越大。所以说"时间就是心肌，时间就是生命"，尽早打开堵塞的血管，尽可能保住更多的心肌细胞，这是抢救急性心肌梗死的关键所在。

没有冠心病，也会得心肌梗死吗

发生心肌梗死的患者，大多数应该是已有多年冠心病的患者。但在临床接触的急性心肌梗死患者当中，有患者发生心肌梗死前并不知道自己有冠心病，有的还是刚做完体检，体检报告显示心脏一切正常。

事实上这种从来没有冠心病胸痛史的患者一旦发生急性心肌梗死，出现并发症的可能性更高，抢救难度也会更大。为什么呢？急性心肌梗死发生前，患者既往出现的胸痛有两种，一种叫"既往心绞痛"，一种叫"前驱心绞痛"。有既往心绞痛的患者由于长期、慢性、反复心肌缺血可能促进了血管侧支循环形成；有前驱心绞痛的患者因为有缺血预适应，耐受能力会更好一些。如果患者既没有侧支循环，又没有缺血预适应，一旦出现急性心肌梗死，病情就会来得更加凶猛，死亡率也更高。

因此，建议前面说的高危人群要定期到医院进行深入检查，排除冠心病。这些高危人群出现胸闷、活动能力下降时要更加小心，一旦感觉剧烈胸痛应立即到医院急诊就医。

抢救后患者应注意什么

只要患者及时开通梗死冠状动脉，处理好可能出现的并发症，目前急性心肌梗死的抢救效果还是挺理想的。当然，抢救成功不代表一劳永逸，患者康复后需要严密控制危险因素，将偏高的血压、血脂、血糖、尿酸和体重降下来；如果还存在睡眠呼吸障碍、便秘等情况，也要及时治疗。

对于植入了支架的患者而言，术后一段时间内都要服用双重抗血小板的药，避免血小板聚集，在支架内形成血栓。

心肌梗死患者需长期服用抗血小板药，避免再次发生心肌梗死。

突然胸口痛，
或是致命性疾病发作

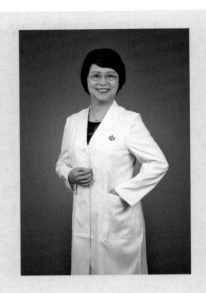

詹红 教授，主任医师，中山大学附属第一医院急诊科主任，中华医学会科普学会委员，中国医师协会急诊医师分会委员，广东省医学会急诊医学分会副主任委员，广东省医师协会急诊分会副主任委员，广东省急诊质量控制中心副主任。

胸口痛是很多人都可能经历的情况，有些人觉得胸口痛一下没什么大不了，有些人则会比较紧张或担心自己是否出现了心血管相关性疾病。有些胸痛的确是致命疾病发作的信号，因此若出现急性胸痛，且经简单休息处理后仍不缓解，则应该立即呼叫"120"。

哪些病会引起急性胸痛

急性胸痛是指胸部皮肤或皮下的软组织、胸骨、神经、肌肉及心肺、胃肠等组织器官引起的疼痛，带状疱疹也可通过神经引起胸部局部的刺痛。但危及生命的高危胸痛则往往由急性冠脉综合征如急性心肌梗死、肺栓塞、主动脉夹层、张力性气胸等严重疾病引起，危急时可在短时间内致命。

过去很多人认为只有中老年人才会出现高危胸痛，但临床上年轻的患者并不少见，这与他们久坐、缺乏运动、生活作息不规律，或患有高脂血症、糖尿病等诸多因素有关。对于这些有潜在诱发因素存在的高危胸痛，往往越早发现并积极进行相关治疗，挽救患者生命的机会就越高；反之，如果强忍胸痛或不积极救治，则可能导致患者病情加重甚至猝死。

因此，患者平时要了解自身的健康状况，如伴有有高血压、高脂血症、糖尿病等病史，一旦出现急性胸痛的相关症状，要及时呼叫"120"，寻求专业医护人员的帮助。

这些要命的胸痛有哪些特点

急性冠脉综合征往往表现为胸骨中下段的压榨样、闷胀疼痛，典型的如急性心肌梗死发作，可表现为心前区的闷胀痛，可以放射至左肩和背部；主动脉夹层常与高血压等诱发因素有关，主动脉夹层撕裂可导致患者出现突然发作的撕裂样疼痛，当然也有些无疼痛症状而表现为与撕裂相关脏器有关的表现如血尿、截瘫等；急性肺栓塞可表现为胸痛、气促、咯血，有的症状不典型，只是表现为一过性晕厥症状等。

就医过程中应注意什么

急性高危胸痛患者随时会有生命危险，因此一般不建议自行就医，避免在路途中出现危急状况。当患者出现急性高危胸痛的相关症状，且经简单休息处理后不缓解，或是出现周身不适，合并气促、咯血等症状时，应尽快呼叫"120"，由急救医护人员第一时间赶到进行救助，并通过救护车监护运送、安全地送入医院，并进一步开通绿色通道进行相应救治。

就医后会做哪些检查以确诊

引起急性胸痛的病因有很多，就急诊科工作环节而言，接诊急性胸痛患者应首先重视可能危及患者生命的疾病。一般首先给患者做心电图等检查，必要时进行动态观察，此外还有血液检查、超声或 CT 检查，这些检查都有利于对患者的病情做出早期判断和病情评估，第一时间明确诊断并精准救治，挽救患者的生命。急诊强调"时间就是生命"原则。"救命"是第一位。

抢救方法有哪些

以急性心肌梗死患者为例，通过检查确诊后，急诊科会启动急性胸痛绿色通道，甚至在急救现场通过视频传输就启动急救通道，尽快对患者进行积极救治，包括稳定生命等系列抢救，同时联合心内科、导管室等积极开通闭塞的冠脉，缩短心肌总的缺血时间，尽可能减少心肌坏死的范围，挽救患者的生命。

若是主动脉夹层，急诊科医生在稳定生命的前提下，尽快将患者血压稳定在 110/70 mmHg 左右，心率保持在 60 ～ 70 次/分，防止主动脉夹层的继续撕裂，并启动多学科会诊，积极救治，必要时通过急救手术挽救患者生命。

至于肺栓塞，常发生在长期久坐的有高危或相关易患因素的人群，就医确诊后应尽快进行相关的抗凝、溶栓治疗，后续通过治疗进一步地去除相关的诱发因素。

对张力性气胸患者而言，维持血流动力学保住患者生命是第一步，积极进行胸腔闭式引流，后续再根据相关诱因等进行相应治疗。

积极预防，做好健康管理

作为医生，我们更希望患者从预防做起，避免因为上述的高危疾病忽略急性胸痛，将自己的生命置于悬崖边缘。"上医治未病。"希望患者能够及早拥有健康的生活方式，合理饮食、保证充足睡眠并保持乐观的心态，积极预防高血压、高血脂、糖尿病等相关疾病，做好健康管理，健康、快乐地生活。

高血压的这些"雷区"你别踩

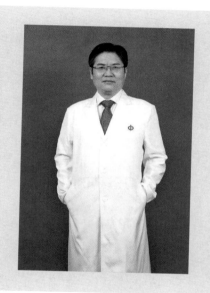

陶军 教授，主任医师，中山大学附属第一医院高血压中心、高血压血管病科主任，中山大学附属第一医院老年病学研究所所长，中国医师协会高血压专业委员会副主任委员，血管风险评估工作委员会主任委员，中国医师协会中西医结合高血压血管病学专家委员会主任委员。

很多人认为高血压是个老年病，其实年轻人也应该关注。因为，高血压起病隐匿，进展缓慢，可以潜伏在人体内十几年甚至数十年。或许有的人现在体内就有高血压的"种子"！

谁最易得高血压

高血压是指以动脉血压升高，以血管结构功能损伤为表现，可伴有心、脑、肾等靶器官损伤的临床综合征。当不同日 3 次测得收缩压≥140 mmHg和（或）舒张压≥90 mmHg 的时候，就可以诊断为高血压。

有高血压家族史，超重或肥胖，吸烟，酗酒，缺乏运动，过度摄入钠盐，高度紧张，或肾病、糖尿病、睡眠呼吸暂停等慢性疾病，这些都是高血压常见的诱发因素。

高血压是"隐形杀手"吗

高血压是一种临床综合征。即使血压读数达到危险的高水平，大多数高血压患者也没有任何体征或症状。但此时，血管已经受到不同程度的损伤。这就是高血压被称作"隐形杀手"的原因。

少数高血压患者可能有头痛、呼吸短促或流鼻血，但这些体征和症状并不具有特异性，通常直到高血压达到严重程度或危及生命的阶段才会发生。

这时可以使用家庭血压计测一下血压，或到医院让医生测量，或者做24小时动态血压监测以进一步的确诊。

高血压该如何治疗

对于高血压的治疗，首先是生活方式的管理。要保持良好的心态，睡眠非常重要。此外，要适当运动、减肥、戒烟、限酒，以及积极参加一些公益活动等。

在此基础上，如果血压仍不能达到理想水平，就应进行高血压的治疗。治疗高血压的药物通常有五大类：钙离子拮抗剂、利尿剂、β受体阻滞剂、血管紧张素转换酶抑制剂/血管紧张素Ⅱ受体拮抗剂、α受体阻滞剂。这些药物要根据患者的临床资料，以及结合个体化的诊断标准，包括血管功能和靶器官功能来选择。

目前主张对2级及2级以上的高血压，联合采用复方制剂治疗，有利于提高患者的顺应性，能最大限度地通过血压的下降管理心脑血管疾病的发生发展和恶化。

用药后，血管功能、靶器官结构与功能也可以通过一些无创、简便的检测技术直观地展示。例如，中山大学附属第一医院高血压血管病科有体系化的技术和方法，包括动脉硬度检测、血管内皮弹性检测等。

高血压前期需要吃药吗

按照我国高血压诊断标准，理想的血压范围是120/80 mmHg以下，血压≥140/90 mmHg才属于高血压。而120～139/80～89 mmHg只属于高血压前期。

这种情况下，需做进一步检查，精准地评价，看是否为真正的高血压，以及血管是否健康。

如果血压测量无误，可以先采用生活方式的干预。观察 3 ～ 6 个月后，如果血压仍不能达标，同时伴随一些靶器官的改变，如最常见的是血管损伤，或伴有心、脑、肾等靶器官功能损伤，那么就需要开始药物治疗。

高血压有哪些误区

误区一：因害怕终生用药，而坚决拒绝用药

降压的目的是预防重大心脑血管疾病的发生，提高生活质量。而临床证明，高血压药物的疗效远远大于它的副反应，因此拒绝用药是不合理的。

误区二：一旦血压恢复正常，就擅自停药

随意增量或减量对血压管理是非常不利的。高血压是一个慢性病，需终身治疗，在医生指导下，可以合理地、逐步地根据血压的变化来调整药物的剂量和种类。例如，夏天时药物剂量可以小一点，冬天时可以大一点。

高血压患者日常生活中如何自我管理

（1）坚持监测血压，每周监测血压至少 2 次，这是非常重要的自我管理手段。

（2）树立终生管理的信念，要有信心、耐心、恒心。

（3）不要随便停药换药，应在医生指导下规范用药。

（4）坚持健康的生活方式。适当做一些对健康有益的体力活动，多交一些好朋友，培养良好的心态，另外还要注意戒烟限酒。

冠心病手术犹犹豫豫，
当心最后要"换心"

吴钟凯 教授，主任医师，博士研究生导师，中山大学名医，中山大学附属第一医院心脏外科主任，广东省医学会心血管外科分会副主任委员，广东省医师协会心外科医师分会副主任委员。

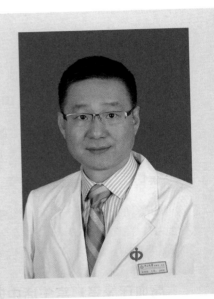

近年来，我国冠心病的发病率逐年上升，年轻的冠心病患者越来越多，四五十岁以下的患者已不罕见。严重的冠心病须进行手术治疗。然而，许多患者一想到要在"心口上动刀"，就犹豫不决，手术时间一拖再拖。

出现这些症状，警惕冠心病

冠心病，通俗地讲，就是通往心脏的冠状动脉变窄、堵塞了，导致心肌缺血，发生病变。

冠心病的症状从轻到重是一个延续性的改变。其典型症状包括：阵发性的胸闷、胸痛；有心前区的压榨感，并向左手臂放射；年纪大者，较常见的是喉咙痛，或者说不出来的不适感，且这种不适感是难以忍受的。

但是很多症状在1～2分钟就可以缓解。如果是严重的冠心病，如心肌梗死，症状持续时间会较长。而有些患者没有症状，或由于发病时间短患者没有感受到。

医生建议手术，说明病情已经有些严重

根据病情的轻重，冠心病的治疗可分为四个阶段。

阶段一：轻症患者，建议药物治疗。

阶段二：病情简单的患者，或急性心肌梗死抢救期患者，建议用 PCI 治疗，即俗称的"放支架"。

阶段三：比较严重的患者就需要外科治疗了。外科治疗一般是指冠状动脉搭桥手术（以下简称为"冠脉搭桥术"），就是在病变血管的远端找一个靶点，移植一根新的血管过去，以恢复心肌的供血。需要做冠脉搭桥术的患者，常见有左主干病变、三支血管病变、合并有糖尿病的病变等，尤其是合并有心脏结构损害、合并室壁瘤、室间隔穿孔、二尖瓣腱索断裂等情况。

阶段四：对于非常严重即心肌损害已不可恢复的患者，建议做心脏移植治疗。

由此可见，当医生建议你做冠脉搭桥术，说明病情已经进展到比较严重的阶段，不能再拖了。

冠脉搭桥术后恢复快，第二天可下床行走

很多人一听说要做冠脉搭桥术，心里特别害怕，怕下不了手术台。其实这是一个非常成熟的手术，手术的危险性并不高，而且术后恢复很快。

一般来说，患者术后第二天可以回普通病房，同时可以下地行走。术后第二、第三天，可以较好进食，术后七天左右即可考虑出院。

绝大部分患者出院时常会说的一句话就是："早知道冠脉搭桥术术后恢复这么快，我就早点做手术了，真后悔拖了这么久！"有些较年轻的患者，不需要重体力劳动的，术后 2～4 周即可正常上班。

相反，有些患者因犹豫不决，拖了太久，直至发现心功能衰竭时才做手术，殊不知，此时手术风险已经增大。也有部分患者因错过冠脉搭桥术的时机，最终只能做心脏移植。然而，由于我国的心脏供体长期短缺，心脏移植术一般年轻人优先，年纪大的患者很可能就错过了最佳治疗时机。

要想恢复快，就要运动好

术后要想迅速恢复，离不开合理完善的康复训练。不同于其他一些手术，冠心病术后，医生会建议患者在身体能承受的情况下，运动越多越好。

例如，做完冠脉搭桥术的患者，在回到普通病房的第一天或第二天，在一系列康复器械的帮助下，要下地站立、行走。即使不能下地还在卧床时，也要做床上康复运动，如做床上踩单车运动等。

预防病情恶化，三大注意事项记心中

千万不要以为，做了手术就万事大吉。要想病情不复发、不加重，以下三大注意事项一定要牢记于心。

（1）坏习惯该改改了。坚持规律生活，不要熬夜，戒除抽烟、喝酒等不良习惯，因为这些都是加重冠心病的危险因素。

（2）坚持康复运动。运动可以预防冠心病的继续发展，以及保持血管桥的通畅，如步行就是较好的选择。

（3）药不能停。术后服用的药物比术前少，但有些必要的药物，如针对血管斑块的降脂类药物、抗血小板药物、β 受体阻滞剂等，仍要遵医嘱服用。

心脏早搏几乎人人有，
要不要治疗

马虹 教授，主任医师，博士研究生
导师，中山大学资深名医，中山大学
心血管研究所所长，国务院政府特殊
津贴专家，中国医师协会心血管分会
资深专家委员会委员。

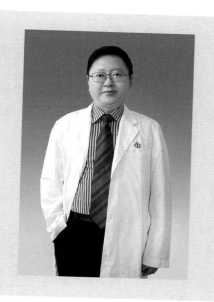

　　成年人在正常情况下，心脏会有规律地每分钟跳动 60～100 次。心律
失常指的是心脏跳动的节律出现异常，而心脏早搏则是心律失常最常见的情
况。有统计数据显示，如果做 24 小时动态心电图检查，几乎每个人都会有
或多或少的早搏。那么，心脏早搏到底严不严重？需要接受怎样的治疗？

什么是心脏早搏

　　心脏早搏就是心脏异位起搏点提前出现的搏动，即心脏过早搏动，又称
心脏期前收缩。心脏早搏时，会出现心悸、心慌，感觉心脏猛地跳一下，还
有的人会有一种落空感、失重感。

　　根据异位起搏点的位置不同，心脏早搏可分为室性早搏、房性早搏和房
室交界性早搏，其中以室性早搏最多见，房性早搏次之。如果以早搏的节律
来看，每隔一次正常心跳出现的早搏称为二联律，每隔两次正常心跳出现的

早搏称为三联律。早搏还可以根据频率分为频发早搏和偶发早搏，其中频发早搏的定义为 24 小时内出现 2 000 次以上的早搏。

为什么会出现心脏早搏

导致心脏早搏的原因有很多。器质性心脏病如冠心病、心肌病、心肌炎、风湿性心脏病、先天性心脏病等常引起早搏。全身性疾病，如感冒、低血钾、酸中毒等可引起早搏。心脏刺激如心脏手术和导管检查可引起早搏。药物特别是抗心律失常药物和拟交感胺类药物可引起早搏。早搏也常常出现在没有心脏病的健康人，烟、酒、咖啡、压力等可诱发早搏或加重早搏。

心脏早搏有什么危害

心脏早搏会不会产生危害，要看是否伴有器质性心脏疾病及心脏疾病的严重程度。

（1）功能性早搏。没有器质性心脏病。一般为良性，部分人群甚至毫无症状，无须特别治疗。早搏的主要症状为心悸，可同时伴咽部不适；另一主要症状是有落空感。有症状者可以考虑服用安定等镇静剂，也可服用 β 受体阻滞剂。

（2）心脏病患者的早搏。有器质性心脏病患者的早搏是否会产生其他危害，要视患者的病情而定。普通高血压和稳定性冠心病且无心肌缺血的患者，其室性早搏一般不会产生严重后果，平时注意观察和控制基础疾病病情即可。不稳定性冠心病、有心肌缺血的患者，若有室性早搏，可能会导致室性心动过速、室颤、猝死。如果室性早搏的联律间距极短，导致室颤的可能性显著增加。风湿性心脏病二尖瓣狭窄左心房增大的患者，出现频发房性早搏时，容易发展为心房颤动，加重病情。

心脏早搏怎么治疗

对于功能性早搏，症状不明显者，大多无须治疗。对于早搏频发，症状明显的患者，可采用药物治疗和手术治疗。

（1）药物治疗。β 受体阻滞剂是治疗心脏早搏最主要的药物之一，适用于症状明显的功能性早搏人群。如果单用 β 受体阻滞剂改善症状效果不满意，可加用抗心律失常药普罗帕酮。

对急性心肌梗死后的室性早搏患者，β受体阻滞剂有减少早搏次数、改善心脏功能及预防患者猝死的作用。急性心肌梗死后出现室性早搏，特别是伴有左心功能不全者，不主张用Ⅰ类抗心律失常药物。

对伴有急性冠脉综合征、急性心肌梗死、急性心肌炎等器质性心脏病的室性早搏患者，需要预防早搏发展为致命性急性室性心律失常，急性情况下需静脉应用抗心律失常药物，如胺碘酮、利多卡因等，同时要补充氯化钾。

（2）手术治疗。部分患者室性早搏十分频繁，24小时动态心电图早搏次数在七八千次以上甚至多达一两万次，推荐做射频消融术，能使早搏得到根治。特别是准备怀孕生育的青年女性，怀孕前先把早搏问题解决了，孕产期就无后顾之忧。这种手术治疗室性早搏效果理想，而且安全性也很高。

早搏患者在生活中要注意什么

（1）早搏患者需要戒烟、限酒、少喝咖啡和浓茶，注意调节情绪，以减少早搏的发生。

（2）患有心脏早搏能否运动，能做什么运动，要看患者的心脏功能及有无心肌缺血的情况，而并非由早搏本身决定。功能性早搏人群在运动方面没有特殊的禁忌。

中老年人动脉粥样硬化，
没症状不等于没风险

张焰 副教授，副主任医师，中山大学附属第一医院心内五科主任，广东省康复医学会心血管病专业委员会常务理事。

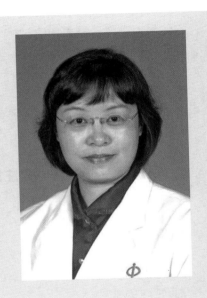

　　《2018年中国心血管病报告》显示，我国心血管病患者高达2.9亿人，其中大部分都是动脉粥样硬化性心血管疾病，主要包括冠心病、脑卒中、外周血管病。在我国40岁以上人群中，存在颈动脉斑块或内中膜厚度增大的颈动脉粥样硬化患病率高达36.2%，也就是说，1/3以上中老年人存在颈动脉粥样硬化问题，颈动脉粥样硬化是缺血性卒中的主要原因之一。

　　动脉粥样硬化早期往往没有明显症状，但我们不能等心血管疾病发作了再进行治疗，而应及时防控，这才是降低动脉粥样硬化性心血管疾病死亡率的最有效途径。那么如何防控动脉粥样硬化？

动脉粥样硬化有多"伤人"

　　动脉粥样硬化指的是黄色粥样的脂质沉积在动脉内膜下，造成炎症反应和纤维增生、钙质沉着，形成斑块，导致动脉壁增厚变硬，管腔狭窄，不稳定斑块破裂甚至还会诱发血栓形成，造成急性心脑血管事件。

它早期往往没有任何症状，而进展到中晚期，则可损伤身体多个器官。例如，冠状动脉粥样硬化可引起冠心病；脑动脉粥样硬化可引起失眠、记忆力减退、卒中；主动脉粥样硬化可引起血压升高、主动脉瘤；颈动脉粥样硬化可引起脑、眼、耳卒中；下肢动脉粥样硬化可出现腿部发凉、麻木、间歇性跛行、疼痛、坏疽等。

当出现这些损害后，再想进行干预和治疗，则难度极大。

动脉粥样硬化的高危人群有哪些

"五高一抽两史"者就是动脉粥样硬化的高危人群。

"五高"：指的高血压、高血脂、高血糖、高体重（也就是超重或肥胖）、高尿酸。

"一抽"：指抽烟。

"两史"：指早发心血管病家族史，缺乏体力活动的生活史。

除此以外，从临床的血常规和尿常规的化验单上还可以发现更多的动脉粥样硬化的高危指标。例如，血清脂蛋白（a）[Lp(a)]是冠心病、心肌梗死、卒中等的独立危险因素，致动脉粥样硬化作用更甚于低密度胆固醇，而且促进血栓形成，该数值过高应警惕血栓风险。血液血红蛋白（Hb）、血小板（PLT）的数值过高，也提示血栓形成的风险较高。血清超敏C-反应蛋白（hsCRP）水平增高提示身体存在炎症，与动脉粥样硬化的严重程度呈正相关。尿白蛋白排泄率（AER）高于正常值，提示可能存在早期肾损害。此外，检测到血管内皮功能出现下降也是动脉粥样硬化的敏感指标。

另外，男性的勃起功能障碍与动脉粥样硬化存在共同的危险因素，勃起功能障碍发病通常早于冠心病发病2～5年，因此勃起功能障碍往往是动脉粥样硬化的预警信号。

动脉粥样硬化如何治疗

防治动脉粥样硬化的关键是早期干预心血管病危险因素。冠心病的防治重心应该前移，文献报道对冠心病死亡率下降贡献最大的是一级预防。因此，控制心血管病危险因素至关重要，应该关注亚临床动脉粥样硬化病变，开展动脉功能与结构的无创检测，筛查血管内皮功能减退和早期动脉粥样硬化。治疗性生活方式干预是防治动脉粥样硬化的基石。

生活方式干预有哪些

（1）饮食干预。日常饮食应做到"三多三少"：多吃新鲜蔬菜水果、多吃含植物固醇和纤维类食物（全谷物、粗粮）、多吃含不饱和脂肪酸食物（鱼类、植物油）；少吃高脂食物（肥肉、动物内脏）、少吃盐及糖。总之要严格控制总热量，避免超重和肥胖。

（2）保持健康的生活方式。戒烟，限酒，心态平和，学会自我调节并及时排解不良情绪。

（3）运动干预。选择适合自己的运动，量力而行，循序渐进。一般以中等强度的有氧运动为宜，每次30～50分钟，每周3～5次即可。

如果经生活方式干预，血脂、血糖等仍不能达标，或已经患有动脉粥样硬化性疾病的患者，一定要强调在生活方式干预的基础上，遵循医嘱配合药物治疗，包括降高血压、降高血糖、降高血脂、抗血小板、抗凝和抗缺血的药物。不能过分强调药物的副作用而拒绝服药，否则往往得不偿失。早期积极干预，斑块有可能逆转，甚至消退。高血压、高血糖、高血脂都是终身性疾病，患者往往需要长期用药，防止反弹。当动脉粥样硬化出现明显血管腔狭窄或闭塞时，可采取介入或手术治疗。

第四篇

怀得上，生得下，养育之道人人夸

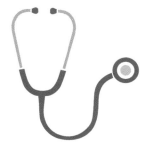

即使有辅助生殖技术，
女性也应早生育

周灿权 教授，主任医师，中山大学附属第一医院副院长、生殖医学中心学科带头人，国务院政府特殊津贴专家，中华医学会生殖医学分会第二届主任委员、副主任委员，广东省医学会生殖医学分会第一届、第三届主任委员，广东省人民政府参事。

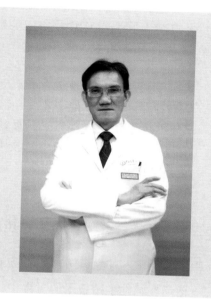

如今，"先立业再成家"不仅是男性也是许多女性的追求，因此，现代女性生育的时间越来越晚，特别是二孩、三孩政策放开后，又一批已经完成生育任务的"70后"再次燃起生育梦想，加入高龄备孕大军。

高龄生育有哪些挑战

一般而言，人的年龄越大，身体问题可能就越多，这一方面会造成怀孕的困难，另一方面，也可能令妊娠过程中的风险明显提高，如流产的机会更高等。此外，高龄孕产妇机体能力的下降，也间接地影响了孩子的健康。

有研究结果显示，女性20岁的时候，70%～80%的卵母细胞的染色体是正常的；但到了40岁以上，则70%～80%的卵母细胞的染色体是异常的。这些有异常染色体的卵母细胞跟精子结合以后，所形成的胚胎很有可能是不正常的。

所以，我们一般鼓励女性在35岁之前解决生育问题。

高龄女性想当妈，应该采用辅助生殖吗

这种观点是错误的。虽然我们主张在更年轻的时候解决生育问题，但并非高龄人群都要采用辅助生殖技术。实际上，绝大部分的正常女性即使是进入35岁后的阶段，大多数仍然可以自然受孕的，但比起年轻的时候自然受孕的概率会低一些。

如果能够自然受孕，根本没有必要采用辅助生殖技术。因为总体而言，自然受孕的孩子其健康状况是最好的。

如果年龄真的很大了，眼看着生育能力逐步受损甚至已经严重受损，这个时候采取适当的辅助生殖技术还是必要的。例如，40岁以上的女性或者卵巢功能明显下降的女性。但这并不意味着所有年龄较大的女性都要马上采取辅助生殖技术。

高龄会影响辅助生殖技术的成功率吗

如果确认一对夫妇需要采用辅助生殖技术，医生会从各方面来进行评估。在辅助生殖技术的过程中，也会相应根据评估的情况采取一些对策以便改善高龄女性妊娠时所遇到的一些困难。根据每个人的情况，不同的医生也可能会有不同的方案，技术也较为复杂。如果高龄女性想妊娠，应该提前去咨询专业人员。高龄女性哪怕是采用辅助生殖技术，其成功怀孕的机会也是比较低的。

根据我们中山大学附属第一医院生殖医学中心某同一时间段的数据来看，小于35岁的群体其辅助生殖技术单次取卵的累积妊娠成功率是71%，35~39岁是53%，40~43岁是30%，44~45岁急剧降至8%，大于45岁的群体其成功的例数屈指可数，低于1%。因此，辅助生殖技术的成功率与年龄关系非常密切。

采用辅助生殖技术成功妊娠了，高龄爸妈还将面对啥

45岁以上的群体，总的成功率低于5%，流产率也非常高，也就是说即使妊娠了，最终流产的比最终分娩的还多。在这个年龄生育带来的另一个问

题是，高龄父母照顾小孩的精力和体力问题。因此，经过恰当的评估，除非个别患者的生殖功能没有严重受损，具备比较好的基础条件，否则绝大多数时候我们会劝说患者退出。因为与年轻人群相比，这些患者采取辅助生殖技术其付出和收益是远远不成比例的。

因此，建议所有的女性应该抓紧在生命状态更好、更年轻的时候考虑生育问题。俗话说，要在正确的时间做正确的事情。

进行辅助生殖技术需要注意什么

经过专业人员的评估，确认需要采用辅助生殖技术的，医生会进行相应的处理。女性在日常生活上无须过分紧张，情绪因素本身也会影响妊娠。所以，建议保持规律的生活，避免一些有害因素，如过度的劳累、烟酒、频繁接触油漆或其他有机溶剂（包括不间断地使用香水）、腹部 X 射线照射、各种感染（如感冒高热、不洁性生活）等。如果因为病情需要使用药物，最好先咨询专业人员。在进行辅助生殖技术的过程中，要注意避免大幅度的突然动作和运动。

其实，这些问题对所有将要妊娠的夫妇而言，都是需要重视的。而高龄夫妇由于妊娠难度更大，所以更应予以重视。夫妇双方在妊娠前可以适当补充叶酸、多种维生素等，医生也会提示患者在必要的时候服用合适的药物。

孩子烫伤记住 5 字诀，
快速止痛、不易留疤

祁少海 教授，主任医师，博士研究生导师，中山大学附属第一医院副院长、烧伤外科学科带头人，中国医师协会烧伤科医师分会副会长，广东省医师协会烧伤科医师分会主任委员，广东省医学会医学工程学会前主任委员，《中华损伤与修复杂志（电子版）》副主编，《中华普通外科学文献（电子版）》编委。

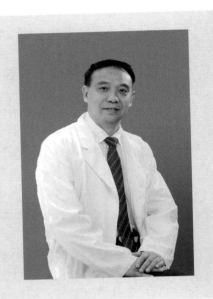

　　孩子不慎烫伤后该如何处理？民间说法很多：涂牙膏、抹酱油……有很多家长的第一反应是马上送医院，其实在送医院前，还有几个步骤需要做，做得及时、正确，可起到快速止痛、促进痊愈、减少瘢痕发生的作用，对孩子烫伤后的愈合至少占一半的功劳。

别小瞧这一步！孩子烫伤处理5字诀

　　孩子烫伤后，家长要记住"冲、脱、泡、盖、送"这 5 字诀。
　　（1）冲：即用流动、干净的水（如自来水）对创面进行冲洗，注意时间不要太短，至少保证 20 分钟。此做法主要是帮助降温，避免烫伤进一步加重，同时有止痛效果。
　　（2）脱：脱掉衣物，去掉热源。此举不建议烫伤后立马执行，应该在冲洗冷却伤处的时候慢慢将浸湿的衣物脱去或剪掉。注意不能强行撕扯，以免将烫伤的表皮一同撕下。如果发现皮肤烫出了水疱，最好不要刺破或撕破，它其实对创面有保护作用，可避免感染。

（3）泡：如果烫伤的部位不大，接下来可选择在冷水中浸泡，最好是用 10 ℃左右的冷水。此做法也是帮助去热源、缓解疼痛。但注意不能拿冰块直接敷，以免造成冻伤。

（4）盖：最好找干净的棉质布料如毛巾盖在伤处，一是避免送医过程中创面再次碰伤、擦伤，二是避免二次污染。注意，不要在烫伤处涂抹任何物品，如碘附类消毒药品，以免影响医生查看并清理创面。

（5）送：迅速送至医院请专业医生治疗。注意，若是被特殊液体（化学溶液等）致伤，应做好记录或留取液体样品一起送至医院。

功能敷料让换药不再痛苦

医院对一般烫伤的处理方法视烫伤程度而定。如果烫伤比较浅，且送院及时，还没有发生感染，医生会在第一时间使用生理盐水进行清创，生理盐水对伤口没有刺激性。清创后再使用功能性敷料敷在伤口上。在愈合的不同阶段，敷料的功能也会有所侧重。例如，在刚烫伤时，敷料的主要功能侧重保护创口、抗感染，而在愈合的后期会选择含有生长因子、可促进创面愈合的功能敷料。很多家长担心换药非常疼痛，孩子会哭闹不止，其实随着功能性敷料在不断更新，现在换药可以说是完全没有痛苦的。

孩子烫伤后，家长非常担心会不会留下瘢痕，尤其当烫伤的部位是手部、面部时。这要具体问题具体分析。是否留下瘢痕，一是取决于烫伤的程度，一般来说，烫伤分为一、二、三度，一度、浅二度一般不会留下瘢痕，深二度、三度伤口即使愈合也很可能会留下瘢痕；二是取决于愈合的时间，如果伤口能在 2 周内愈合，留下瘢痕的概率会大大降低。瘢痕治疗是世界难题，如果不想留下瘢痕，还是要把功夫做在前面：一是要预防烫伤的发生（有幼童的家庭要避免使用桌布，给孩子洗澡时要先加冷水再加热水等）；二是烫伤后及时、正确地处理。

痛心案例：处理不当让孩子遭罪！得做10多次整形手术

一个令人十分痛心的烫伤案例：一个四五岁的孩子，双手被热汤烫伤，家长很慌张，没做处理就直接送往镇上的医院了。镇上的医生也没有太多的烫伤处理经验和知识储备，直接将孩子的双手握成拳头状包扎起来，1个月后孩子的伤口愈合了，但手指粘连在一起，没有了任何功能。这时家长才想到要把孩子送到大医院，后续的整形手术得做10多次，才能让这个孩子的手部恢复功能。

这个案例提醒我们，基层医生掌握对烫伤的科学、正确处理非常重要。否则，一个小事故却可能影响孩子的一生。

天天大鱼大肉，
小心被妊娠期糖尿病盯上

王子莲 教授，主任医师，中山大学附属第一医院妇产科主任，中华医学会妇产科分会产科学组成员，中国医师协会妇产科医师分会母胎医学专业委员会副主任委员，广东省围产医学会副主委兼青年委员会主任委员，广东省营养学会妇幼专业委员会主任委员。

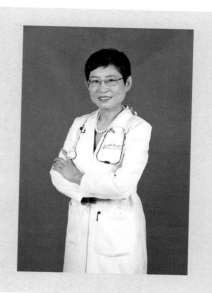

想要生个胖娃娃，怀孕后天天大鱼大肉？当心吃出妊娠期糖尿病！

什么是妊娠期糖尿病

妊娠期糖尿病可分为两种情况：一种是女性怀孕前本身有糖尿病，需要吃降糖药物或饮食控制，那么一旦怀孕，就属于糖尿病合并妊娠；另一种是女性孕前不知道或并没有血糖高，直到产检时才发现，也属妊娠期糖尿病。

妊娠期糖尿病有什么危害

如果血糖高而又不加以管理，可能会对孕妇造成危险，如出现酮症酸中毒、高血压、容易感染等情况；同时，也会对胎儿造成影响，导致巨大胎儿、分娩困难，肥胖的胎儿在出生后也容易出现低血糖。

如何知道自己是不是"糖妈妈"

建议所有准妈妈确认怀孕后，尽快到医院进行产科检查。在做第一次产检时，医生会对孕妇做一次全面和细致的检查，包括询问病史、体格检查，以及相关的实验室检查，借此可发现已知或潜在的高危因素。

一般在第一次产检时，医生会要求所有孕妇都做血糖筛查，尤其是二孩开放以后，很多高龄孕妇的血糖轻微升高，但是没有表现，而通过初步检查就能判断是否有妊娠期糖尿病。

早孕期间血糖不高的，就可以排除糖尿病合并妊娠的风险。为进一步了解妊娠期间胰岛功能的改变，所有孕妇在孕24—28周时都要做口服葡萄糖耐量的试验。

如果这两个检查结果都正常，就说明孕妇的糖代谢是正常的。

得了妊娠期糖尿病怎么办

产科医生会请营养科医生进行会诊，同时，对孕妇进行膳食、运动、控制体重的指导，先通过改变生活方式来调控血糖。

如果通过膳食控制、体重管理、运动等都不能将血糖降到正常范围，则需要用药物来帮助。医生会选择对胎儿影响最小的药物，其中，胰岛素是非常安全的，通过胰岛素的使用可以把血糖调控到正常范围。

但很多孕妇会关心药物会不会对胎儿造成影响。其实，在妊娠期间，许多药物是可以使用的，但是如何使用，何时停药，如何调整剂量，都须在专科医生的指导下进行。

"糖妈妈"在饮食方面应注意什么

原则上"糖妈妈"的饮食注意事项跟普通糖尿病患者的差不多。但妊娠期间还要考虑胎儿的生长发育需求。"糖妈妈"还是要就诊营养科专家，医生会根据孕周的不同给予不同的营养指导，包括给出一个非常详细的餐单。不管是糖尿病孕妇还是普通孕妇，妊娠期间的体重管理都是非常重要的。

很多人认为，只要怀孕了，就应该多吃高蛋白、高营养的东西，其实营养过剩也属于营养不良。孕妇如果过多摄入高蛋白、高脂肪食物，而忽略了正常膳食比例，变成一个肥胖准妈妈，也会对胎儿造成不良影响。

很多妊娠期间的并发症都是因为饮食不合理或不健康的饮食导致的。例如，有些妊娠期的糖尿病就是怀孕以后猛吃猛喝导致的。

尤其是广东人，很喜欢煲骨头汤，认为它能补钙，其实即使煲很久，汤里面的钙含量还是很少的，相反许多脂肪会进入汤里，孕妇喝油脂含量高的汤反而会使体重增加过度。

如果平时体重是正常的，身体也正常，那么在妊娠期间只要每天增加200 kcal 的热量就足够了。这是什么概念呢？大约就是 1 杯牛奶的热量。

肥胖、消瘦或有代谢性疾病的孕妇，要到医院专科咨询，医生会给出一些健康的指导。尤其是原本肥胖的女性，怀孕以后，要到医院营养科咨询。

最后提醒各位准妈妈，不合理的膳食或摄入过多的营养，反而会导致更多并发症的发生。

孕期这 5 次超声检查不能省

谢红宁 教授，主任医师，博士研究生导师，中山大学附属第一医院超声医学科副主任，中山大学名医，中国医师协会超声医师分会妇产专委会主任委员，中华医学会超声医学分会妇产组副组长，广东省医学会产前诊断学分会主任委员。

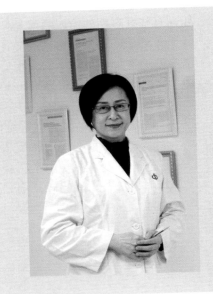

　　怀上宝宝后，整个孕期准妈妈都要和超声检查打交道。不过很多准妈妈对超声检查糊里糊涂，不知道该做几次，什么时候该做，有时一不小心就会错过最佳检查时机。

正常怀孕过程中要做几次超声检查

　　一般来说，在整个怀孕的过程中，孕妇至少应该做 5 次超声检查。

　　第一次检查：应在怀孕 6—8 周的时候进行。当女性突然不来月经、初步判断怀孕的时候，需要到医院做一次超声检查，此时，超声检查前需要把膀胱排空，在不憋尿的状态下经阴道进行超声检查。此次检查是为了明确是否妊娠和观察妊娠囊的位置，筛查宫外孕及判断胚胎是否存活，并明确孕周。

　　第二次检查：称为早孕筛查，早孕筛查在怀孕 11—13 周加 6 天时进行。这个时期的超声检查可筛查一些重大的胎儿畸形，如无脑儿、肢体的重大残缺等。准妈妈自这次检查起，以后的超声检查都是经腹检查，检查前无须做特别的准备，保持常规的饮食、检查前排空膀胱即可。另外，这个时间段还同时进行胎儿常见染色体异常的筛查，筛查胎儿是否有染色体畸形，如 21 三体综合征，即"唐筛"，也称"NT 筛查"。

第三次检查：在中孕期进行，一般检查时间为妊娠 20—24 周。此时胎儿的发育已趋于完善，超声检查可以看清胎儿大部分的身体结构，超声医生通过采用二维超声及彩超对胎儿的全身进行评估，筛查一些常见的重大畸形，因此这次检查也被称为"大排畸检查"。当检查发现胎儿可能存在畸形时，医生会补充三维超声甚至是心脏四维超声检查，进一步明确胎儿的情况。

第四次检查：在 28—32 周进行，通常叫作"补漏筛查"。部分胎儿畸形可能会在中孕期以后发生，或是在中孕期前发生但严重程度不足以被超声发现，因此需要在中孕期后进行补漏筛查。这次检查除了发现胎儿早期没有出现的畸形外，还可以监测有无胎儿宫内发育迟缓，观察孕妇有无病理妊娠，包括有没有胎盘的异常、脐带的异常等。

第五次检查：在分娩之前进行。检查的主要目的是帮助判断胎儿在宫内的状况，如有没有慢性缺氧等。此外，还可以在分娩前预测胎儿体重等。

胎儿畸形筛查就是三维、四维超声检查吗

很多人以为三维、四维检查是比较高级的检查，认为胎儿畸形筛查等同于三维、四维检查，而事实上通常所说的三维、四维超声检查只是仪器的功能分类。

对于一般的胎儿畸形筛查，检查目的是了解胎儿全身的结构有无异常，所以一般选用二维超声检查就足够了。而三维、四维超声检查只是在二维的基础上，根据二维检查所发现的畸形，选择不同的成像模式来辅助诊断畸形，并非胎儿畸形检查的必要手段。一般只有发现可疑畸形，在一定适应证的情况下才需要使用三维、四维超声检查。

有剖宫产病史再次怀孕应注意什么

一般来说，前次剖宫产顺利、无术后并发症的子宫，在恢复期后，剖宫产切口都会愈合良好。但是在考虑再次怀孕之前，建议做一个详细的妇科超声检查，检查子宫是否有严重的损伤，确定子宫的环境是否适合怀孕。在怀

孕的早期还需要做一次经阴道的腔内超声检查，观察妊娠囊的位置，确认妊娠囊是否在正常宫腔内。

需要注意的是，如果妊娠囊种在原来的剖宫产瘢痕上，会带来胎盘植入、大出血等严重后果，所以需要早期通过超声检查进行评估，避免后期发生严重不良的结果。

有剖宫产史的正常宫腔内妊娠，超声可以观察子宫下段瘢痕有无连续性中断，但是，超声无法准确判断瘢痕厚度，因此不能通过测量厚度来预测是否会发生瘢痕破裂，准妈妈们可以通过有无局部压痛、胎动、胎心监护等进行自我监测。

想生健康宝宝，这几项检查不可少

罗艳敏 教授，主任医师，中山大学附属第一医院产科主任，中国医师协会医学遗传医师分会临床遗传专业委员会委员，中华医学会妇产科学分会妊娠高血压疾病学组青年委员，广东省医学会生殖免疫与优生学分会副主任委员。

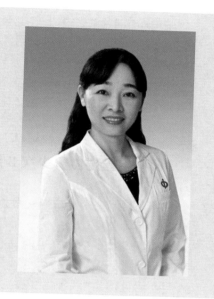

二孩政策的开放，让许多渴望拥有多一个孩子的父母如愿以偿。然而，迎来二孩的同时，胎儿畸形的发生率却有所上升。其实，想要生出健康宝宝，准妈妈要做好产前检查，必要时进行产前诊断。

准妈妈需要做几次产前检查

产前检查是指对孕妇和胎儿进行的一系列检查，以便及时发现孕妇和胎儿的异常情况，并及早进行诊治，保证孕妇和胎儿的安全。

广义上的产前检查包括备孕前的检查，如抽血、做 B 超等评估是否适合妊娠、妊娠的风险，同时指导备孕时的营养、运动、生活作息等方面。

狭义的产前检查指孕期的检查。我国《2018 年孕期保健指南》将孕期检查分为 6—14 周、15—20 周、20—24 周，25—28 周，29—32 周，33—36 周和 37—41 周 7 个时期，整个孕期预计要做 7 ～ 11 次检查，如果有高危因素，检查次数还会增加。

第一次产检会做些什么检查

初次产前检查，医生首先会详细询问病史：是否有慢性疾病，是否有遗传病的家族史，是否有在服用某些药物，是否有流产、早产、胎儿畸形等不良的生育史。

然后再做详细的体格检查，如听心肺、量血压、测体重、评估体重指数，另外，还要做全套的抽血化验，包括血常规、尿常规、肝肾功能，以及B超检查，全面评估孕妇的妊娠情况和胎儿发育情况。

产前检查要做多少次B超

没有具体规定准妈妈在分娩前需要做够多少次B超检查，但以下4次B超检查尤其重要：

11—13周+6天的早期筛查：这时B超可评估胎儿是否存活，是单胎还是双胎，有无早发的严重异常；同时可用胎儿颈项透明层厚度等指标来筛查胎儿染色体非整倍体的风险。

20—24周的排畸B超：对胎儿进行一系列的全身检查，看其整体生长情况，以及是否存在严重的畸形。

28—32周晚期生长评估：及时发现胎儿是否有脑积水等晚发的异常和中孕期未被检查出来的畸形。

分娩前B超：主要评估胎儿的体重、羊水、胎位及宫内安危情况，为分娩做好准备。

做了产前检查，为什么还要再做产前诊断

产前检查几乎是每个孕妇在孕期都需要进行的检查，而对于高危的胎儿，还会进行一系列的检查来明确胎儿是否有染色体异常、微缺失微重复综合征、宫内感染等异常情况，判断是否可以继续妊娠或评估胎儿预后，从而避免有严重出生缺陷的胎儿出生。

产前诊断可分为介入性和非介入性。介入性产前诊断包括绒毛活检、羊膜腔穿刺、脐带穿刺；非介入性产前诊断指无创的检查，如超声波、磁共振等。

介入性的产前诊断以羊膜腔穿刺为例，通常是在 B 超引导下避开胎儿，将穿刺针扎入羊膜腔，抽少许羊水化验，手术过程非常简单。非介入性的产前诊断如 B 超，当 B 超检查发现胎儿有先天性畸形，为诊断是具体某一种先天性异常时，就叫作诊断而不是筛查。

哪些人需要做产前诊断

产前诊断尤其是介入性的产前诊断，都有一定的流产风险，所以并不适合所有孕妇。产检发现胎儿畸形、羊水过多、胎儿生长受限，或高龄孕妇、产前筛查高风险、有遗传病家族史，或有不良生育史的，则建议做产前诊断。

产前诊断也是有一定禁忌的，孕妇正处于急性感染期如发热，或有腹痛、阴道流血等流产征兆，局部穿刺点皮肤有感染等情况，都不适合做产前诊断。

二胎准妈妈如何预防出生缺陷

二胎与出生缺陷并没有直接关系，只是因为这类准妈妈孕育二胎时常处于高龄，而高龄孕妇存在一定的生育风险：

（1）随着年龄增大，早期胚胎停育、自然流产、胎儿出现染色体非整倍体风险明显增加。

（2）高龄孕妇可能伴有高血压、糖尿病、甲亢、系统性红斑狼疮等疾病，在孕前甚至孕期需要长期服药，疾病和药物都可能对胎儿造成不良的影响。

因此，高龄妇女在备孕时，需要评估原有疾病是否稳定、身体条件是否适合妊娠、服用的药物是否对胎儿有影响。在怀孕期间，高龄孕妇要尽早做产前检查，通过 B 超确定胎儿是否有明显的畸形。根据自身的情况，选择介入性产前诊断或者无创产前 DNA 检查来筛查胎儿是否有染色体异常。

此外，在整个怀孕期间，孕妇除了按时做好产前检查，还要做好自我保健，保持孕期饮食均衡，控制体重，学会监测胎动情况。

科学喂养是孩子生长的奠基石

杜敏联 教授，主任医师，中华医学会儿科学分会青春期医学委员会顾问，广东省医学会儿科内分泌遗传代谢学组顾问。

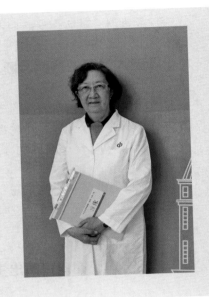

　　宝宝能健康成长是每位父母的心愿。要知道，人类成年身高的一半是在2岁以前完成的。2岁前的营养是调控生长的主要因素，这使婴儿喂养成为孩子生长的奠基石。

婴儿喂养要注意营养的"质"和"量"

　　在婴儿喂养上，有的家长以为只有鸡蛋、牛奶等才有营养，也有的盲目地给婴儿补锌、补钙。其实，正确做法是需要全面考虑营养的"质"和"量"。

　　"质"，是指营养素成分。人体需要的主要4大类营养素是碳水化合物、蛋白质、脂类、微量元素和维生素。"量"，包括了每种营养素具体供给的量和它们产生的能量。

　　每天总能量的60%由碳水化合物供给，此外，蛋白质占8%～15%，脂类占15%。营养供给的"质"和"量"应按不同的年龄设定。婴幼儿生长旺盛，所需要的能量和蛋白质按体重计算高于成人。

为什么鼓励母乳喂养

对于 4 个月以内的婴儿，母乳包含了这个时期所需要的全部营养。中国营养学会前会长、中山医科大学营养教研组终身教授何志谦曾经讲过，"对婴儿来说，没有一种食物像母乳一样能包含他们所需要的全部营养成分"。

何时需要添加辅食

母乳或配方奶尽管都是适合婴儿的食物，但毕竟是液体，能提供的营养总量有限。对 4 个月以上的婴儿，单喂母乳就难以满足其营养需求。对于喂配方奶的婴儿，如果每天要 800 mL 奶液才能满足需要时，就需要添加辅食了。添加半固体食物能提供更多的热量和营养素。

添加辅食该如何开始，怎样逐步过渡

婴儿需满 4 个月龄才开始添加辅食，米糊和粥是首选。肠道中的淀粉酶在满 4 个月龄时才发育成熟，如在此之前喂食米汤、米糊会导致腹泻。此外，蛋黄也是添加糊状食品的选择。开始先给 1/4 个蛋黄，然后逐步增加。果泥、菜泥也可逐步添加。母乳中的钙和维生素 D 是不足的，因此满月了就可以添加维生素 D 制剂。早产儿可以更早补充。

在婴儿未出牙时添加糊状食物时应从稀到稠。当婴儿 6 个月开始出牙时，就可以喂一些需要咀嚼的食物。如用一片很薄的馒头去触碰婴儿的牙齿时，唾液会润湿馒头，同时也激发和训练了自发的咀嚼动作。这是对小婴儿适应性行为的训练方法之一。

加辅食并不只关乎营养

辅食的添加不只为了营养，也是对进食行为的训练。进食与脑的发育密切相关，从习惯液体食物到接受半固体的食物是适应行为的智能训练。

喂糊状的食物，能训练婴儿大脑吃的能力。糊状食物入口后，从被舌头搅拌到把食物送到咽部吞下去的过程牵涉咽部的 30 多条肌肉的协同动作，此协调性需经训练形成，即重复喂糊状食物。此外，半固体食物还对咀嚼训练、出牙和消化系统的发育具有促进作用。

婴儿对于辅食的适应能力有个体差异：第一种是易教儿，第二种是难教儿，第三种是介于二者之间。对于难教儿，开始喂食糊状食物时会拒绝，用舌头将食物顶出。有时需要数十次甚至上百次的训练，难教儿才能适应第一口米糊。对这些孩子，家长不能放弃添加辅食，应坚持训练至其接受。

婴儿喂得好不好，去问秤和尺

见孩子长得胖嘟嘟的，就以为喂养恰当，这是不全面的。宝宝的营养状况应通过定期去儿童保健门诊测量身长、体重等进行全面判断。

生后 42 天应进行常规检查；之后最好 1 个月检查 1 次至满 3 个月；其后至满 1 周岁应每 3 个月检查 1 次；1～2 岁则 6 个月检查 1 次。

注意，在婴儿期丢掉的身高是"追"不回来的。1 岁内是高速生长期，由营养调控；3 岁之后，身高增长就进入一个平稳生长的阶段，再多的营养也不会加速身高增长，只可能引起不希望发生的肥胖。

孩子生长不达标怎么办

如婴儿期生长情况不好，而父母的身高又不是很理想时，千万不要认为这是遗传，就此"认命"。宝宝生长不达标，应该去向专业的医生寻求帮助。医生会根据包括喂养在内的情况进行全面评估，判断是喂养的问题还是有潜在的疾病。

因此，婴儿喂养的合理性是关乎孩子成长的"终身大事"，不能让他们"输在起跑线上"！

孩子 5 岁了还尿床，
小心<u>夜遗尿</u>

蒋小云 教授，主任医师，中山大学附属第一医院儿科主任，中华医学会儿科学分会全科医学学组副组长，广东省医学会儿科学分会副主任委员及肾脏专业学组组长，广东省女医师协会儿科专委会主任委员。

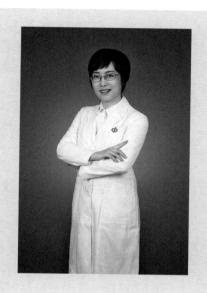

晚上睡觉尿床，是每个婴幼儿成长的"必经之路"，大部分随着年龄的增长就不治而愈，而有些长大后依然饱受尿床的困扰。如果超过 5 岁依然有尿床的情况，要警惕夜遗尿，需要早重视、早治疗。

5岁孩子还尿床是病吗

5 岁及以上的儿童偶尔尿一次床不一定是病，可能是晚上喝水太多或是白天玩得太累、太兴奋了。小儿夜遗尿是指 5 岁以上儿童在睡眠状态下不自主尿床，每周超过 2 次且连续超过 3 个月。

小儿夜遗尿的发病率与年龄相关，5 岁的发病率约为 15%，7 岁的发病率约为 10%，10 岁的发病率约为 8.7%，到了成年期仍然有 1%～2% 的人存在遗尿的情况。

夜遗尿不治疗会对孩子的身心有哪些影响

如果家长发现孩子存在夜遗尿的情况，应及早到医院评估检查，若长期遗尿没有得到相应治疗，会对孩子造成心理和生理上的伤害。

在国外，小儿夜遗尿是仅次于父母离婚、吵架的第三大伤害事件，在心理上给孩子造成自卑、孤僻、不善交际等问题，在生理上会增加泌尿系统感染的概率。夜遗尿的儿童会因睡眠差而影响学习，有些直至成年仍有遗尿，对家庭生活和工作有很大影响。

另外，孩子长期遗尿，父母晚上需要起床给孩子换床单而导致休息不好，父母会因孩子遗尿问题而发生争吵，夜遗尿甚至会影响父母与孩子的关系，这些也都不利于家庭和睦。

夜遗尿要到哪个科室就诊

目前，广东省有 34 家医院的儿科开设了小儿遗尿专科门诊，建议家长带孩子到遗尿专科门诊做检查和评估。医生会详细询问病史，做相应的体格检查，如测量身高、体重、血压，神经系统检查，以及尿常规、泌尿系统 B 超等辅助检查来帮助判别是否存在潜在疾病。

夜遗尿该如何治疗

小儿夜遗尿的治疗包括基础治疗、一线治疗及其他的治疗方法。

基础治疗是每个有夜遗尿问题的儿童都要进行的治疗，包括生活、行为、饮食习惯调整，家长应多给予鼓励，不能打骂孩子。

一线治疗包括两种治疗方式。一是药物治疗，如去氨加压素，若儿童对药物治疗敏感，一般在 1～2 周，甚至数天可见效果，至完全没有尿床后 3 个月才可减少药物。二是遗尿报警器，根据儿童遗尿类型和家长意愿，给予相应选择，若使用遗尿报警器，观察期为 8 周，使用后连续 14 天不再遗尿，可暂停使用遗尿报警器。

药物治疗会影响孩子生长发育吗

常见治疗小儿夜遗尿的药物，如去氨加压素，并不会对儿童生长发育造成不良影响。因为该药物主要是增加水钠的重吸收来减少尿量，达到治疗夜遗尿的作用。

但用药时需要控制对水的摄入，若用药后大量喝水可能引起水中毒，出现头痛、呕吐等低钠血症症状。

对于儿童夜遗尿家长应该怎样做

在小儿夜遗尿的治疗中，家长扮演着非常重要的角色。家长要注意：

（1）认识遗尿并非孩子的错，不应该责骂孩子。

（2）应参与到对孩子的治疗和关爱中，可形成奖励制度，若孩子不遗尿则给予奖励，遗尿就给予鼓励，正确一起面对疾病。

（3）制订合理的生活制度，合理调整饮食，同时注意观察孩子是否有便秘等情况，若有要及时处理。

10个宝宝9个"黄"，
新生儿黄疸要不要治

李晓瑜 副教授，副主任医师，中
山大学附属第一医院新生儿科主任，
中华医学会儿科学分会医学教育委员
会委员，广东省医学会新生儿学分会
常务委员，广东省医师协会围产医学
分会常务委员。

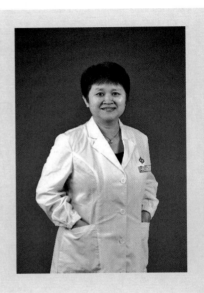

　　民间常说"十个宝宝九个黄"，这里说的"黄"指的就是新生儿黄疸。
对于黄疸现象，有部分妈妈认为不需要太在意，迟早会消退，有的妈妈甚至
等到宝宝出现了嗜睡、惊厥等异常才赶紧送到医院就诊。那么，新生儿黄疸
要不要干预？如何干预？

10个宝宝为何9个"黄"

　　黄疸是新生儿最常见的现象，这是由于新生儿与成人的胆红素代谢不
同，因此大部分均会出现胆红素水平增高的情况，临床上表现为巩膜、黏
膜、皮肤及其他组织被染成黄色。由于巩膜含有较多的弹性蛋白，与胆红素
有较强的亲和力，故新生儿巩膜黄染常会先于黏膜黄染、皮肤黄染出现。

新生儿黄疸是病吗

临床上，新生儿黄疸有病理性黄疸和生理性黄疸之分。

生理性黄疸：是指单纯因新生儿期胆红素代谢特点引起的暂时性黄疸。这种黄疸一般在出生后 2～3 天出现，4～6 天到达高峰，7～10 天消退，通常不超过 2 周。早产儿多在出生后 3～5 天出现，5～7 天达到高峰，持续时间会更长，最长可延迟至 4 周，每日胆红素升高小于 5 mg/dL 或每小时小于 0.5 mg/dL。

病理性黄疸：新生儿出生后 24 小时即出现黄疸（出现过早），血总胆红素达到相应胎龄、危险因素光疗的干预标准（程度重），或每日血清胆红素升高大于 5 mg/dL 或每小时大于 0.5 mg/dL（进展快）；黄疸迟迟不退，足月儿 2 周后，早产儿 4 周后仍不退（持续时间长），甚至继续加深、加重或消退后重复出现，结合胆红素大于 34 μmmol/L。

那么，如何判断新生儿黄疸是生理性还是病理性呢？血胆红素最高界值没有一个固定的标准，这个值会因个体差异、种族、地区、遗传及喂养方式的不同而有差异。因此，目前多采用日龄或小时龄胆红素值进行评估，同时也根据胎龄、生后小时龄、是否存在高危因素等来判断。

消退黄疸首选光疗

如何快速退黄疸？生理性黄疸不需要干预，多在 2 周内消退，但需要监测胆红素水平，如果达到干预水平则要处理。

病理性黄疸需要住院治疗，首选光疗，这也是目前最有效的方法；其次是药物治疗和换血治疗。换血治疗必须在能够开展该项治疗技术的医院进行。病理性黄疸的消退时间取决于黄疸的程度、黄疸的病因及治疗的早晚和方式等因素，一般光疗 48～72 小时后黄疸可减轻或消退，但少数患儿可能在停光疗后又反弹。

新生儿黄疸能预防吗

产检时多会查夫妻双方的血型，尤其是 RH 阴性血的孕妇，由此可判断新生儿是否发生母婴血型不合溶血病。对于这种情况，准妈妈在孕期就应该检查 RH 抗体水平，并在预产期前 1～2 周口服苯巴比妥，可减轻新生儿黄疸，但需要在医生指导下进行。

如果胎儿在妈妈的子宫内已发生溶血，则需要进行产前治疗，如提前分娩、血浆置换或宫内输血等。

吃母乳的时候爆发黄疸，怎么办

与母乳喂养相关的黄疸多发生在宝宝出生后 1 周内，几乎 2/3 的母乳喂养的新生儿都可能出现这种黄疸，这是因为宝宝在母乳喂养时热量和液体摄入不足、排便延迟，导致宝宝体内胆红素水平升高，而发生黄疸。

处理的方法是增加母乳喂养量和频次，母乳量确实不够时，应用奶瓶人工喂养以增加液体摄入量。同时要监测宝宝的胆红素水平。

儿童白血病不是不治之症，
绝大多数能治愈

罗学群 教授，主任医师，中山大学附属第一医院儿科血液专科主任，中国抗癌协会小儿肿瘤专业委员会常务委员，国家儿童血液病专家委员会委员，中华医学会儿科分会肿瘤学组委员，广东省抗癌协会小儿肿瘤专业委员会主任委员。

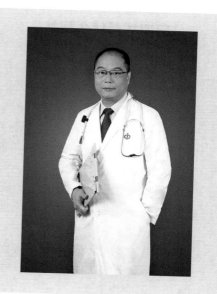

电影《我不是药神》描述了无数白血病患者为了活下去所遭受的生活和身体的各种打击，感动了不少人，然而现实却更加残酷。据调查，在我国每年 6 万多名新发的白血病患者中，约有 1/5 是儿童，他们大部分都是 2 ～ 7 岁的孩子，却不得不面对病痛的折磨。为什么这么多儿童会患上白血病？有没有更好的治疗方法？

厄运为何发生在我孩子身上

孩子被诊断为白血病，绝大部分家长的第一个问题就是"为什么我的孩子会得白血病"。得白血病的原因很复杂，目前可证实的相关因素大致有三方面。

（1）环境污染。包括食品污染、环境和家庭装修污染、辐射等。

（2）病毒感染。研究证实，有些 T 细胞病毒会诱发白血病，但这个在我国较少见，一般在非洲多见。

（3）遗传因素。有基因缺陷的儿童得白血病的概率会比其他人高，如唐氏综合征的儿童。但并不是说父母有白血病孩子就会得白血病，或者孩子得白血病父母就一定是白血病患者。

白血病有什么症状

儿童白血病与成人白血病有明显的区别。首先在病种类型上，95%以上的儿童白血病都是急性白血病，而成年急性白血病占的比例则没有那么高。在急性白血病中，儿童也有不同于成人的特点。

儿童急性白血病主要有三种：一是急性淋巴细胞白血病，占儿童白血病的80%左右；二是急性髓系白血病，占15%左右；三是较特殊的急性早幼粒细胞白血病，发病率更低。

虽然类型不同，但儿童与成人急性白血病的临床表现大同小异，主要有贫血、皮肤出血（瘀斑）和发热。出现以上三种或者其中两种情况，都应该到医院进行检查。

医生会检查孩子的肝脾淋巴结有没有肿大，如果有的话须进行血常规检查，目的是检查白细胞数有无异常（太多或太少，或者白细胞中的成分比例发生了变化都属于异常）；检查血红蛋白和血小板有无异常，如有异常就要做骨髓穿刺检查来确诊是不是白血病。

得了白血病一定要骨髓移植吗

白血病的首选治疗方式是化疗。无论是儿童还是成人，得了白血病，首选治疗方式都是化疗，但儿童化疗强度要比成年人高，治疗方案不同，因此强调儿童患者应到儿童血液肿瘤科治疗，才能获得较高的治愈机会。

不同于成年人对化疗耐受性差，儿童白血病患者可以耐受和完成高强度的化疗疗程并达到治愈，绝大多数不需要骨髓移植。例如，急性淋巴细胞白血病，化疗的治愈率达80%，急性髓系白血病化疗的治愈率达60%～70%，急性早幼粒细胞白血病化疗治愈率更是高达90%～95%，因此患儿通过化疗绝大多数可达到治愈。

化疗有没有复发风险

一听到化疗，很多家长会担心复发的问题。但现代医学发展到今天，儿童白血病的治愈率已有了很大的提高。白血病治疗强调的"治愈"是完全治好，不再复发，即可以长大成人，不影响读书、工作、结婚生育。化疗过程中会出现一些并发症，如发热、呕吐、食欲不佳、掉头发、腹痛等，但这些副作用，绝大多数的儿童都能安然度过。因此，家长要有信心接受和配合治疗，无须过分担心，更不应盲目放弃治疗。

什么情况需要做骨髓移植

我们常说的骨髓移植实际上是用骨髓、外周血或脐血的造血干细胞进行移植治疗。有少数白血病患儿需要采用造血干细胞移植，这部分患儿经过医生评估，认为通过化疗手段治愈率达不到50%，或评估造血干细胞移植比化疗可获得更高的治愈率，才被建议造血干细胞移植，通过移植来提高治愈率。

白血病患儿不是一开始就需要进行造血干细胞移植的，即便是需要移植也要先化疗，等病情得到缓解以后再做移植。

还有一种情况是白血病化疗后复发，尤其是早期复发的患儿也需要通过移植达到较高的治愈率，是否需要移植也要经医生评估。

白血病患儿也能用 CAR-T 疗法吗

嵌合抗原受体 T 细胞免疫疗法（CAR-T 疗法）是通过科学的方法把患者体内的 T 细胞通过改造，增强 T 细胞对白血病细胞的攻击和杀灭作用，使一些难治的白血病得到缓解，甚至治愈，或获得后续进行造血干细胞移植治疗的机会。

白血病有办法预防吗

每个家长都不希望孩子吃有毒的食品，呼吸受污染的空气，居住在有污染的环境，这需要我们一起爱护好我们的环境。当然，对于家长或者单个家庭来说，应注意不要让孩子住有装修污染的房间。

宝宝高烧不退且眼红、唇红，可能患上川崎病

覃有振 教授，主任医师，中山大学附属第一医院心血管儿科主任，中国医师协会儿科分会儿童心血管学组委员，广东省医学会儿科学分会心血管组副组长，广东省健康管理学会肺血管病专业委员会第一届委员会副主任委员。

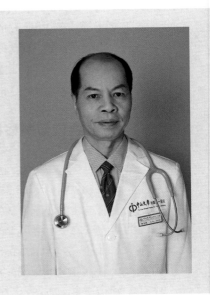

孩子莫名的高烧不退，如果伴有眼红、嘴唇发红、皮疹等症状，家长须提高警惕，及早到医院就诊，检查是不是川崎病在作怪。

什么是川崎病

川崎病是小儿后天性心脏病中最常见的一种，也曾称为血管炎综合征或皮肤黏膜淋巴结综合征，这是一种免疫性疾病，好发于 3 岁以下的婴幼儿，1 岁以下的婴幼儿发病率更高。

出现哪些症状需要警惕孩子患上了川崎病

川崎病最常见的症状就是发热，一般的发热大多是感染性的，而川崎病患儿的发热是一种免疫性变态反应，病因不明，可能与感染相关，但不一定

是感染所致，因此一般的抗生素治疗是无效的。

除了发热以外，川崎病患儿还会出现眼红、嘴唇发红、淋巴结肿大、皮疹等症状，当孩子出现这些情况，家长须警惕，要及早就诊，及时检查孩子是否患上了川崎病。

川崎病如何诊断

川崎病的诊断以临床诊断为主，医生根据患儿的临床表现，依据川崎病的诊断标准来诊断。首先要排除其他需鉴别诊断的疾病，然后观察患儿的症状体征，如果患儿有发热、眼红、淋巴结肿大、皮疹、口腔黏膜变化、手足硬肿、恢复期指（趾）端蜕皮中的不少于 5 项症状，就可以临床诊断为川崎病。

除了最基本的临床判断，还需要做一些辅助检查，包括血常规、白细胞、C 反应蛋白、血沉、氨基末端脑钠肽前体（NT-proBNP）、心电图检查等，如果要确定患儿是否出现冠状动脉的损害，就需要做心脏彩超。这些都是诊断川崎病的检查手段。

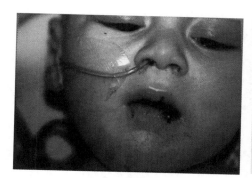
口唇红、皲裂出血

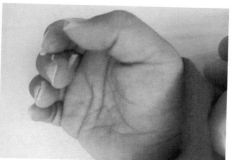
指（趾）端膜状脱皮

川崎病的治疗方法有哪些

药物治疗是治疗川崎病最基本的手段，也是川崎病的首选治疗方法。临床上除了及时、常规使用阿司匹林以外，目前主张及时早期使用大量的丙种球蛋白治疗，通过减少炎症，避免或减少血管的损伤，达到改善临床症状和减少血管损害的效果。因此及早治疗非常重要。此外，还有一些针对川崎病的对症治疗。

川崎病有后遗症吗

小儿川崎病是一种后天性的心脏血管病，很多家长认为孩子只要烧退了，就没什么影响了，但事实并非如此。

据统计，若没有经过川崎病常规治疗，20%的患儿会留下冠状动脉损伤；尽管经过正规专业的治疗，也有5%的患儿会留下冠状动脉损伤。

因此，川崎病患儿需要一定的追踪随访随诊，即使是经过治疗的患儿也是需要的，尤其是出现了冠状动脉损伤的患儿，更要引起重视。

患儿如何做好日常护理

川崎病患儿会有发热、眼睛发红、皮肤黏膜损伤等一系列的症状，因此日常护理十分重要。家长和医护人员要及时给患儿补充充足的水分。对于皮肤黏膜损伤的患儿，要预防发生感染。有的患儿会出现口唇皲裂出血的症状而影响进食，要尽量选取一些易消化的食物，如果不能进食，必要情况下可通过医疗手段补充能量。

川崎病能预防吗

目前，川崎病的病因尚未完全明确，除了感染、环境因素以外，川崎病与免疫、种族、遗传都有一定的关系。遗传免疫方面的预防至今仍无有效的方法，这也是未来川崎病研究的重要方向。感染、环境因素也许是川崎病的诱因，因此减少接触理化因素的刺激、减少感染的机会及积极控制感染对预防或减少川崎病发病有帮助。川崎病的主要危害是心血管损伤，早发现、早诊治可预防或减少这种损害。

孩子经常摔跤、运动能力差，
警惕<u>肌营养不良症</u>

张成 教授，主任医师，中山大学附属第一医院神经内科副主任，中山大学名医，美国面肩肱肌营养不良症（FSHD）协会、神经科学协会会员，中华医学会神经病学分会神经遗传学组副组长，广东省医学会罕见病分会副主任委员，广东省医学会神经病学分会周围神经和肌肉病学组名誉组长，中国中西医结合神经科专委会副主任委员。

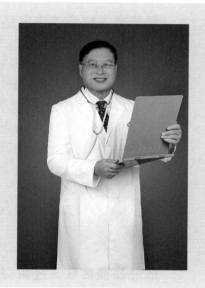

　　孩子天性贪玩，走路摔跤是常有的事，大多数家长并不放在心上。但是，如果发现孩子经常摔跤，在跑步、爬楼梯、运动方面明显比同龄人差，那可要留意了，这可能是肌营养不良症。

肌营养不良症是孩子营养没跟上吗

　　肌营养不良症与孩子吃得好坏没有关系，确诊疾病后家长不用陷入自责。它是一组由于基因突变所导致的遗传性疾病群，主要表现为四肢近端的肌肉萎缩和疲乏无力，肌营养不良症有很多类型，包括假肥大型、肢带型和面-肩肱型肌营养不良症等。不同亚型的发病人群，发病率略有不同。

　　假肥大型肌营养不良症是最常见的一种类型，发病率约为1/3 500，即每3 500个新生男婴儿中有1个可能是假肥大型肌营养不良症，表现为爬楼梯、跳跃、奔跑、下蹲起立等运动明显比同龄儿落后。

面－肩肱型肌营养不良症则是从青少年开始发病的，一般在中学时期出现面部、肩部的肌无力，不能吹气球、无法使用吸管，梳头、双臂平举时比正常青少年力量弱，出现肌肉萎缩等。

肌营养不良症的进展是怎样的

假肥大型肌营养不良症是最严重的一种肌营养不良症。患儿一般在 3 ～ 5 岁发病，一开始出现运动能力下降，跑、跳困难，走路容易摔跤；随着年龄推进，出现鸭步，走路挺着肚子像鸭子一样；9 ～ 12 岁时行动能力越来越困难，一般在 12 岁丧失行走能力，需要坐轮椅。

以往多数假肥大型肌营养不良症患儿因呼吸衰竭、肺部感染或心力衰竭而死亡，如今通过良好的护理、肺部感染控制及心脏功能的治疗，其存活年龄可延长到 30 ～ 40 岁。

面－肩肱型肌营养不良症患者有正常的生命年限，只是运动能力比别人差，生活质量会受到影响，但生命期基本接近正常的生命年限。

既然是遗传病，还有得治吗

肌营养不良症的治疗主要以改善患者症状为主。可以从基因角度，针对基因突变、基因缺陷的病因来进行治疗，使患者症状得到明显的改善，运动能力得到明显提高。

近年来，关于肌营养不良症的研究一直在持续进行，根据不同基因突变类型的患者，采取不同的特异性治疗方法是目前最重要的进展。医生会积极地对患者进行分类，确定基因类型，一旦有条件治疗，就迅速给患者进行特异性的治疗，使患者临床症状和运动能力有所改善。

家有患儿，再生二孩也会得肌营养不良症吗

肌营养不良症是遗传性疾病，通过产前基因诊断可以判别胎儿是否正常。例如假肥大型肌营养不良症，由于是 X－连锁隐性遗传，如果妈妈是携带者，则所怀男胎的患病率为 50%。

在怀孕期间可通过产前基因诊断，如绒毛或羊水检测判断胎儿是否患病，然后进行相应的处理。建议有该病遗传基因携带者的孕妇，最好能进行产前基因诊断，通过对胎儿的基因检测来判断胎儿是否携带有致病基因，进而及早预防。

宝宝生殖器有点弯，
2 岁是矫正的最佳时机

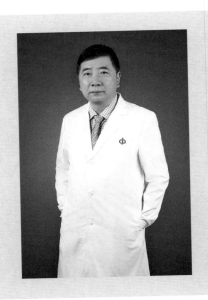

周李 教授，主任医师，中山大学附属第一医院小儿外科主任，广东省医学会小儿外科分会副主任委员，广东省医师协会小儿外科医师分会委员会副主任委员，中华医学会小儿外科学专业委员会委员。

男孩出生后，生殖器弯弯的，尿道口没有在龟头最前面，这种情况很有可能是尿道下裂。

尿道下裂是怎么回事

尿道下裂就是男孩出生后，家长或医务人员发现其外生殖器畸形，尿道开口不在正常的位置上。这是小儿泌尿外科的常见病。据初步调查，该病的发病率为3‰～5‰。也就是说，每200～300个新出生的男婴中就有1个尿道下裂，发病率还是比较高的。

尿道下裂会带来什么样的后果

（1）尿道下裂会使孩子不能站立排尿，从而出现严重生理与心理障碍。

（2）阴茎弯曲会影响孩子成年后的性生活。

（3）尿道下裂常合并有性发育异常，也就是我们常说的两性畸形，这会造成孩子成年后的生育功能障碍。

小儿尿道下裂如何治疗

孩子出生后，通过检查外生殖器，一般就能发现其阴茎发育异常、尿道开口异常。这个时候，父母无须太紧张，因为这个疾病是可以治疗的。

但是，有一个特别需要注意的问题就是，尿道下裂常合并有性发育异常，也就是两性畸形。这时应找小儿泌尿外科医生咨询，通过染色体检查、性别分化相关基因的检查，必要的时候进行性腺探查来确定孩子的性别。这样才能更好地选择手术的方案。

为什么在 2 岁左右才进行手术矫正

大多数尿道下裂需要手术治疗，一般在 2 岁左右进行手术矫正。

为什么要等到 2 岁呢？因为这是一个很复杂的手术，也是一个整形手术。医生通过手术不仅要让孩子可以站立排尿，还要实现其外观接近正常的状态。若在孩子太小的时候做手术，手术失败和并发症的发生率较高。2 岁左右做手术可减少手术并发症，同时在孩子上幼儿园之前将畸形矫正，也可使他能顺利成长。

尿道下裂手术一般是通过矫正阴茎的下曲，使阴茎伸直，通过尿道成形使尿道的开口在龟头中央。

尿道下裂手术是一个比较复杂的手术，须在全麻下进行。术后大多数孩子都能平稳过渡，不会特别疼痛，必要时可用骶部麻醉以减少术后疼痛。

通常而言，尿道下裂手术分为一期手术和二期手术。目前我们更多采用的是二期手术，因为二期手术效果比较好，且手术并发症也较少。

术后多长时间可以恢复

一般术后伤口的愈合需要 2 周，也就是说，尿管要保留 2 周时间。患儿可以在医院留观，也可以术后 3～5 天后回家护理。

不明原因肝功能不好，
要警惕"肝豆病"

李洵桦 教授，主任医师，中山大学附属第一医院神经一科专科主任，中华医学会神经病学分会病理学组及遗传学组组员。

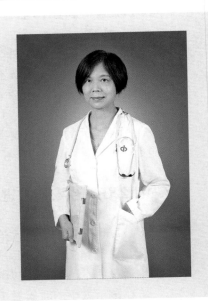

　　一说起肝功能不好，很多人会联想到病毒感染的肝炎，而由于遗传病导致的肝功能异常则常常不为人所知。在我国的《第一批罕见病目录》中就有"肝豆状核变性"（简称"肝豆病"），其实这种罕见病在中国并不少见，肝豆病早期极易被误诊，如果出现不明原因肝功能异常，一定要考虑肝豆病可能性。

肝豆病尽早开始规范治疗，可正常生活

　　肝豆病是一种常染色体隐性遗传病，关键病因是 ATP7B 基因发生突变，机体不能维持正常铜代谢，造成胆道排铜障碍，导致大量铜蓄积于肝、脑、肾、角膜等组织和器官，出现相应症状和体征。

　　因为铜的沉积和损害有一个逐渐积累的过程，因此，组织和器官损害症状也是逐渐出现的。若在铜积累的早期，没有症状或症状很轻时获得确诊并

接受规范治疗，患者则可以一直维持正常的生活。

但如果在疾病已经造成严重器官损害才开始治疗，如晚期肝硬化、肝衰竭、脑部明显损害等，则不仅治疗难度加大、治疗费用增加，并且往往治疗效果不佳，部分患者会留下永久的后遗症甚至危及生命。因此，早期诊断和早期治疗对肝豆病患者十分重要。

哪些蛛丝马迹可早期提示患上肝豆病

一般来讲，任何人（不分年龄）出现原因不明的肝病（包括无症状的转氨酶升高、肝硬化、急性肝衰竭等），或青少年出现原因不明的智能下降、精神障碍（严重失眠、抑郁或精神病症状），和/或锥体外系症状（震颤、手或足僵硬不灵活、讲话不清）等，都需要就诊专科医生，进一步接受肝豆病的相关检查。

近年来，由于儿童入幼儿园和入学体检的普及，加上医生们对肝豆病认识的进步，许多儿童在只有肝酶增高而没有任何症状的阶段就能确诊肝豆病并接受规范治疗，使得这部分患者可以维持正常的生活和学习，可以说是非常幸运的。

如果怀疑是肝豆病，首先要做铜生化检查，包括血铜蓝蛋白和24小时尿铜检查，肝豆病会表现铜蓝蛋白降低和尿铜增高。有神经症状的患者应该进行头部磁共振检查，可以发现肝豆病的典型改变。眼科检查还可以发现角膜、KF环。以上检查仍不能确诊时，可以做ATP7B基因检测。

肝豆病该如何治疗，人人都需要排铜治疗吗

一旦确诊肝豆病要及时开始治疗，而且要终身治疗。

治疗的方法主要有促进体内铜排出，阻止消化道铜吸收，以及针对患者已经出现的症状进行对症治疗。排铜药物主要有青霉胺、二巯基丙磺钠、二巯基丁二酸等，阻止铜吸收的药物是各种锌剂。

肝豆病患者都需要排铜吗？肝豆病的治疗要根据不同的病情采用不同的方案。对单纯肝酶增高而没有其他临床症状的肝豆病患者，尤其是儿童患者，一般用单锌治疗加上护肝药物，可以维持很好的疗效。而对于有早期肝硬化和/或神经症状的患者，则需要采用排铜加上阻止铜吸收的药物治疗。部分有神经症状的肝豆病患者，在接受青霉胺排铜治疗过程中会出现神经症

状加重的现象，因此在排铜治疗早期（半年内），一定要密切观察患者的病情变化，出现症状加重，及时停用青霉胺或减量用药，调整治疗方案。

何时可以停药

肝豆病需要终身治疗，有患者由于各种原因自行停药，几年的时间内就进展为肝硬化，或出现神经症状，造成肝脏和神经系统的不可逆损害，再次治疗效果不理想，非常令人痛心。

在治疗过程中除了注意低铜饮食外（减少铜摄入），更重要的是定期复查。一般在治疗初期每1～3个月复查1次，治疗稳定后半年至1年复查1次，复查的项目包括肝脏转氨酶、血常规、尿常规、24小时尿铜（单锌治疗的患者还要检查尿锌），以及肝胆脾B超和头部磁共振（有神经症状的患者）。医生可根据复查结果判断患者治疗效果，进行药物调整。

有肝豆病能正常结婚、生育吗

很多患儿的家长担心孩子将来的结婚和生育问题，其实，只要早期治疗、规范治疗，患者是可以正常结婚和生育的。要注意的是，如果患者与正常人结婚生育，则其后代都只是致病基因携带者；但如果患者与基因携带者结婚生育，其后代患肝豆病的概率是50%。因此，建议患者在婚育前要进行遗传咨询。

宝宝腹泻，用药记住"一石三花"

沈振宇 副教授，副主任医师，中山大学附属第一医院儿科副主任、党支部书记，中华医学会儿科学分会第十七届委员会消化学组青年委员，广东省医学会儿科学分会消化营养专业组副组长，广州科普名师。

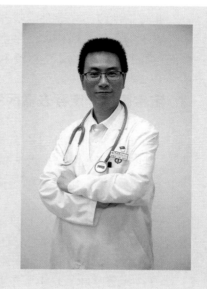

腹泻可以说是每个孩子成长过程中的"必经之路"。但当孩子发生腹泻时，并非所有家长都能真正从容、正确地处理。有的家长见到孩子拉一两次烂便就慌慌张张地去看医生；有的家长等其孩子在家里腹泻到脱水了还"稳如泰山"不去医院。

烂便就是得了腹泻吗

不是拉一次烂便就是腹泻，腹泻是指大便次数或水分异常增多。另外，小婴儿相对特殊，大便每天七八次，大便糊状、偏烂都可能是正常的。因此，孩子排便是否"异常"，有赖于家长日常的观察和了解，看孩子的排便与平时相比有无大的改变。

哪些原因会引起孩子腹泻

孩子腹泻的原因主要分为感染性腹泻和非感染性腹泻。

感染性腹泻主要是"病从口入"引起的，因细菌、病毒、寄生虫等病原体感染了肠道导致腹泻。感染性腹泻除了腹泻症状外，还可能伴有恶心、呕吐、腹痛、全身发热等症状，大便检查有时可查出病原体。

非感染性腹泻多数是因喂养不当引起的吸收不良、大便次数增加，大便中会有不消化的奶块或大便呈蛋花样；天气变化也可影响肠道蠕动和消化功能而引起腹泻；食物不能耐受和过敏引发的腹泻近年来也越来越多。

宝宝腹泻一定要去看医生吗

对于6个月以下并且有基础病如早产、营养不良、先天性心脏病的婴儿，一旦出现腹泻就需要及时就医。但对于其他孩子，腹泻程度较轻时并不需要急着看医生，可以先在家对症处理和密切观察。若出现以下几种情况则要考虑就诊。

（1）发热：3个月以下的孩子体温超过38 ℃，3个月以上的孩子体温超过39 ℃。

（2）腹泻比较频繁，量比较多。

（3）频繁呕吐，吃不下东西。

（4）如果孩子出现尿量明显减少、精神萎靡、嗜睡、皮肤弹性差、明显口渴、哭的时候眼泪少或者没有眼泪、手脚凉、前囟凹陷等严重脱水的表现，应及时就医。

（5）大便带血。

宝宝腹泻时还能吃东西吗

只要孩子能吃得下，都建议继续进食，然后根据腹泻的不同原因、孩子的年龄进行饮食的调整。

非感染性腹泻多是由于喂养不当或者食物的原因导致的，这时候可以调整喂养方式，回避过敏或不耐受的食物；其他腹泻的孩子可以继续原来的饮食，少吃多餐，但不建议吃高甜、高脂、高纤维的食物，以易消化食物为主。

宝宝腹泻用什么药好

治疗腹泻的常规药物有"一石三花"：口服补液盐是"基石"，蒙脱石散、消旋卡多曲、益生菌是"三朵花"。

"一石"：能有效补充孩子因腹泻丢失的水分、电解质，对于腹泻严重导致轻、中度脱水的孩子，口服补液盐是治疗的首选，推荐家中常备。

"三花"蒙脱石散：蒙脱石散可以保护肠黏膜，增强肠道的屏障功能；消旋卡多曲可以减少肠道水分的分泌，进而减少大便中的水分。两者都可以对症改善腹泻。腹泻常常伴有肠道菌群平衡被打破，益生菌可以调节肠道内的有益菌和有害菌的平衡，提高孩子肠道的免疫力，在治疗腹泻、预防腹泻复发方面都有所帮助。益生菌产品众多，但治疗腹泻的关键在于选对菌种，目前在儿童急性腹泻方面证据最多的菌株是布拉式酵母菌 CNCM I-745 和鼠李糖乳杆菌 LGG。

另外，适当补锌可以帮助缩短腹泻的时间；抗生素在考虑细菌感染导致腹泻时使用，但不建议家长自行给孩子服用，应由医生评估后再决定是否使用抗生素。

宝宝发热秋季腹泻时该怎么办

秋季腹泻是轮状病毒感染导致的腹泻，高发季节是每年 9 月到次年 1 月，10—12 月更是流行的高峰期。

这种病毒一般有 1～3 天的潜伏期。刚开始大多数孩子会出现一些类似感冒等呼吸道感染的症状，如流鼻涕、发热等，其中一些孩子还伴有呕吐症状。这些症状出现后的半天至 1 天内，孩子就会开始不断腹泻，一天会拉稀七八次甚至十多次，大便像水或蛋花汤一样，大多没有特殊的腥臭味。

秋季腹泻的用药和其他腹泻一样，但因为秋季腹泻引起的腹泻量比较大，大便水分也多，因此，积极补充水分和电解质很重要，家长要密切关注孩子是否发生脱水。

这 3 种情况，
警惕小儿先天性心脏病

王慧深　教授，主任医师，中山大学附属第一医院心血管儿科学科带头人，广东省健康管理学会心血管病专业委员会副主任委员，广东省中西医结合委员会心血管介入专业委员会副主任委员，广东省医师协会儿科学会心血管分会顾问主任委员。

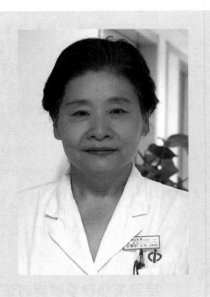

可爱的宝宝被查出有先天性心脏病，这让很多家长都感到难以接受。但其实有相当一部分先天性心脏病是可以自愈的，不能自愈的先天性心脏病如果能够及时诊断、治疗，多数预后是比较理想的。

如何判断孩子患有先天性心脏病

当孩子出生后，家长要关注以下两个问题：

（1）注意孩子的生长发育，观察其体重增长是否理想，能否达到同龄孩子的标准。

（2）观察孩子吃奶的时候是否会气促，会不会延长吃奶的时间；另外，孩子在哭闹的时候是否有嘴唇、脸色发绀。

如果出现了上述问题，家长应提高警惕，尽早到医院诊治，排查或治疗小儿先天性心脏病。

先天性心脏病可以自行痊愈吗

根据国内外的研究资料和临床经验来看，先天性心脏病的患儿，有相当一部分是可以自愈的。一些新生儿在刚刚出生的几天内被诊断为小的动脉导管未闭、较小的房间隔缺损或室间隔缺损，大约有80%的会在几个月至1岁的时间内自愈。

但一般室间隔缺损除了肌部室间隔缺损外，其自愈率会比较低，平均自愈率只有30%～40%，而小的房间隔缺损有时候就是卵圆孔未闭，其自愈率达到70%以上。出生时没有症状和杂音的小动脉导管未闭自愈率更高，可达到90%左右。因此，若孩子没有出现明显的肺动脉高压、发绀或者心力衰竭等症状，临床上一般主张密切随访，定时到儿科心血管专科复查即可。

先天性心脏病一定要开刀吗

先天性心脏病要注意随访，密切观察宝宝病情，在最佳的时机选择手术治疗。目前治疗先天性心脏病的手术主要分为两大类，一类是创伤性的心胸外科修补术，另一类是通过血管或者胸腔镜来进行的介入治疗手术。

目前，随着医疗技术的发展进步，50%～80%的先天性心脏病治疗不需要开刀，可以采用创伤非常小、不留瘢痕、恢复快的介入治疗方法，应用数字减影血管造影技术和超声技术协助通过血管来进行治疗的效果非常好。一些合并有肺动脉高压或者房室间隔缺损大，以及复杂先天性心脏病、大血管异常的患者，还是需要进行外科手术治疗，才可以达到痊愈或者纠治的目的。

先天性心脏病手术几岁做最合适

对于先天性心脏病手术，家长常常会认为孩子年龄太小，想等到长大一些再做，其实这样会导致一些患儿失去最佳手术和治疗时机，甚至造成终身残疾或者猝死。

目前，90%以上的动脉导管未闭可以用介入封堵治疗。最恰当的治疗时间：如果没有肺动脉高压，1岁左右；有肺动脉高压或者严重瓣膜狭窄，要

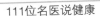

尽早治疗，否则会影响生长发育并且容易发生严重并发症而造成生命危险或者极大地增加治疗难度甚至严重不良预后；房间隔、室间隔缺损有肺动脉高压或者影响了生长发育的，也是越早专科治疗越有利。如果没有肺动脉高压，可以在专科医生处随诊至 2～3 岁后行介入封堵术，50% 以上的房、室间隔缺损患儿都适合做这种创伤小、不留瘢疤、恢复快、痛苦少的治疗。

一些复杂先天性心脏病的治疗则是在新生儿时期就要进行；一些合并有肺动脉高压的，治疗时机甚至要提前两三个月至半年，否则可能严重影响孩子的生长发育，甚至失去最佳手术治疗时机。

先天性心脏病患儿能像正常孩子一样生长发育吗

目前来讲，经过各种手段的介入和外科手术治疗，先天性心脏病治疗的成功率能够达到 98% 以上，治愈率能达到 95% 以上，绝大多数患者能够得到理想的治疗效果。

有些家长认为，孩子小，现在治疗要麻醉，担心影响孩子大脑发育；长大后修补或封堵处又会出现分流，又要做手术。其实人小的时候，修补或封堵住的地方，人体内膜等组织会很快覆盖长好，完全包埋融为一体，随着人长大也会像自己其他部位组织一样不断生长覆盖，但是如果没有这个治疗搭起的"桥"，自身的组织是不能生长覆盖住缺损的。现代麻醉学更是发展得很快，如果没有其他原因造成的严重并发症，不会因为某一次或者某几次麻醉而影响大脑发育。相反，如果不及时治疗先天性心脏病，大量的血从缺损处"漏"到肺里，造成心脏增大，心肺功能衰竭，心、脑、肾等重要脏器供血不足，甚至出现肺动脉高压等并发症，孩子就不能正常生长发育，甚至出现致残、猝死等。就算能够等到长大成人后治疗，增大的心脏不能像孩子时那么容易完全恢复到正常，易造成严重影响生活质量和生命的心律失常等不可逆的病理改变。

如果不是很复杂的先天性心脏病，或者没有发生严重并发症，治疗后就可以完全像正常人一样生活、学习和工作，成家立业。而对于一些复杂的先天性心脏病，目前也有很好的治疗方法，通过心血管内科和外科的多学科合作诊断与治疗，可以使这部分患者的生活质量及生存得到非常大的改善。

先天性心脏病患儿治疗前，生活中该注意什么

（1）要避免带先天性心脏病患儿去人多的场所，减少受感染的机会，因为大部分先天性心脏病患儿肺血多，比正常人更容易患上呼吸道感染合并肺炎。如果先天性心脏病患儿感染了，要积极治疗，避免出现细菌性心内膜炎、心功能衰竭等严重的并发症。

（2）家长要注意帮助先天性心脏病患儿保持良好的口腔卫生，及时纠正牙周炎、龋齿等方面的问题，避免细菌从牙床进入血液循环，从而侵蚀心脏，造成心内膜炎的严重后果。

（3）先天性心脏病患儿还要避免过于剧烈的运动以加重心脏负担，进而造成心脏瓣膜的损害或心功能衰竭等。

最后要提醒大家的是：先天性心脏病患儿治疗的时机和方法要由心血管儿科或心血管儿外科的专科医生来决定，以避免耽误治疗。

小儿先天性心脏病治疗，
手术时机是关键

张希 教授，主任医师，博士研究生导师，中山大学附属第一医院心脏外科学科带头人，首届中山大学名医，羊城名医，中华医学会广东省心血管外科分会第六届、第七届副主任委员，中国医师协会心血管外科医师分会第二届、第三届常务委员，《中华胸心血管外科杂志》通讯编委，《中华外科杂志》特约联络专家，曾任《中山大学学报》《中国心血管病研究杂志》《中华老年心脑血管病杂志》编委。

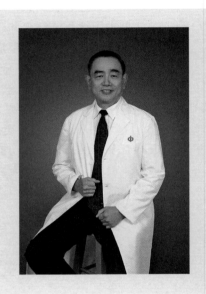

孩子心脏有问题，家长都特别揪心。做手术，担心手术有危险；不做手术，又担心病情越来越严重。其实家长不必过分担心。如今先天性心脏病手术疗效不错，孩子进行手术后，绝大多数都能正常生活。

为什么孩子会得先天性心脏病

目前，先天性心脏病的病因还未完全明了。可能与遗传、环境等有关，也可能与妈妈在怀孕 12 周以内服用了不恰当的药物或感染了病毒、细菌有关。先天性心脏病的发病率为 0.3%～0.6%，每年新增 15 万～20 万的患儿。

先天性心脏病必须要手术吗

目前，药物只能缓解先天性心脏病的某些症状，并不能治愈先天性心脏病。根据解剖、临床、病理、生理，先天性心脏病有不同的分类：①左向右分流畸形；②右向左分流；③错位畸形；④梗阻性反流畸形。复杂畸形包括一个以上的病理、生理改变。另外，先天性心脏病还可分非发绀、发绀型。

两类常见的先天性心脏病

（1）非发绀型先天性心脏病。非发绀型又可细分为无分流型，如肺动脉狭窄和左向右分流型心脏病。左向右分流型心脏病，通俗理解就是由于心脏左、右心之间存在异常通道，以致血液出现从左向右的分流。常见的房间隔缺损、室间隔缺损、动脉导管未闭，都属于此类。

（2）发绀型先天性心脏病。患者的左、右心之间也有异常通道，以致血液从右向左分流，或双向分流。患儿往往会出现发绀，即口唇、指甲等呈青紫色。

对于左向右分流型心脏病，治疗主要看血液分流的严重程度。如果分流量比较小，对血流动力学、生长发育的影响不是很大，可以先进行观察；如果分流量比较大，严重影响孩子的生长发育，及其他器官功能，或复杂畸形的先天性心脏病，建议及时进行手术治疗。对于发绀型心脏病，也要取决于患儿病情的严重程度，手术时机取决于病变的严重性。

实际上先天性心脏病的分类及病变有很多种，有的较简单，有的复杂，很难简单描述其病变的范围和程度，建议应及时带患儿去专科医生处就诊，以得到及时的诊治。

什么时候适合做手术

手术时机主要取决于病变的程度。对于病变程度比较严重的先天性心脏病，其严重影响心脏功能、血流动力学、生长发育及引起肺动脉高压的，建议出生后尽早做手术。复杂先天性心脏病若不治疗，约30%的患儿出生1个月后会死亡，约60%的患儿1年内会死亡。

对于病变程度不是很严重的先天性心脏病，建议在学龄前进行手术，可以纠正心脏的解剖异常，减少引起病理改变。这时候，患儿比较大且听话，对手术的配合程度比较高，手术后可以使孩子更好地融入正常校园生活。

对于小分流量的室间隔缺损等，不影响血流动力的可以进行观察，但由于可能引起感染性心内膜炎且有杂音的存在，影响生活及今后工作等，也建议手术。

手术方法有哪些

手术方法主要有常规体外循环手术、低温停循环、体外循环不停跳、腔镜手术、微创手术介入封堵、心脏移植及其他杂交手术等；也可按解剖纠治情况分为手术矫治、姑息手术、分期手术；或按病情分为急诊手术、限期手术、择期手术。

先天性心脏病手术危险吗

目前，先天性心脏病手术已经相当成熟，不必过分担心。以往患儿基本都要进行开胸手术，如今可以用微创介入的方法，包括球囊扩张、置入封堵伞装置，创伤更小、风险更低。手术方法可分为根治术、姑息性介入手术等。不是所有先天性心脏病患儿都适合使用介入手段，应听从专科医生的意见。

有些家长担心手术麻醉会影响孩子的生长发育。其实，并不会发生这样的情况。

特别提醒，不能因为担心手术可能出现的问题而回避手术。部分家长讳疾忌医。实际上，能及早发现孩子心脏有问题，是值得庆幸的事。新闻常常报道，有的孩子平常看似很健康，跑完长跑后却突然倒下不治，很可能是因为心脏有潜在问题。

手术后孩子能运动、正常生活吗

整体来看，先天性心脏病的治疗效果让人满意。及早治疗矫正畸形后，孩子一般都能过正常人的生活，体育锻炼、上学、工作、结婚生子都不会受到影响。但如果错过了理想的治疗时机，疗效则较差。

有些患儿本来病情并不算复杂，但由于错过了最佳治疗时间，导致肺循环血流增加，引起肺动脉高压，最后导致肺动脉病变不可逆，以致要进行心肺联合移植大手术。

手术后就不必再看医生了？

临床上，很多患儿手术后家长就不再带孩子去医院复诊了，这种做法是不对的。手术后早期，最好 1 个月去医院复查 1 次。如果本身病情复杂的，更应该 1 ～ 2 周复查 1 次。

通过复查，医生可以判断孩子是否出现并发症，一旦出现可及时处理。还可以根据孩子的状况，判断是否需要调整用药或停药，并能给予专业的生活指导，如是否能进行体育锻炼等。待孩子情况稳定后，复查频率可以逐步降低。

肝母细胞瘤患儿
越来越多，如何早识别

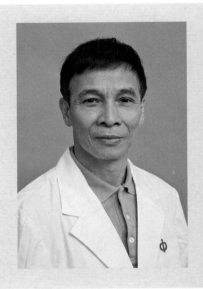

刘钧澄 教授，主任医师，国家卫生健康委员会儿童恶性肿瘤（实体肿瘤）专家委员会委员，广东省健康管理委员会副主委，广东省抗癌协会儿童专业委员会顾问。

3 岁以下的儿童脾胃比较虚弱，饮食不节制、消化功能差常会引起腹胀。因此当孩子出现腹胀时，家长的第一反应就是胃肠问题。但如果治疗一段时间后腹胀不见好转，反而更严重，最好去做个超声检查看看肝脏，因为曾经比较罕见的肝母细胞瘤在近年来的发现病例却越来越多。

3岁以下高发，典型症状是腹胀

肝母细胞瘤是一种具有多种分化方式的恶性胚胎性肿瘤，肝母细胞瘤多见于婴幼儿，3 岁以下是高发年龄，尤以出生 1～2 年最多见，男孩居多。在过去，肝母细胞瘤被认为是一种比较罕见的儿童恶性疾病，即使在中山大学附属第一医院这样的大型医院，在 20 世纪 80 年代，一般几年才碰上 1 例，90 年代时每年平均有一两例。但从 2000 年开始患例就明显增多，2010 年后更是逐年增多，近几年则每年约收治 50 例肝母细胞瘤患儿。

这个病的发病原因至今尚不清楚，目前认为是组织胚胎发育不完全导致的。初发病时的典型症状就是肚子越来越大，虽然病是发生在肝脏上，但儿童并不会出现黄疸，也不会发热、哭闹，因此常常会被当作消化不良而未得到家长的重视。等到治疗胃肠一段时间后，仍不见好转，患儿肚子越来越大，家长才开始警觉。这也是肝母细胞瘤发现时往往肿瘤已经长得很大了的原因。只有极少数病例是在儿童参加体检或是因为其他疾病做检查时意外发现的，这种情况下发现的病灶往往比较小。

儿童肝脏上的恶性肿瘤与成人的肝癌不同

儿童的肝母细胞瘤的确是长在肝脏上的肿瘤，这自然就会让人联想到成人的肝癌，而且它也会像肝癌一样引起肿瘤标志物——甲胎蛋白的异常升高。有些家长甚至是基层医院的医生会因此认为这种病既然类似成人的肝癌，长期生存率肯定不高，弄不好就人财两空，还不如不治。

其实这两种病还真不是一回事，两者有显著的不同。一是成人的肝癌大多是经过乙肝、肝硬化发展而来的，因此患者大多伴有肝硬化，这也是治疗预后不好的一个原因；但儿童的肝母细胞瘤则不存在这一问题。二是儿童的肝母细胞瘤对化疗的敏感性远远高于肝癌。因此，儿童的肝母细胞瘤的长期生存率要远远高于成人肝癌，治疗有效率可高达80%，5年生存率达80%。在临床上，早些年接诊治疗的患儿有的已经上了大学，他们一旦治愈可以像其他人一样正常生活、生育、工作。

诊断不难，治疗方案越来越成熟

肝母细胞瘤的诊断并不难，根据"腹部超声检查 + 抽血检查甲胎蛋白"可做出初步判断，MR 或 CT 检查可对肿瘤进行分期，病理活检测是诊断的"金标准"。

经过几十年的临床摸索，中山大学附属第一医院小儿外科在肝母细胞瘤的治疗上也越来越成熟。由于大部分患儿来就医时肿瘤已经比较大，有的直径甚至已经达 20 cm 左右，直接做手术的话出血多、肿瘤易破裂污染腹腔，因此先做 2～4 个疗程的化疗再手术是更佳的选择。肝母细胞瘤对化疗非常敏感，在化疗的过程中会以肉眼可见的速度显著缩小，而且化疗还会"消灭"掉一些微转移病灶，更有利于预后。在临床上，1/5 的患儿可以直接进行手术治疗，4/5 的患儿需要先行化疗再手术治疗。

术后第一年要密切观察

治疗结束后并不能"高枕无忧"，仍需定期的复查，因为停止治疗后的第一年是复发的高峰期。复查的主要内容是影像学检查、血甲胎蛋白测定。第一年内要每个月查 1 次甲胎蛋白，每 2 个月做 1 次腹部 B 超，每 6 个月做 1 次 CT 检查。这里要提醒的是，患儿在结束治疗后，会出现短时间内甲胎蛋白值略为升高，数值一般不会超过三位数，据推测这可能是新生成的肝脏组织所释放的，家长不用恐慌。

其后的复查的频率可逐年降低，比如说，治疗结束后的第二年内可每 2 个月检查 1 次甲胎蛋白，第三年则每 3 个月检查 1 次甲胎蛋白即可。

即使患儿的肝母细胞瘤复发，仍有生存机会。对于复发转移的患儿，在超声引导下进行消融、手术、纳米刀及介入辅助的积极治疗后，两年生存率仍可达 47% 左右。

儿童肾移植，
让尿毒症宝宝重获新生

王长希 教授，主任医师，中山大学附属第一医院器官移植科主任，中华医学会器官移植学分会肾移植学组副组长、儿童移植学组副组长，广东省器官捐献与移植质量控制中心副主任、肾移植质控专家组组长。

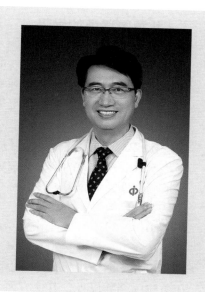

　　"尿毒症没得救"，曾经是很多患儿家长根深蒂固的观念，现在是时候改变这个观念了。我们想告诉广大尿毒症患儿家长，不要轻言放弃，相信医生，及时治疗。相信在国家政策支持和社会各界帮助下，会有越来越多的患儿通过肾移植重获新生。

儿童尿毒症还有救吗

　　儿童尿毒症又叫儿童终末期肾病，是儿童肾脏病发展到肾功能衰竭的阶段。儿童肾病早期通过小儿内科、外科及时发现，从而得到有效治疗；到了终末期，则须通过血液透析、腹膜透析和肾移植挽救患儿的生命。

　　但与成人透析治疗效果相比，儿童透析效果并不好。成人血液透析一般1周2～3次，但是儿童特别是5岁以下儿童，1周就要血液透析3～5次。同时，对透析仪器和技术要求高，中国绝大部分医院都没有开展常规的儿童血液透析。儿童腹膜透析的效果也不好，且腹膜炎发生率高，导致透析效果差。

幸运的是，儿童肾移植给患儿带来了希望，疗效比血液透析和腹膜透析好，能够最大限度地挽救尿毒症患儿的生命。

儿童肾移植的优势

与透析相比，肾移植可以长期维持患儿生命。美国统计结果显示，儿童肾移植的5年患者生存率达到95%以上，腹膜透析只有80%，血液透析只有74%。目前寿命最长的儿童肾移植患者，已经存活了52年，并且移植肾功能良好。

在我国，很多地方没有开展儿童透析，导致很多家长选择放弃。但我国肾移植疗效不比美国差，如中山大学附属第一医院器官移植科每年的儿童肾移植例数已经远超美国儿童肾移植数最高的医疗中心的手术数量，而且取得了良好的疗效。

2018—2020年，中山大学附属第一医院器官移植科每年实施儿童肾移植39～63例，截至2021年4月，已实施近40例，发展速度非常快。除了提高患儿存活，肾移植还可以改善患儿的生长发育和认知能力，除了定期服用抗排斥药物以外，其他方面大部分均与常人无异。

什么样的尿毒症患儿适合做肾移植

肾移植手术已经非常成熟，从刚出生的婴儿到80多岁的老人，都可接受肾移植，在年龄方面没有限制。根据国际权威医学杂志《新英格兰医学杂志》研究结果显示，在5岁以下接受肾移植手术，长期疗效是最好的。

在中山大学附属第一医院实施肾移植手术的患儿中，年龄最小的是出生后7个月，体重5 kg，效果良好。该婴儿因为先天的基因突变导致出生后大量蛋白尿，没有特效治疗药物，容易因反复心力衰竭和感染而死亡，即使没有肾衰也要及早做肾移植以挽救其生命。对于慢性肾脏病儿童，如果条件允许，可以不经过透析治疗直接做移植，避免透析治疗过程中的并发症，以获得最佳的肾移植疗效，这称之为"抢先肾移植"。

需要指出的是，对少部分术后有原发病复发风险可能的患儿需要谨慎，但是在经过适当的治疗之后，也可以做手术。有一些遗传性肾病合并有肝脏异常的患儿，可能要进行肝肾联合移植。

患儿等到肾源的机会大吗

目前，我国肾脏供体的主要来源是公民自愿捐献，年龄范围下至出生几天的婴儿，上至 60 余岁的老人。在原卫生部副部长黄洁夫教授等行业先驱的努力下，我国已建立了一整套中国人体器官分配与共享计算机系统（CO-TRS），采用"公平、公正、儿童优先"的分配原则，尿毒症患儿获得供体的机会比以前明显增加。

可以说，现在不缺供体，而是缺少儿童受者。这不是指我国的尿毒症患儿少，而是很多家长甚至是儿科医生，没有意识到肾移植有良好的效果，也没有了解到在国家的支持和推动下，尿毒症患儿获得供肾的机会比以前明显增加。因此，大家需要改变观念，患儿家长需要及时联系器官移植医生进行咨询。

肾移植费用高吗

事实上，成功的肾移植费用要比长期透析治疗便宜。许多尿毒症患儿的透析效果不佳，并发症多，长此以往花费巨大，家庭往往因病致贫。目前，医保基本覆盖肾移植手术费用和术后免疫抑制药物的费用。

另外，来自社会的支持也越来越多，贫困家庭可以申请社会正规慈善机构的资助，也有社会热心人士积极捐赠来救助这些患儿。

小儿烧烫伤后的正确处理方式

刘旭盛 教授，主任医师，中山大学附属第一医院烧伤外科主任，中华医学会烧伤外科分会前任常务委员，广东省医学会烧伤分会前任主任委员。

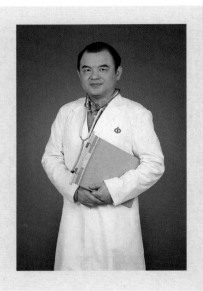

孩子活泼好动，一不小心被烧伤、烫伤了，该怎么办？面对意外，家长应该如何及时抢救，才能将伤害降到最低呢？

查一查你家是否有这些烧烫伤"陷阱"

（1）浴室里装热水的容器没有妥善放置，孩子洗澡时误碰或自行打开热水器开关。

（2）家长给孩子洗澡时，在容器里没有先放凉水后放热水，导致放了热水后在凉水还没放之前，孩子跳进水里导致烫伤。

（3）饭桌或茶几上盛装热汤、热水、热茶的餐具没有妥善放置，导致孩子被热液烫伤。

（4）电器插座位置过低，孩子接触插座或电源相关设备导致触电。

（5）煤气灶没有保护装置，孩子爱玩火，不小心打开煤气罐导致爆炸。

（6）饮水机被孩子误开热水开关导致烫伤。

出现烧烫伤怎样早期急救

（1）孩子衣服着火或有热液，第一步是先移走热源或伤害源，脱衣服的过程中避免损害皮肤表皮。

（2）小面积烧伤先用冷水浸泡或冲洗，可减轻局部疼痛和进一步伤害。

（3）保持局部清洁干燥，注意保护创面，减少细菌污染。

（4）简单护理后尽快到医院接受正规治疗。

当成人烧伤面积超过 30%，儿童烧伤面积超过 10% 的时候有可能发生休克。因为烧伤后全身的毛细血管扩张，通透性增加，造成机体液体外渗，血容量下降形成休克。

如果出现休克，要第一时间就医，医生会通过补液进行抗休克治疗，并进行创面处理和抗感染治疗。

烧伤、烫伤的部位可以涂什么

不管是被火焰、液体还是固体烧伤、烫伤，都不主张外涂酱油、牙膏、麻油、草木灰等。

正确做法是：用流动的自来水冲洗 30 分钟至 1 小时，或利用冰块局部冰敷。如果是生石灰烧伤，应先清除石灰，避免接触水形成熟石灰，释放热量而造成二次伤害；化学烧伤不宜马上用水，应采取其他方法，有些需要用特殊的中和制剂和药物来处理创面。

烧烫伤后形成的水疱能不能戳破

烧烫伤后形成的皮肤水疱，如果面积较小则无须处理；如果是较大的水疱，建议用酒精或碘酒消毒表面，用消毒针刺破水疱放水。

把大水疱刺破，一方面是减少水疱积累形成蛋白胨，以免造成细菌感染；另一方面是避免水疱太大而被碰破，导致水疱下的创面暴露，增加感染和疼痛。水疱刺破后，表皮要保留，可保护创面。

如何避免瘢痕形成

这是很多家长非常关心的问题。瘢痕的形成与创面深浅密切相关，创面越深，越容易形成瘢痕；创面越浅，越不容易形成瘢痕或瘢痕越小。如果创面较浅，可外用敷料或保护创面待其自行愈合，一般不会形成瘢痕。若创面较深需要手术植皮，则瘢痕形成的概率和严重程度将明显增加。

因此，在烧烫伤早期应尽快去除伤害源，不要加深伤害，对已经造成伤害的创面应通过冷水冲洗、浸泡、抗感染等方式减轻伤害。在治疗过程中，应尽早接受医务人员的处理，使创面不要进一步加深，并减少感染可能。

孩子的喉咙被烫伤该怎么办

咽喉烫伤的主要原因是误食。除热水外，化学性物质和有毒物质也会损伤咽喉。出现咽喉部烧烫伤后，要避免组织局部水肿造成窒息，尽快到正规医院治疗。

入院后，治疗的基本原则是保证气道通畅，包括气管插管、气管切开等措施。其他相关治疗包括使用激素帮助气道消肿、应用生长因子促进气道或食道创面愈合、通过吸痰等对气道分泌物进行引流、抗感染治疗、补充液体等。

第五篇

颈肩痛，手脚麻，养好筋骨不用怕

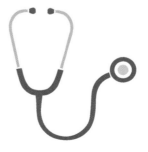

外伤后出现麻、痛、不灵活，
查查周围神经损伤

刘小林 教授，主任医师，中山大学附属第一医院显微创伤外科学科带头人，中华医学会显微外科分会名誉主任委员，中国医师协会显微外科分会副会长，国务院政府特殊津贴专家。

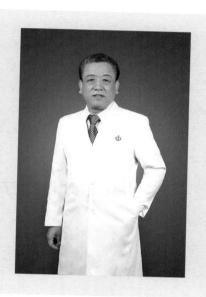

手臂上割了个口子，伤口很快愈合了，但手却一直麻、痛、不灵活，这或许是提示你的周围神经受损了。周围神经存在于我们身体的各个部位，好比身体里的电线，电线一旦受损，它所支配的区域就会产生运动、感觉障碍，如果不能及时修复，甚至会造成残疾。

什么是周围神经损伤

神经系统主要分为中枢神经（脑与脊髓）和周围神经（脑与脊髓以外的神经）。周围神经系统遭受到一些外力的损伤即为周围神经损伤，其治疗一般在医院骨科进行。造成周围神经损伤的原因有很多，如生活意外、工业事故、交通事故、自然事故等。

周围神经系统管理着人体的运动、感觉功能，以及各种对外界的感知和信息传递所要完成的动作，其功能就如同电线，电线一旦中断，相关联的电器就会丧失功能。周围神经损伤如果合并其他脏器的损伤，主要的危害就是致残。

外伤后医生为什么不马上接好神经

单独的神经损伤并不多见，一般合并有组织损伤，而神经损伤往往不是致命性的伤害，因此要优先处理直接影响生命的器官和组织损伤，待患者脱离生命危险、情况稳定下来后，再处理神经损伤。

神经损伤确诊后，需要找具备专业知识的医生判断损伤的性质、部位、类型及可以采取的处理方式，一般的神经损伤修复可以在二级以上的医院处理。但一些复杂的神经损伤的处理，如神经缺损的修复，神经功能的重建、转位、移位的手术，最好能在专业医院的专科进行诊断治疗。

神经损伤时间比较长了，还可以修复吗

正如上文所说，神经的功能就如同电线，电线一旦中断，相关联的电器就会丧失功能；电线重新连接后，电器还可以使用。但如果电线中断时间过长，电器放置过久、坏了，此时再连接电线也没有作用了。

神经损伤的修复也是同样的道理。在神经的终末组织、肌肉没有发生变性之前，神经修复后是可能恢复功能，但如果过了这个期限，修复效果就可能很差或者没有效果。因此，神经损伤修复有一定的时间限制。

治疗后多长时间可以康复

根据神经部位的不同和患者个体情况的不同，损伤恢复的时间也有所不同。一般来说，远端神经损伤的恢复比近端神经损伤的要快，年轻患者的恢复比年老患者的要快，损伤程度轻的恢复比损伤严重的要快。每个患者的康复时间需要结合临床等情况具体分析。

术后康复期患者需要注意什么

神经损伤修复后的康复训练主要分为几个方面：
（1）保持神经支配的远端的运动、感知功能恢复的训练。

（2）保持肌肉不萎缩、肌体完整性，以及关节活动性的训练。

（3）避免手术带来新的神经粘连和压迫的训练。

这几方面的康复训练做好了，神经损伤的恢复才有保障。

"手机党"手麻，不一定是颈椎病，或许是"鼠标手"

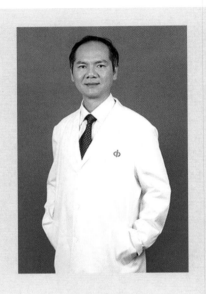

朱庆棠 教授，主任医师，中山大学附属第一医院显微创伤手外科副主任，广东省软组织生物制造工程实验室主任，国际矫形外科与创伤协会（SICOT）显微外科委员会主席，中华医学会显微外科学分会常务委员，中国医师协会显微外科医师分会周围神经修复专委会副主任委员，《中华显微外科》杂志副主编，"十四五"国家重点研发计划"诊疗装备与生物医用材料专项"神经领域咨询专家。

一旦出现手指麻木，久坐不动的"低头党"的第一反应就是"颈椎出了问题"，其实手指麻木的另一个常见原因就是腕管综合征，在过去常被称作"鼠标手"。顾名思义，其与长时间使用鼠标、腕关节和手指反复屈伸活动有关。就算你不使用电脑，长时间刷手机，腕部保持屈曲的姿势，加上手指活动过度也会诱发腕管综合征。

这些症状你占了几条

腕管综合征是正中神经受压而引起的一系列症状。临床主要表现为手的拇指、食指、中指的麻木和疼痛，觉得手指好像粘了一层黏胶，或隔着一层纸，有时候会感到手指像被针扎、火烧一样。症状多在手部长时间活动后出现，严重的患者甚至会在半夜睡觉时被麻醒，甩一甩手、活动几下缓解后才能继续入睡。

腕管综合征除了会引起手指麻木外，还可能表现为手部力量下降，比如夹菜时力气不够菜会掉下去，写字、扣扣子没那么灵活等。随着病情的加重，有少数患者甚至会出现大鱼际肌萎缩。

这里要提醒的是，颈椎病引起的手指麻木与腕管综合征的症状很相似，医生常常会通过腕部超声、颈椎 X 线或 MR、肌电图等检查来进行分辨。

腕管出问题为何会手麻

腕管综合征顾名思义其病根出在腕管部，但为何会引起手指麻木？我们手腕部位有个管腔，由底下和两侧的骨头，以及上面的腕横韧带构成。在这个截面积只有约 3 cm^2 的狭小隧道里，有 9 条控制手指的肌腱加上 1 条正中神经穿过。

腕横韧带增生变厚，或腕部骨折移位、退变增生等，都可能导致腕管管腔变窄，而压迫到正中神经；腕管内肌腱滑膜水肿、增生，或管腔内有肿物、痛风石等占位病变，也会使正中神经受压；或者正中神经本身出现病变，都可能造成该神经支配区出现感觉和运动功能障碍，引起手指麻木、疼痛、无力等一系列症状。

引起腕管综合征的原因有很多，最常见的就是腕部劳损；内分泌变化（如妊娠期、哺乳期、绝经期等，或患有糖尿病、尿毒症等）、腕部骨折或损伤、腕管内占位性病变（如风湿或类风湿、痛风、结核等引起滑膜增生，或有囊肿、肿瘤等）也可能引起腕管综合征。

这病重女轻男

腕管综合征最常发生于 30～60 岁患者，女性发病率是男性的 2～3 倍，在西欧人群中，腕管综合征的女性发病率为 3.1%～5.8%，男性则为 0.6%～2.1%，并且其峰值发病率出现在 50～59 岁的人群中。

这病为何重女轻男？一般来说，女性的手腕通常比男性小，腕部正中神经更加容易受到压迫。女性在怀孕期因为分泌的激素，尤其是松弛素的分泌会引起筋膜、肌腱、韧带及结缔组织变软、变松弛，也会压迫到正中神经。女性在哺乳期需要长时间抱小孩导致腕部过劳也会形成腕管综合征。

另有研究表明，反复使用腕部劳作的人群，如程序员、家庭主妇、木工、修理工、司机等，其腕管综合征的发病率更高，有的甚至可以达到 15%。

病情程度轻、中、重治疗方法各不同

如果是早期的腕管综合征，治疗的方法很简单，就是制动，让过劳的问题手腕好好休养，少做重复性动作，避免劳累，也可以佩戴腕部护具来帮忙。否则，就会进一步加重腕横韧带和肌腱滑膜的水肿、增生，使正中神经的压迫进一步加重。大部分早期患者通过一段时间的休养，病情可大大缓解，另外热敷、理疗等对病情缓解也有一定帮助。

通过制动，手指麻木症状仍不能缓解的，则可以考虑药物治疗。药物治疗包括消肿药物、营养神经药物。如休息和服药治疗不能缓解的，也可在病变部位注射激素和神经营养药物，也就是俗称的"打封闭"，这样的注射要在超声引导下进行，避免将针打到神经、肌腱上。"打封闭"见效快、药效持续时间长，但不建议打得过多、过频，最好不超过 3 次，每次间隔 1 个月左右。

经过以上方法治疗 3 个月仍没有改善的，可以考虑到手外科进行手术；如果患者病程长、病情重，如鱼际肌已经出现了萎缩，则需考虑直接手术。对于单纯因腕横韧带压迫引起的腕管综合征，可行腕横韧带切断术，目前最受欢迎的手术方式是，在腕横纹处开一个 1.5 cm 大小的切口，在内窥镜监视下将腕横韧带切断，这样正中神经受到的压迫自然就得到了缓解。这种手术方式创伤小、恢复快、效果明显，一般可在日间门诊进行，无须住院。

颈椎病爱上"低头族"，
专家为你解惑支招

王楚怀 教授，主任医师，中山大学附属第一医院康复医学科主任、康复医学教研室主任，中国康复医学会颈椎病专业委员会候任主任委员，中华医学会物理医学与康复分会常委兼康复教育学组组长，中华运动康复教育学院副院长，中国医师协会康复医师分会副会长。

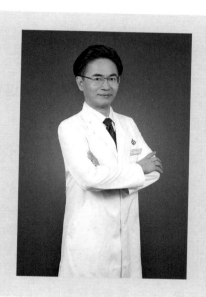

　　我国每 10 人中约有 1 人患有颈椎病，而在"低头族"人群中颈椎病发病率可增加 1 倍以上。这一原本是中老年人常见的疾病，如今有明显低龄化趋势。不少人整天对着电脑工作，闲暇还要埋头刷微信朋友圈、玩热门手游、追电视剧等，长期不健康的姿势让颈椎遭了殃，颈椎病已成为"低头族"的常见病。

鼻痒、眼花、心慌，可能犯了颈椎病

　　颈椎病是一个比较复杂的疾病，它涉及临床的很多方面。颈椎病的分型也很多，目前可以分为神经根型、脊髓型、颈型、椎动脉型、交感神经型、混合型等。
　　颈椎病的常见症状有脖子痛、肩膀痛、手麻、头晕等。如果影响脊髓的，会有手脚无力、走路不稳、漂浮感或脚踩棉花感的症状，甚至出现大小便障碍。

还有一类比较特殊的症状，即在交感神经受影响的情况下，颈椎病会引起五官方面的症状，如眼睛看不清、眼蒙眼花，喉咙有梗阻感，像过敏性鼻炎一样的鼻子痒、打喷嚏等。另外，还有一些患者会出现心慌、心跳等内脏方面的症状。

当出现这些问题时，建议先去相关专科就诊，如五官科、心内科等，如果没有发现问题，不妨去脊柱外科、康复医学科检查颈椎。

按按更舒服？颈椎有这些问题别乱按

很多人出现颈肩痛，第一时间想到的不是找医生，而是去养生馆、SPA里按摩。按摩的确是颈椎病很重要的一个治疗手段，但对颈椎病的患者按摩一定要讲究科学性。

首先，并不是所有的颈椎病患者都适合按摩，如有比较严重的脊髓型颈椎病，或是引起较严重眩晕头晕的颈椎病，要禁止或慎重按摩。

其次，对于那些适合按摩的颈椎病，也要选择合适的按摩方法。不同类型、不同严重程度的颈椎病，其按摩的方式方法不同。

再次，颈肩处的按摩是有风险的。如果仅仅只是对表浅的肌肉进行放松，这一类通常没有太大的风险；而有一类手法按摩，会移动关节，就有一定的风险。此外，颈部有很重要的血管、动静脉窦、器官，一旦手法不合适，则可能造成更严重的损伤。

因此，按摩要到有资质的正规医院或者找正规的治疗师，由他们来判断适不适合按摩，用哪种方式按摩。

得了颈椎病能在家做牵引吗

颈椎病是由颈椎退行性改变引起的，涉及椎间盘的变性甚至突出，椎间盘压力比较大，所以，颈椎牵引减压是颈椎病治疗中非常重要的一个项目，循证医学对其评价也很高。

如果颈椎病已经诊断明确，建议尽量在医院接受专业性的牵引等综合康复治疗。因为牵引的角度、重量、时间、频率都很有讲究。若在医院治疗后已经康复得差不多或者病情较轻的，又或者只是为了放松肌肉，也可以在家里进行一些简易的牵引，但最好接受专业人员的指导。

在家牵引时，注意重量要轻一些，持续的时间不要太长，出现不舒服时及时停止。时间可以选在临睡之前，如中午休息或晚上睡觉之前，这样牵引完后脖子周边的肌肉能够及时得到很好的休息，效果也会更好。

颈椎病需要做手术吗

颈椎病严重到需要做手术的概率不会超过 10%，更多的治疗还是非手术治疗方面。

非手术治疗以康复治疗为主。康复治疗需要根据患者的情况来个性化安排。常用方法有：①牵引治疗、物理因子治疗，也就是电疗、光疗、热疗等；②手法医学方面的治疗，如按摩推拿、各种流派的徒手治疗；③运动治疗、中医治疗，如针灸、中药的使用。

随着对颈椎病的进一步了解，我们发现颈椎病患者常有一个共同的特点——生物力学方面的不良。因此，目前越来越多的医生认为，在颈椎病的治疗上，力学的调整及运动锻炼更加重要。

一个简单动作，保护"低头族"

目前，由于手机、电脑的普遍使用，学习、工作节奏较紧张，"低头族"十分常见。长时间低头影响健康，多些抬头、仰头动作，可以弥补或减轻低头带来的一些不良影响。

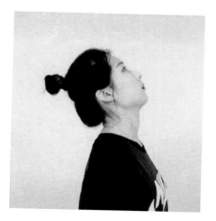 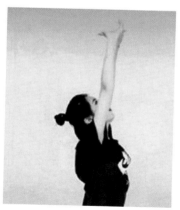

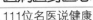
长时间需要低头的人，要每隔半个小时至 1 个小时应仰起头来放松一下。有条件的可以离开工作台，做一些颈椎的伸展动作；没条件的也可以在原位上抬起头来做一些伸展性的动作，如仰头或是在原位上做一些颈部的体操。

体操锻炼是防治颈椎病简单而又有效的重要方法。如果没有特别的不适，只是为了保健，常见的"米"字操或"米"字操的改良版都是可行的；颈椎病患者则必须在专业人员指导下锻炼。在锻炼过程中要注意感受，如有不舒服或不良反应，要及时停下来，咨询专业人员。

骨肿瘤极易被误诊，
骨关节持续疼痛一定要小心

沈靖南 教授，主任医师，中山大学附属第一医院骨肿瘤科主任，中国抗癌协会肉瘤专业委员会候任主任委员，中华医学会肿瘤学分会骨肿瘤学组副组长。

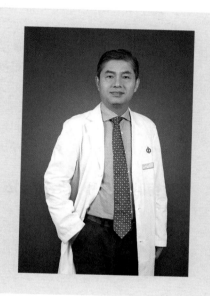

　　骨肿瘤是指发生在骨骼及周围软组织的瘤。一般来说，骨肿瘤可以分成四类：一是良性肿瘤，如骨软骨瘤；二是中间性骨肿瘤，如骨巨细胞瘤；三是恶性骨肿瘤，如骨肉瘤；四是转移性骨肿瘤，乳腺癌、肺癌、肾癌等肿瘤到了晚期都会转移到骨，又称为骨转移癌。

骨肿瘤痛吗，疼痛有什么特点

　　良性的骨肿瘤多半不会痛，会痛的往往是恶性骨肿瘤。这种疼痛有的时候很容易跟其他的病变混淆，如外伤的疼痛。外伤引起的疼痛会随着时间的推移逐渐减轻；骨肿瘤的疼痛却是相反的，开始的时候可能是隐隐的痛、不规律的痛，但随着时间的推移，疼痛会逐渐加重，甚至睡觉都痛。

　　因此，若休息后疼痛不能缓解，就一定要小心了，应尽快到医院就诊，检查是不是骨肿瘤。发现得越早，治疗效果越好，所受的痛苦就越轻。

如何诊断骨肿瘤

诊断骨肿瘤一般来说要通过三个方面：①临床表现，看有无疼痛、肿块；②影像学检查，如 X 光、MR、CT 等；③穿刺活检，病理学、细胞学的诊断。

一般来说，大部分病例通过这三个方面可以得到确诊，但少数情况下，尤其是在早期，病变还不是很明显的时候，医生单纯从临床上或者从影像上，甚至通过病理活检都不能诊断骨肿瘤。

这时需要骨肿瘤科医生、影像科医生、病理科医生一起讨论病例，我们称之为"三结合诊断"，也可以说是多学科诊断。这是诊断早期的，尤其是疑难的骨肿瘤病例的最有效办法。

骨肿瘤有哪些治疗方法

骨肿瘤的种类很多，它的治疗方法也是非常多样化的。

良性肿瘤可以做刮除或局部的切除，称之为病灶内或瘤内手术。

中间性肿瘤除了刮除和切除之外，还要做边缘灭活处理，称之为边缘手术。

恶性肿瘤一般采用广泛性切除，除了切除肿瘤之外，还要将它周围可疑的反应区切除。

如果恶性肿瘤的范围很广泛，肿块很大，大到主要的神经血管都无法保留的时候，要想彻底切除肿瘤，那么血管神经就不得不被切除，肢体就没有办法存活，需要截肢，通过损失一个肢体，保证完整切除肿瘤，从而挽救生命。

实际上，对于恶性肿瘤，单纯的手术有时还不够，还需要借助其他辅助治疗，如化疗、放疗、介入、靶向治疗、免疫治疗等。

骨肿瘤术后需要注意些什么

一是营养支持。恶性的骨肿瘤主要是因为自身的抵抗力或是免疫系统出现了漏洞，发现不了突变的肿瘤细胞，因此肿瘤越长越大。术后患者应加强营养，蛋白质、维生素等要摄入充足，饮食多样化。蛋白质是生产免疫细胞的重要成分。不要顾忌"发物"一类的说法，鸡、鸭、鱼肉各种富有蛋白质的煮熟食物都可以吃。

二要注意活动量。恶性的骨肿瘤做了广泛切除，做了人工假体植入，只是为了帮助患者保留肢体，保留一定的活动功能。但是这些关节假体不能跟患者自己的骨头长在一起，会有松动的问题。因此，一旦做了这样的手术，患者只适合做最基本的活动，不要过度运动，以免引起假体过早松动。

帮助骨癌患者，希望大家来援手

来自贫困家庭的患者，尤其是孩子，常常因为筹不到钱而不得不选择截肢，因为截肢是最省钱、最简单的治疗方法。

对这些患者的境遇，我们非常心痛。实际上，我们是有技术来保住他们的肢体的，但是因为没有钱，他们便失去了治疗的机会。

经过多年的努力，我们建立了国内第一个专门抗骨肿瘤的救助基金会——广东省润希靖南抗骨癌基金会。这个基金会资助那些来自贫困家庭的患者，帮助他们度过最需要的治疗难关。目前，我们已救助了40多个孩子和成人。他们大部分都已经恢复了正常的工作、学习。

但基金会目前在救助能力上还与现实需求有一定差距，我们也希望能得到社会各界的帮助，希望大家一起伸出援手，共同救助国内更多贫困的骨肿瘤患者。

骨肿瘤首诊首治至关重要，
关乎能否保肢保命

尹军强 教授，主任医师，中山大学附属第一医院骨肿瘤科副主任，中国抗癌协会肉瘤专业委员会委员，广东省医学会骨科分会青年委员会副主任委员，广东省杰出青年医学人才，广州实力中青年医生，中山大学附属第一医院柯麟菁英人才。

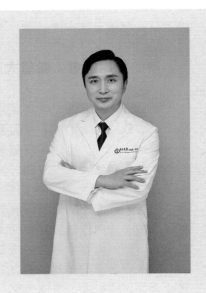

　　来源于骨与软骨的恶性肿瘤占全身恶性肿瘤的 0.5%～1.0%，正是因为骨肿瘤的发病率相对较低，大多数患者包括基层医生均无相关经验，往往导致治疗不规范，影响了患者的生存期。

　　骨肿瘤发现得越早，治愈率就越高，规范化综合治疗是骨癌患者治愈的关键。首诊首治直接关系患者能否保留肢体功能、提高疗效，治疗的最佳时机为第一次手术。采用以手术为主结合放化疗的综合个体化治疗方案，可使患者得到根治性治疗。

　　早期规范的诊断和治疗，可使骨癌患者保肢率达到90%以上，5 年生存率约为60%。因此，建议骨癌患者一经诊断就到有开展骨肿瘤专业诊治的综合性医院进行规范化治疗。

骨癌青睐一"老"一"少"

原发骨癌常见于骨骼快速生长的青少年，年龄一般为 12～18 岁，男性略高于女性，好发部位为膝关节周围和肩关节周围，即股骨远端、胫骨近端和肱骨近端。常见的原发性恶性骨肿瘤包括骨肉瘤、软骨肉瘤、尤文肉瘤等。

骨转移癌好发于 50 岁以上的中老年人群，常有明确的其他系统或器官的恶性肿瘤病史，也可以骨骼系统转移为首发症状继而确诊原发病变。常见的容易发生骨转移的恶性肿瘤分别是肺癌、乳腺癌、甲状腺癌、肾癌、前列腺癌。常见的转移部位分别是脊柱、骨盆、四肢长骨和肋骨。

骨肿瘤有怎样的表现？

原发性骨肿瘤常见的症状为发病部分的疼痛、肿块和功能受限。疼痛常为固定位置的、没有明显诱因的、快速进展的静息痛，夜间睡眠及安静状态下明显，休息或制动无法缓解。肿块质硬、固定、生长快速，肿块表面皮肤发热，可有浅表静脉怒张。发病部位关节活动渐进性受限，有时可因出现病理性骨折而表现为疼痛和功能受限突然加重。

骨转移的常见症状主要为转移部位的持续性疼痛，其程度逐渐加重，无法通过休息或者一般的止痛药物缓解，有时亦可出现转移部位的肿块和病理性骨折，发生于脊柱的病理性骨折可合并脊髓和神经根的损伤，从而出现截瘫或马尾神经根受压的表现。

诊断骨癌需要做哪些检查

骨癌往往需要做影像学评估、实验室检查，必要时要做病理活组织检查。

影像学检查包括常见的 X 线检查、CT 检查及 MR 检查，必要时需要全身骨显像（ECT）和 PET/CT 评估全身情况。

实验室检查包括血常规、尿常规、凝血常规检查，生化及骨代谢相关指标的检查，如碱性磷酸酶（ALP）。

病理活组织检查分为穿刺活检、切开活检和切除活检。病理诊断对治疗方案的选择起着关键作用。穿刺活检是目前骨肿瘤专家获取术前病理诊断的主要途径。与切开活检相比，穿刺活检具有简便易行、经济有效、并发症少、成功率高的优点，无须住院，通常在局部麻醉下即可完成，造成肿瘤播散的可能性极低。

骨癌如何治疗

常见的原发骨癌，如骨肉瘤、尤文肉瘤等往往需要术前新辅助化疗、广泛切除的手术、术后辅助化疗等，整个疗程需要 8 ～ 12 个月。最新靶向药物、免疫治疗药物等新治疗手段的出现，也可以使大多数骨癌患者获益。

骨转移癌患者往往需要多学科综合规范化治疗，生存期往往取决于原发灶的情况及对化疗是否敏感等。例如，肺癌、乳腺癌患者如果对化疗敏感，加上彻底地切除病灶，发生骨转移后生存时间仍比较长，可以存活 10 年甚至 20 年。尤其是单发骨转移癌患者，经手术等综合治疗后，能极大限度地缓解疼痛，提高生活质量，延长生存时间。

常见骨癌诊治误区

（1）诊断不明的情况下做"小手术"或切开活检，使患者丧失保肢手术和长期生存的机会。

（2）不正规的化疗更容易诱发化疗耐药，延误治疗的最佳时机。

（3）在手术后适当地应用中医中药进行辅助治疗，能调血理气、增强免疫功能。但是，如果听信偏方，希冀单纯依靠局部中药外敷和内服中药，只能延误治疗时机。

（4）也有些患者甚至基层医生认为骨癌是不治之症，因此放弃治疗，贻误了最佳治疗时间，这也是骨癌患者预后差的原因之一。

癌症转移到脊柱，还有救吗

万勇 教授，主任医师，中山大学附属第一医院脊柱外科主任，骨－显微外科医学部副主任，中华医学会骨科学分会微创外科学组委员，中国脊柱脊髓损伤专业委员会脊柱肿瘤学组委员。

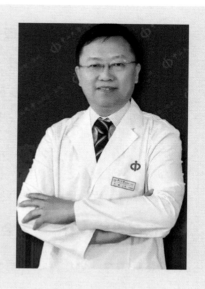

对于癌症患者来说，最怕听到的消息之一是：癌症转移了。临床上，相当一部分癌转移患者，其癌症都是转移到脊柱。但即使怕癌症转移到脊柱，也不一定意味着病情到了晚期、没救了。癌症患者应对医生的专业治疗抱有信心。

哪些癌症易转移到脊柱

常出现脊柱转移瘤的癌症主要有乳腺癌、肺癌、甲状腺癌、前列腺癌、胃癌、肠癌等。这类患者应特别留心。

癌症患者应警惕腰痛

很多癌症患者会咨询：有办法预防癌症转移到脊柱吗？很遗憾，目前并没有明确的措施可预防癌症转移到脊柱。不过，加强锻炼、健康饮食和良好的生活环境，还是有助于降低脊柱肿瘤的发病率的。

对于癌症患者来说，特别要注意的是，当经常感到腰背部疼痛，都应该注意脊柱转移瘤的可能性，应及时到医院就诊，排查病因。因为绝大部分早期的脊柱转移瘤没有显著症状，很多患者都是因为不典型的腰背部疼痛而发现肿瘤的。

治疗效果如何，要看原发肿瘤

癌症真的转移到脊柱，也并不意味着被判了"死刑"，仍有很多种治疗方法。脊柱肿瘤的治疗效果主要看原发肿瘤的类型，相当一部分的治疗效果是不错的。例如，甲状腺癌、乳腺癌、前列腺癌，其疗效大多不错，因此，对其转移到脊柱的肿瘤，通过手术切除、放化疗后，再进行原发肿瘤的治疗，患者往往也可以长期生存。还有目前很常见的肺癌，如果原发肺癌对靶向治疗效果比较敏感的话，转移到脊柱后，脊柱肿瘤的治疗效果也比较好。因此，并不是说转移到脊柱的肿瘤都是晚期、治疗效果不佳的。

得了脊柱肿瘤，一定会瘫痪吗

众所周知，脊柱保护着脊髓，而脊髓属于人体的中枢神经系统。脊髓受伤，很可能导致瘫痪。很多患者担心，当癌细胞转移到脊柱会造成瘫痪。但这种情况是否会发生，主要看三个方面：

一要看肿瘤的生长方向。如果肿瘤往椎管内生长，压迫脊髓，有可能出现脊髓的神经症状，如上下肢无力，甚至瘫痪；如果肿瘤是往脊柱外生长的，就不会压迫脊髓。

二要看治疗时间。如果能赶在肿瘤压迫脊髓，造成瘫痪之前，及时手术治疗，也不会造成瘫痪。

三要看是否及时稳定脊柱。有些肿瘤对骨的破坏性很大，使骨的结构、稳定性遭到破坏，不能负重，就会引起病理性的骨折，造成瘫痪。如果能及时发现，并通过手术内固定来预防骨折，便不会产生瘫痪。

瘫痪了，还有机会站起来吗

万一瘫痪了，也未必是永久性的。在脊柱外科，有一个临床"时间窗"的概念。一般认为，在完全瘫痪的3天至1周内，若得到及时的治疗，则有可能及时恢复；如果瘫痪已经发生了1周，出现双下肢不能运动、大小便失禁，就可能变成永久性瘫痪。所以说，及时就医是关键。

得了老年骨性关节炎怎么办

傅明 教授，主任医师，中山大学附属第一医院关节外科主任，广东省医学会关节外科分会副主任委员，广东省医师协会骨科医师分会副主任委员。

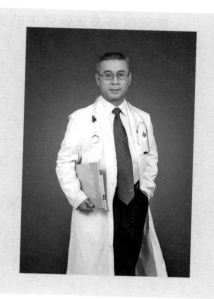

老年骨性关节炎是中老年人的常见病，先天 O 型腿、X 型腿的人群由于关节受力不均匀，膝关节较容易出现磨损，因此可能会比其他人更易、更早出现老年骨性关节炎。这一类人群应从年轻时就要注意保护关节，尽量避免进行剧烈的运动。

老年骨性关节炎除了痛，还有哪些症状

老年骨性关节炎的直接成因是关节软骨的退变破坏，最显著的表现是疼痛，这也是患者前来就诊的主要原因；其次是关节畸形，如常见的膝关节内翻畸形，即俗话说的 O 型腿；最后是功能障碍，患者关节活动功能可能会受到一定的限制。还有部分患者在炎症发作时可出现关节肿大等症状。

老年骨性关节炎能治愈吗

老年骨性关节炎是关节软骨退变的结果，要想彻底治愈，这跟返老还童

一样，目前来说都是不可能的。治疗的目的是缓解症状，尽量让患者能有较为正常的工作和生活，而非治愈。

如何区分老年骨性关节炎和类风湿性关节炎

这是两种不同的疾病。老年骨性关节炎虽可累及全身，但多见于膝关节、髋关节和手指关节，患者主要是中老年人；类风湿性关节炎则多见于年轻人，老年患者则常表现为关节疼痛和严重变形，类风湿性关节炎作为一种全身性疾病，可累及几乎全身所有关节。

要想区分两者，最直接的方法就是抽血化验，类风湿性关节炎患者血液中的类风湿因子会升高，这是具有特异性的。

能忍痛，还需要吃止痛药吗

药物是治疗老年骨性关节炎十分重要的一环，临床上使用的止痛药物不是普通的止痛药，而是非甾体类的消炎镇痛药，它的功效不仅是止痛，对关节内炎症反应也有很好的抑制作用。

这类药品分为外用和内用两类。一般先使用外用药。内用药可能会对胃肠道和心血管带来副作用，患者有时需要适当使用胃肠道保护药物，但不能因此就排斥使用消炎镇痛类药物。

病情不重的老年骨性关节炎有哪些治疗方法

根据患者的病情程度，老年骨性关节炎的治疗方法也有所不同。早中期患者，以调整生活方式的基础治疗为主。患者应尽量避免损伤关节的运动，如爬山、爬楼梯、下蹲等，同时可以适当做一些有氧运动及锻炼关节周围肌肉的运动。此外，还可以配合理疗，减少患者急性期的疼痛，这些是老年骨性关节炎治疗的基础手段。

在此基础上，患者需要配合服用消炎镇痛药物。有些患者会从外国购买氨糖类药物服用，这类药物对软骨有一定的修复作用，但作用有多大还存在争议，不要认为吃了这类药物就可根治老年骨性关节炎，这不现实。

此外，还可向关节腔内注射药物，较常见的是注射玻璃酸钠，起到营养、润滑关节的作用，有一定的临床效果，副作用也不明显，但这属于有创治疗。还有患者会选择注射激素，然而长期使用可能会导致关节软骨退变加快，建议一年内使用不要超过 2 次。

手术就是换人工关节吗

若保守治疗效果不好，最后可考虑手术治疗。手术方式也有很多种，包括：

（1）关节镜手术。可清理关节腔内的炎性物质和碎裂的软骨等，但对软骨损伤严重的患者而言效果一般。

（2）矫形手术。可采用截骨方式，将畸形的骨关节矫正到较正确的形态，减轻甚至消除患者的疼痛。此类手术创伤较大，多用于年轻患者。

（3）融合手术。即是将关节"焊死"，这种手术弊端明显，术后关节无活动功能，患者基本无法接受。

（4）人工关节置换。属于最终的治疗手段，它有严格的手术指征，并不是想做就能做的，多用于高龄且疼痛严重的患者。人工关节有使用寿命，使用一定年限后因人工关节磨损松动，可能需要二次手术，重新翻修置换。人工关节能使用多久，与产品的材质、手术是否精准、患者体重、日常生活方式等有关，是一个综合性因素，并不是越昂贵的产品使用寿命就越久。二次翻修手术与首次手术相比，手术难度将成倍增加。因此，若患者不存在疼痛而仅是畸形，或是年龄较小，均不建议进行这种手术。

老年骨性关节炎能预防吗

首先需要明确的是，关节软骨老化蜕变是必然的生理规律，很难做到绝对的预防，但可以推迟它的出现及延缓它的恶化。

对下肢关节有问题，如先天 O 型腿、X 型腿的人群而言，由于关节受力不均匀，容易出现磨损，因此可能会比其他人更易、更早出现老年骨性关节炎。所以这一类人群应从年轻时就要注意保护关节，避免进行过度剧烈的运动。而对于已经出现症状的患者，则应遵循医嘱调整生活方式，尽量少爬山、爬楼梯，少做下蹲等动作，这都是延缓病变进展的必要手段。

膝关节疼？你想知道的都在这里

盛璞义 教授，主任医师，双博士（中山大学和芬兰坦培雷大学），中山大学附属第一医院骨科医师学院副院长，骨科 - 显微外科医学部副主任，广东省医师协会骨关节外科医师分会主任委员。

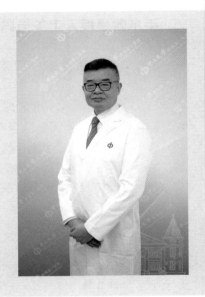

引起膝关节不适最常见的疾病为膝关节骨性关节炎，多见于 50 岁以上的中老年人群。其主要表现为长期反复膝关节疼痛，活动、下蹲及上下楼梯时加剧，休息后可缓解。在我国，膝关节骨性关节炎的患病率为 8.1%，全国约 1.2 亿人受膝关节骨性关节炎疼痛的困扰。除此之外，膝关节周围肌肉拉伤、半月板损伤等也可引起膝关节不适，常见于年轻人。

引起膝关节不适的原因有哪些

（1）年龄。这是最明显也是最常见的原因。大部分因膝关节疼痛到门诊就诊的患者多为中老年人。好比一辆小轿车，使用时间长了，零件的磨损、老化是难以避免的。膝关节经过长期、反复的活动会磨损，进而会出现不适、疼痛。

（2）体重。当小轿车长期载重量大，就会零件磨损、老化快，使用寿命缩短。同样，膝关节为"轴承"关节，即人体的主要负重关节。体重越重，负重量越大，在同样使用时限内，膝关节磨损也越快。

（3）运动。运动量大，活动量超过膝关节正常承受范围，长期超负荷、过量活动都可能导致半月板、交叉韧带等软组织损伤，加速膝关节退变。

（4）创伤。膝关节因运动、车祸出现外伤后，经过治疗便不再是"原装的"，随着时间推移可出现膝关节不适。

（5）性别。膝关节不适感多见于女性，目前原因尚不清楚。

（6）全身性疾病。除了膝关节以外其他关节也有不适的，如晨起手指僵硬，应注意有无全身性的系统疾病，如类风湿性关节炎、痛风。

膝关节不舒服找谁看

（1）骨科。骨科医生会开具口服药物、外用药物来帮助缓解膝关节不适。当出现关节畸形、关节内弹响，或长期保守治疗后膝关节仍不适时，骨科医生会考虑手术治疗。

（2）康复科、中医正骨。膝关节不适程度较轻或经骨科医生诊断后建议保守治疗的，可以用理疗、按摩等手段缓解不适。

（3）风湿内科。出现全身多关节疼痛、关节晨僵时，要警惕类风湿性关节炎，应到风湿内科就诊。

膝关节不舒服需要做什么检查

（1）医生查体。医生通过体格检查可以排除或解决很多问题，避免不必要的花费。

（2）X光检查。是最基本、性价比最高、信息量最大的检查手段，可呈现膝关节骨性结构全貌，能够诊断或者排除大部分疾病。

（3）CT、MR检查。CT可提供更多的骨性结构细节，MR适合检查软组织病变，如半月板、交叉韧带病变。不建议首诊就"杀鸡用牛刀"，只做CT或者MR。

膝关节不舒服应怎么处理

（1）及时就医。膝关节不舒服的原因有很多，除了膝关节局部病变外，可能是全身性疾病的一种表现。在不了解的情况下，切忌私自使用药物或通过互联网等手段自我诊断。应及时、尽快到医院就诊，待医生明确病因后再做下一步处理。

（2）适量运动。膝关节不舒服常与年龄、运动量过大相关，门诊就诊时常见的处理方法是建议休息观察、停止剧烈运动。但大部分患者认为休息就是停止所有运动，这种观念是错误的。急性期疼痛不适时，建议尽量不运动；当不适感缓解时，可进行与自身匹配的运动量的运动。当运动时再次出现膝关节不适或不适感加重时应停止运动，下次运动应避免超过此运动量，其后逐渐增加运动量，循序渐进。

（3）减少负重。膝关节为主要的承重关节，尽量减少负重，尽量避免深蹲、上下楼梯等使用膝关节较多的动作。

（4）物理治疗。当膝关节不适较轻时，排除肿瘤等疾病后，可进行适当的物理治疗。

（5）口服药物。当膝关节疼痛影响生活、睡眠、工作时，可口服消炎镇痛药物改善症状，缓解不适感。

（6）关节腔注射。关节"润滑油"透明质酸钠作为黏性补充剂，将其注射到关节腔内可缓解关节疼痛，增加关节滑润。

（7）手术治疗。经保守治疗后膝关节仍疼痛难耐，或畸形严重影响生活，可考虑手术治疗（截骨矫形、关节置换等）。

痛风性关节炎不痛了，
还需要治疗吗

何爱珊 教授，主任医师，中山大学附属第一医院运动医学科主任，广东省医学会运动医学分会常务委员，广东省医师协会运动医学分会副主任委员。

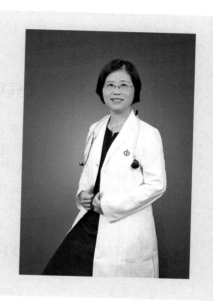

"痛风"的大名想必很多人都听说过，而痛风性关节炎则是痛风患者出现关节受累，发作时患处红肿热痛，十分煎熬。痛风性关节炎的产生与饮食习惯有很大的关系，控制饮食及药物治疗是治疗的重要手段。

痛风性关节炎有哪些症状

痛风性关节炎会引发局部关节的红肿热痛，好发于手足小关节及踝关节、膝关节、肘关节，常造成关节的活动功能受限，严重的甚至会使关节活动功能丧失，造成残疾。

哪些人容易患痛风性关节炎

一般来说，喜欢喝酒（尤其是啤酒），喜欢吃海鲜、大鱼大肉的中青年男性，比较容易有血尿酸水平的增高，从而发生痛风性关节炎。

痛风性关节炎需要长期服药治疗吗

如果患者血尿酸水平很高，经常出现痛风性关节炎发作，就需要长期服用药物使血中的尿酸控制在较低的水平，才能避免痛风性关节炎的反复发作。

疼痛难耐时如何缓解症状

疼痛难耐说明正处于急性发作期，首选用药是非甾体类抗炎镇痛药，如扶他林、安康信等。加用秋水仙碱，可以更快地控制炎症。但使用秋水仙碱容易出现副作用，如果患者服药时出现腹泻等应立即停药，因此，秋水仙碱只适宜短期用药。如果使用以上两类药物的效果都不佳，可以加用糖皮质激素。

关节不痛了还要继续治疗吗

关节不痛了说明正处于缓解期，缓解期也需要治疗，治疗的主要目的是避免痛风性关节炎的反复发作，可以通过服用降尿酸的药物使血尿酸维持在一个比较低的水平。

什么情况下需要手术治疗

如果患者的痛风性关节炎反复发作，尿酸盐结晶沉积在关节及关节周围，影响了关节的功能或是外观，就有必要进行手术治疗。

手术有哪些类型

痛风性关节炎的手术治疗主要是切除痛风结节肿物。

如患者出现膝、肘、踝等大关节痛风结晶大量沉积，以及活动功能受限等情况，则需要做关节镜手术治疗，可通过微创手术来清除关节内的痛风结节。如关节损伤严重，丧失行动功能，则需要做关节置换手术治疗。

手术治疗有无禁忌证

手术治疗痛风性关节炎一般没有明显的禁忌证，但在痛风的急性发作期，不适合进行手术，这时手术反而会延缓术后康复的速度，延长发作的时间。

另外，如果身体状况较差，不能耐受手术的患者也不适合手术治疗。

治疗后容易复发吗

如果患者治疗后不能控制饮食，或是没有用药控制尿酸水平，血尿酸仍处于较高水平，则容易出现痛风性关节炎的反复发作。

哪些能吃，哪些不能吃

痛风性关节炎的患者要以健康清淡饮食为主，多喝水，少饮酒，避免吃含嘌呤高的食物，如啤酒、海鲜、动物内脏、老火汤，少吃一般肉类、豆制品、香菇等，多吃水果、蔬菜。

当然荤腥类食物也不是完全不能吃，为了保证营养，痛风性关节炎患者可以适当多食用牛奶、鸡蛋等食物，这类食物既不会含有过高的嘌呤，同时还能满足患者的营养需求。

日行数万步？当心**膝关节报废**

廖威明 教授，主任医师，中山大学附属第一医院骨科显微外科医学部学科带头人，Sicot 国际矫形与创伤学会中国部关节学会副主任委员，《中华关节外科》杂志副主编。

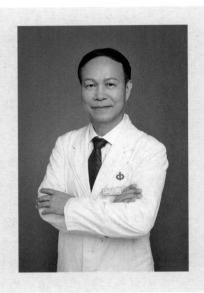

为了能在"微信运动"里榜上有名，甚至登上封面，不少人化身"暴走一族"，不顾身体条件过度运动，走着、跑着关节就出状况了，一些老年人的关节甚至就"报废"了。

当膝关节疾病进入终末期，经过保守治疗或其他保留关节的外科干预都不能解决关节的问题时，就要考虑人工关节置换手术。

人工关节技术成熟吗

早在 100 多年前，就已经有了人工关节的雏形，但直到 20 世纪五六十年代，才出现现代髋、膝人工关节的飞跃发展。近 30 年来，人工关节的发展速度非常快，主要体现在三大方面：

（1）可相对长期使用。随着人工关节的设计和材料上不断改进发展，目前人工关节使用寿命较过去有了明显改善，对于部分中老年人甚至是终生使用。

（2）手术更微创、更精准。人工关节置换的手术技术也有了很大的进步，微创和精准是现代人工关节置换手术的两大优势。一方面，微创手术减少了手术创伤，有利于患者较快康复；另一方面，精准的关节假体放置也保障了手术的基本要求。

（3）康复更快。目前还可以通过手术前后一系列的措施，减低并发症、缩短平均住院时间，有利于患者的顺利康复。

人工关节越贵越好吗

人工关节置换是否成功，人工关节的质量是一方面，另一方面还需要医生手术技术过硬和围手术期的科学管理。

手术前后准确处理的"功夫"也是必不可少的。术前，要对患者进行全面、合理的术前评估，了解患者有无并存的疾病，包括心血管、肺部、肝肾等重要器官和组织方面的问题，评估患者是否可以耐受手术，是否存在不适合手术的情况。

术后要加强镇痛管理、切口管理、深静脉血栓的预防，感染的预防及功能康复等诸多环节也是关节置换成功的保障。

手术后多久能下地行走

一般来说，手术后一两天患者就可以下地，开始扶着助行器行走，1～2个月后可以脱离拐杖进行一般的活动。

康复时间的长短需要结合每个患者的身体状况、病变性质、病变程度及手术情况判断。

人工关节可以用多久

随着假体材料和假体设计的不断改善与进展、手术技术的改进，以及人工关节的合理使用，90%的髋、膝关节置换患者的假体"生存"15年的可达85%～95%，"生存"20年的可达80%～90%。

具体到每个患者人工关节可以用多久，还与手术技术、围手术期处理、术后关节假体的使用情况、人工关节的类型与界面材料、是否有并发症、患者的身体状况和局部情况等诸多因素有关。

　　一般而言，合理使用人工关节可以延长其使用期。医院会每年随访患者，及时发现问题并给出指导建议，手术后患者也要避免进行具有对抗性的剧烈运动。

老人突发腰痛，
骨质疏松脊柱骨折要注意

陈柏龄 教授，主任医师，博士研究生及博士后导师，中山大学附属第一医院脊柱外科副主任、党支部书记，广东省骨科重点实验室副主任，中国医师协会骨科分会骨质疏松脊柱骨折防治学组副组长，粤港澳大湾区骨质疏松椎体骨折联盟理事长，广东省医疗行业协会脊柱外科管理分会主任委员，广东省医学会骨质疏松学分会副主任委员。

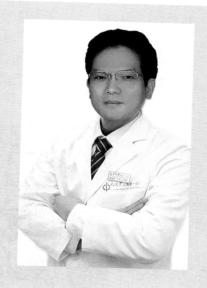

　　一个转身、一次弯腰后出现了腰背痛，很多老年人自然就会联想到是扭伤了肌肉或韧带，往往会自行买些药油来擦，或是外用些膏药等。但是，如果疼痛迟迟不能缓解，或者疼痛剧烈，甚至直立行走困难，改变体位时疼痛明显加重，则建议尽快就医，排除是否为骨质疏松脊柱骨折。

骨骼沉默的"杀手"——骨质疏松

　　据 2018 年最新流行病学调查数据显示，我国 50 岁以上人群骨质疏松症患病率为 19.2%，65 岁以上人群骨质疏松症患病率达 32.0%；同时低骨量人群庞大，50 岁以上人群低骨量率为 46.4%。

　　"又不痛又不痒，有什么可怕?!"很多老年人对骨质疏松并不重视，骨质疏松本身也许不可怕，但是它带来的后果却可能很可怕。骨质疏松，顾名思义，就是患者的骨质发生了改变，在电镜下可能看到骨密度降低，骨小梁稀疏、变薄、变脆，这样便很容易发生脆性骨折。脆性骨折的发生不需要很强大的外力，例如，平地上摔倒，或哪怕是一转身、一弯腰，公交车上颠簸一下，甚至咳嗽一声都可能导致骨折。

骨质疏松骨折常见的部位有脊柱、髋部和腕部，还有肱骨近端、肋骨等。老年人骨折后可不是"伤筋动骨一百天"这么简单，致残率极高，预期寿命也会缩短。据欧洲的相关数据显示，髋部骨折发生后，约1/5的患者在1年内死亡，存活者中有1/2的需要他人护理。而脊柱椎体骨折，除了会引起腰酸背痛，身高变矮、驼背、体态改变外，肌肉力量、平衡能力和生活质量都可能会严重受损，严重的骨折和后凸畸形还可能导致心肺功能不全和神经受压而瘫痪。有研究显示，椎体骨折次数与死亡率呈正相关。

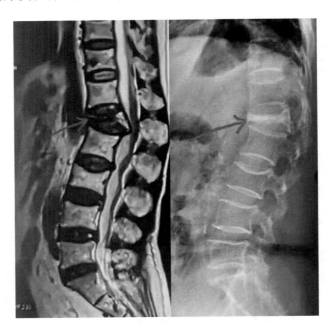

查出骨质疏松该怎么办

一说起骨质疏松，很多人会想到吃钙片和维生素 D，这对于预防骨质疏松是有效果的。但是如果诊断为骨质疏松症，仅仅靠补充钙片和维生素 D 是不够的，还需要更为专业的抗骨质疏松治疗。抗骨质疏松的主要药物有雌激素（替代疗法）、选择性雌激素受体调节剂（伊维特）、双膦酸盐（福善美，唑来膦酸）、降钙素（密盖息）、甲状旁腺激素（复泰奥）等。

当然，健康的生活方式也是必不可少的。骨质疏松患者维护骨健康的方法一般为多户外运动、多晒太阳，并保持良好的社交活动和健康心态。对于老年人，要特别提醒其多晒太阳，因为人体内的维生素 D 约有 80% 在皮肤合成，阳光中的紫外线能促进皮肤合成维生素 D。维生素 D 不仅可促进小肠对钙的吸收，还有助于改善肢体的肌肉力量和平衡协调能力，预防跌倒事件发生。冬季太阳不猛烈，建议在 11：00—15：00 晒太阳，每次晒 15 ～ 30 分钟（根据日照时间、维度、季节等调整），每周 2 次以上。尽量不涂抹防晒霜，以免影响日照效果。但也要注意避免强烈阳光的照射，以防灼伤皮肤。

在饮食方面，建议摄入富含钙、低盐和适量蛋白质的均衡膳食，荤素搭配，鱼肉、蔬菜、水果都得吃，但要避免暴饮暴食。在合理范围内，每天也可摄入些牛奶或奶制品。最好戒烟、限酒，避免过量饮用咖啡、碳酸饮料。

脊柱椎体骨折了，静养还是手术

如果骨质疏松导致脊柱椎体骨折了该怎么办？

椎体骨折的治疗方式及预后情况与老人骨折的严重程度及是否有并发症有密切关系。如果骨折不严重，可以通过卧床休息、药物治疗、外固定支具等非手术方法进行治疗。用于治疗的药物包括抑制骨吸收的药物和促进骨形成的药物。支具的作用是通过对椎体骨的制动来避免行走时椎体进一步塌陷和畸形加重，同时也有利于椎体骨折的愈合。支具的佩戴时间要遵医嘱，过长时间的佩戴会引起腰背肌的萎缩。

如果保守治疗效果不好，疼痛剧烈，迟迟不能缓解，甚至疼痛程度加重，多提示骨折愈合不良、椎体塌陷和畸形加重、椎体不稳等，可能需要手术治疗。大多数的椎体骨折一般均可以通过微创手术（透视下精准注射骨水泥）方法来治疗，包括经皮椎体成形术和后凸成形术。这两种手术方式在局部麻醉的情况下就可以进行，一些心肺功能不太好的老年人经评估后也能做。该手术可起到立竿见影的效果，能使患者的疼痛可迅速缓解，大多数患者第二天就可以下地，有的患者甚至手术当天就可以下地活动了。

不少老年人及其家人一听说要手术就心惊胆战，宁愿选择保守治疗。其实保守治疗并非没有风险，如果老年人长期卧床，并发肺部感染、泌尿系感染、下肢静脉血栓、肌肉萎缩、褥疮等的风险都会大大增加，死亡的风险也会随之增加。医生会通过仔细评估选择最适合的治疗方式。

中老年人反复腰痛，
警惕多发性骨髓瘤

李娟 教授，主任医师，中山大学附
属第一医院大内科主任、血液科主任，
中山大学名医，广东省医师协会血液
科医师分会主任委员，中华医学会血
液学分会常务委员，中国医师协会多
发性骨髓瘤专委会副主任委员。

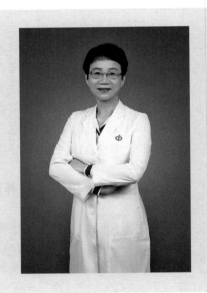

　　许多中老年人对腰痛习以为常，毕竟中老年人常常有骨质疏松和腰肌劳
损，会引起腰痛。但是，有一种腰痛，可能没那么简单……

病例：做了5次腰椎手术却没找到腰痛病因

　　王女士今年50多岁，近半年来反复腰痛。一开始她以为自己是腰肌劳
损，就到中医馆做了几次按摩理疗，但腰痛症状没有任何改善。

　　于是她就去医院做了X光片检查，发现腰椎有压缩性骨折，接受了相
关的手术治疗。术后腰痛很快得到缓解。王女士对手术效果很满意。

　　然而，令王女士意想不到的是，术后没多久腰痛又发作了！再次检查发
现有新的椎体压缩，不得已又再次进行了手术。如此反复，半年内，王女士
足足做了5次腰椎手术！而王女士的腰痛在手术后缓解的时间却越来越短。

　　是什么原因导致反复腰痛、反复出现腰椎压缩性骨折呢？经过全面检查

发现，导致王女士腰痛的真正元凶并不是骨头本身，而是血液出了问题——她患了多发性骨髓瘤！

多发性骨髓瘤是血液病

多发性骨髓瘤的病名中虽然有个"骨"字，其实却是一种血液病。这个病名虽不带有"恶性"或"癌"这样的字眼，但它本质上属于恶性病，是一种来源于浆细胞的恶性肿瘤。

和大名鼎鼎的白血病相比，知晓多发性骨髓瘤的人并不多。前者多发于儿童与青少年，后者则常见于中老年人。

多发性骨髓瘤有多常见？在西方国家，多发性骨髓瘤是排名第二位的血液肿瘤疾病，该病在中国的发病率尚未有统计数据，但据估计，大约为每10万人中，有3～4名患者，且发病率或将呈上升趋势。

这种病善伪装，最狡猾，易误诊

骨髓瘤细胞自身或者通过分泌一些细胞因子会把骨头"吃掉"，导致骨头出现多个小圆洞，称为"虫蚀状"或"穿凿样"骨质破坏。

这种骨质破坏导致的骨痛没有特异性。骨髓瘤引起的腰痛症状与其他原因如骨质疏松、腰肌劳损等引起的腰痛并没有差异，因此很容易造成延误诊断，甚至是误诊。

所以，很多患者会先尝试补钙、晒太阳，疼痛严重的患者会去做按摩、推拿等理疗，或者去疼痛科、骨科就诊，这样就可能会延误治疗。

除骨痛外，多发性骨髓瘤还可表现为贫血、肾功能不全、反复感染等多种症状。后两种症状会使患者去肾内科、呼吸科等非血液病科室就诊，如果接诊医师对多发性骨髓瘤这种疾病缺乏警惕，就有可能造成漏诊、误诊。

出现6种症状，警惕多发性骨髓瘤

多发性骨髓瘤虽变化多端，但并非无法及时对它进行鉴别诊断。出现以下这几种情况，就要高度警惕：

（1）不明原因的骨折，即病理性骨折。

（2）不明原因腰痛且持续不缓解，尤其反复发生腰椎压缩性骨折时。

（3）出现不明原因的高钙血症，表现为心律失常、嗜睡，甚至是昏迷。

（4）不明原因的肾功能衰竭，且发展速度较快，出现大量蛋白尿；出现全身性水肿或者以双下肢水肿为主的肾病综合征。

（5）反复出现感染，特别是出现免疫力低下引起的肺部感染。

（6）不明原因的腹泻，血红蛋白下降等。

当怀疑为多发性骨髓瘤时，应及时到血液病科就诊，通过细胞学、病理学、免疫学等诊断，可最终确诊。为进行更精准的治疗，对预后进行更好的判断，有条件的还建议做有关细胞遗传学和分子生物学方面的检查。

多发性骨髓瘤能治好吗

多发性骨髓瘤虽然是恶性疾病，但近 10 年来的治疗效果已经有了长足的进步。

患者的中位生存期从过去的 33～48 个月，延长到现在的 50～60 个月。特别是年龄小于 65 岁的患者，其中位生存期已经达到 100 个月，也就是说 10 年左右。这要归功于越来越多的新药问世和含有自体造血干细胞移植的整体治疗策略的广泛应用。

可以说，多发性骨髓瘤正在从恶性疾病转变为慢性病，很多多发性骨髓瘤患者经过有效治疗，疾病控制良好，恢复了正常的工作和生活。

第六篇

恶性瘤，别担忧，科学防癌有讲究

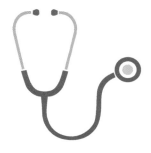

2 cm 内的微小肝癌
首选消融治疗

匡铭 教授，主任医师，中山大学附属第一医院副院长、肝胆胰外科中心主任、肿瘤中心主任，中山大学中山医学院院长，国家杰出青年基金获得者，中国研究型医院学会肿瘤介入专业委员会常务委员，广东省医学会精准医学与分子诊断学分会第一届委员会主任委员。

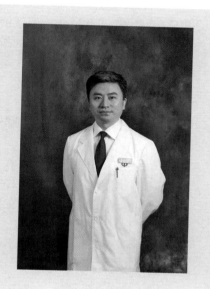

　　肝癌有"癌中之王"的称号，其凶险程度可见一斑。不过，随着医学的发展，治疗肝癌有许多新的方法，其中最具有代表性的是消融治疗。在国际上，消融是与手术切除和肝移植并列的肝癌三大"根治性疗法"，对于 2 cm 以内的微小肝癌，消融技术更是首选治疗方法。

什么是早期肝癌的消融技术

　　消融是指在影像学的引导下，通过物理或化学的方法达到局部灭活的一种治疗手段。

　　20 世纪 80 年代初，日本和意大利两个学术团队发明了消融技术，他们分别使用酒精、无水酒精注射消融的方法来治疗早期肝癌，获得了较好疗效。90 年代后，消融范围更大的射频消融、微波消融，以及冷冻消融、激光消融应运而生，包括近年来出现的纳米刀等治疗手段，都统称为消融技术。

哪些类型的肝癌适合消融治疗

肝癌分五期，单个肿瘤直径不超过 2 cm 为极早期；单个肿瘤直径不超过 5 cm 或不超过 3 个肿瘤且每个肿瘤不超过 3 cm 为早期肝癌。极早期肝癌和早期肝癌都非常适合用消融治疗。

在国内外治疗早期肝癌的指南中，消融技术都已经成为与手术切除和肝移植并列的三大根治性疗法，甚至对 2 cm 以内的极早期肝癌，首选治疗是消融，而并非以前的开腹手术。

早期肝癌消融治疗有哪些优势

（1）生存率高。在生存率方面，极早期肝癌患者进行消融治疗后的十年生存率可达到74%，治疗效果可与手术相媲美。

（2）局麻即可。消融是在超声引导下进行的治疗，很多情况下不需要全身麻醉，局部麻醉即可。

（3）极微创。消融治疗不需要开刀，只需要很细的穿刺孔，术后不需要缝合，也不会留下瘢痕。

（4）手术时间短。一般手术的时间至少需要 1 小时，而射频消融只需 12 分钟，微波消融只需 10 分钟。

（5）费用低。消融治疗费用低，术后并发症相比手术少。

消融治疗的安全性如何

消融治疗是在高温中进行的，有些患者会因为肿瘤坏死后吸收而感觉到非常热，但一般不会持续超过 30 分钟；由肋间穿刺孔导致的疼痛，可以服用解热镇痛药缓解。一般在治疗结束后让患者休息 30 分钟，同时观察心率和身体情况，80% 的患者可以在第二天出院。

值得提醒的是，消融虽然是微创治疗，但也一样会存在并发症。不过，严重的并发症，如高温或低温治疗后出现的胃肠道穿孔及感染的发生率只有 2%～5%，与手术 20% 的并发症发生率相比要低得多。即使出现并发症，及时干预后依然可以获得较好的疗效。

总而言之，只要在临床上正确掌握消融治疗的适应证，专业医生在操作时避开有可能发生危险的部位或操作，可减少绝大部分的并发症。

消融治疗已有近 20 年的临床应用经验，是一种比较安全、十分有效的微创治疗方式。近年来，消融治疗已经获得世界范围内的广泛认可，在肝癌的整体治疗中，消融正在发挥越来越大的作用。

乙肝离肝癌到底有多远

彭宝岗 教授，主任医师，中山大学附属第一医院普外科主任、肝外科主任，中华医学会外科学分会委员，中国研究型医院学会肝胆胰专业委员会肝癌学组副组长，广东省医学会肝胆胰外科学分会主任委员，国际肝胆胰协会中国分会胆道结石专业委员会副主任委员。

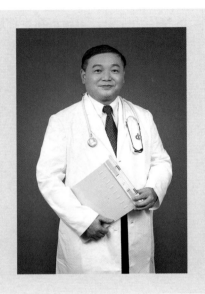

这里说的肝癌指的是原发性肝癌。全世界每年肝癌新发病例约有 50 万例，其中中国的病例占了 50% 以上。

患了肝癌，还能活多久

中晚期肝癌如果不做特殊治疗的话，生存期是 3～6 个月。此外，根据肿瘤大小和生物学特性的不同，患者的生存期会有所不同。例如，5 cm 以下的肝癌，做根治性切除后，五年生存率可以达到 40%～50%；3 cm 以下的肝癌，五年生存率为 50%～60%。

如何及早发现肝癌

原发性肝癌在中国主要由肝炎发展而来。中国人的肝炎主要以乙型肝炎为主。据临床统计，80%～90% 的原发性肝癌患者合并乙型肝炎或者肝硬化。所以，建议乙肝患者每半年要做一次检查，这样才能及早发现一些小的早期肝癌。

乙肝患者除肝炎指标检查外，每半年还需做肝癌标志物血清甲胎蛋白（AFP）检查、肝脏超声或 CT 、磁共振检查等影像学检查。

如何预防肝炎变肝癌

循证医学证实，预防肝炎变肝癌的有效方法就是，对乙型肝炎患者进行长期的抗乙肝病毒治疗。

对于已经做了肝癌根治性切除的患者，可采用其他的方法治疗，如靶向治疗、肝动脉化疗栓塞，但目前还没有明确的证据证明它们有预防复发的效果。

查出肝癌该怎么办

肝癌的治疗方法有很多，如肝切除、肝移植、消融，这三类被认为是根治性方法。还有一些局部治疗或者全身性治疗，如肝动脉化疗栓塞、靶向治疗、化学免疫和中医治疗等。

具体选择何种治疗方案，需要在多学科的讨论下进行个体化治疗，这样才能提高肝癌的治疗效果。

哪些行为可能会导致肝癌

导致肝癌的危险因素有很多，包括感染乙型肝炎病毒或丙型肝炎病毒、摄入黄曲霉素等化学致癌物质。发霉花生、玉米含有黄曲霉素，腌制食品含有亚硝酸盐，经常吃这些食物都有可能诱发肝癌。

微创介入是中晚期肝癌
治疗的首选

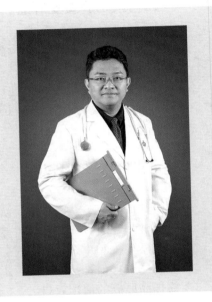

李家平　教授，主任医师，中山大学附属第一医院肿瘤介入科主任，2017年被授予"国之名医"优秀风范称号，2018年荣获中国医师协会介入医师分会"中国介入新锐奖"，2019年入选"中国名医百强榜"，首届中国医师协会介入医师分会青年委员会主任委员，中华医学会介入学组全国委员，广东省医学会介入医学分会候任主任委员，国际肝胆胰学会微创介入治疗委员会副主任委员，亚洲冷冻消融学会副主席。

　　肝癌在我国的发病率在恶性肿瘤中排第四位，死亡率排第三位，而全球有55%的新发肝癌患者都集中在中国。

　　中国的肝癌患者有两个明显特点：一是80%的肝癌患者为乙肝患者；二是70%的肝癌患者就医时已到中晚期，预示着完全根治、切除肿瘤的机会已经没有了。

　　与其他恶性肿瘤不同的是，肝癌对于肿瘤的传统"三板斧"疗法中的放疗、化疗并不敏感，可很多中晚期的肝癌患者却又丧失了手术的机会，难道只能放弃生命吗？

　　其实不然，肝癌患者完全可以寻找一种创伤小、恢复快、疗效确切的治疗方式——介入微创治疗。

什么是肝癌的介入微创治疗

肝癌的介入微创治疗包括血管的介入治疗和非血管的介入治疗两种。

血管的介入治疗就是通过肝动脉，在局部进行化疗灌注和肿瘤供血动脉的栓塞。

非血管介入治疗主要包括肿瘤的酒精消融治疗、射频治疗、微波治疗、冷冻治疗、纳米刀治疗和放射粒子治疗，用化学或高热、冷冻、不可逆电穿孔等物理消融方法杀死肿瘤细胞。

一般情况下，约60%的患者都需要经过介入治疗，而所有介入治疗中，超过90%的肝癌患者需要经动脉化疗栓塞治疗（TACE治疗）。

微创介入是中晚期肝癌治疗的首选

相比于其他肝癌治疗手段，介入微创治疗有四个主要的优势：

（1）微创。做血管TACE治疗，只需要在大腿根部皮肤开几毫米的切口，把特制的不同直径的导管导丝送入动脉进行治疗，术后伤口不明显，很多患者术后第二天就能下床了。

（2）高效。很多肝癌患者的疗效是立竿见影的，解决了很多外科、内科治疗的难题。

（3）重复性好。不管是血管性介入治疗还是非血管性介入治疗，可重复治疗3～5次，甚至更多。

（4）恢复快。相对于传统外科手术，介入治疗的并发症或不良反应轻微，而且恢复得很快。

TACE 治疗晚期肝癌为何这么 "神"

正常人的肝脏是由肝动脉和门静脉供血的，门静脉供血占70%～80%，肝动脉占15%～20%，但是肝细胞癌的血供几乎有80%以上来源于肝动脉。

将导管选择性插入肿瘤供血动脉后，可以释放几倍甚至几十倍的化疗浓度，同时还可以把肿瘤赖以生长的营养来源——肝动脉进行栓塞，使肿瘤"饥饿"甚至坏死。

哪类肝癌患者适合微创介入治疗

依据相关国际指南，早期肝癌患者可以使用消融的方法，就是射频或微波等局部非血管的治疗方法，适合做这类治疗的肝癌患者一般要满足以下条件：单个肿瘤≤5 cm；或病灶≤3 个，且每个病灶都<3 cm。肿瘤体积越小，数目越少，消融效果越好。

中期的肝癌患者若有多个病灶的，可以使用 TACE 治疗，TACE 治疗是整个中期治疗的标准治疗。

大部分的有血管侵犯或肝外转移的晚期患者选择系统治疗，如分子靶向治疗。但是在中国，进展期的肝癌患者更多地选择 TACE 治疗或者局部消融治疗联合靶向治疗，甚至是免疫治疗，能取得更好的疗效。

肝癌微创介入治疗的效果取决于医生技术、患者病情等多方面。例如，进展期的肝癌，如果积极治疗，患者的生存期为 3 ～ 6 个月，但是经过局部介入与系统联合治疗以后，50% 的中期患者能生存 3 年以上，50% 的晚期患者能生存 1 年以上。

微创介入治疗前后应注意什么

患者首先要做一个仔细、全面的体格检查，包括影像学检查、血常规、肝功能、心功能检查等，还有甲胎蛋白等消化系统肿瘤指标物检测。

此外，由于中国大多数肝癌患者是有乙肝病史的，还有不少为丙肝患者，对于这类患者一定要注意抗病毒治疗，这对局部微创介入治疗的整体疗效与预后非常重要。术后还要复查乙肝病毒 DNA 定量，看看有没有激活病毒复制。

有高血压、糖尿病史的患者，在术前要把血压、血糖控制在平稳状态，使之尽可能接近正常范围。

口腔溃疡经久不愈，当心<u>口腔癌</u>

冯崇锦 教授，主任医师，中山大学附属第一医院口腔科主任、颌面外科主任，中华口腔医学会全科医学专业常务委员，广东省医学会颌面头颈外科学分会副主任委员，广东省口腔医学会全科医学专业副主任委员，广东省口腔医师协会副会长。

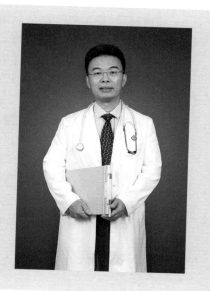

在口腔疾病当中，当属口腔癌最为严重和凶险。不过，与其他恶性肿瘤相比，口腔癌预后情况较好，如果发现得够早且得到合理的治疗，患者完全有机会获得理想的生存率。

哪些坏习惯容易导致口腔癌

（1）嚼槟榔。在容易导致口腔癌的坏习惯中首当其冲的就是嚼槟榔。槟榔含有槟榔碱，它具有细胞毒性，容易导致口腔黏膜弹性消失，最终使口腔黏膜细胞发生恶变。

（2）吸烟。烟草本身就有致癌性，可导致口腔黏膜白斑，白斑形成时间一长就会有一定的恶变概率。

（3）酗酒。酒精可刺激口腔黏膜诱发癌变，临床不少口腔癌患者往往有大量喝酒的习惯，甚至每天喝 1 斤以上的白酒。

（4）烂牙不治。不注重口腔卫生，口腔的烂牙、残根或是尖锐的牙根、牙冠都会刺激口腔黏膜产生溃疡，久而久之也会有癌变的风险。

口腔癌有哪些早期症状

口腔癌早期最典型的症状就是经久不愈的口腔溃疡，若口腔溃疡 2 周以上都不愈合，则需要高度警惕口腔癌的发生。

还有些患者口腔会出现菜花状肿物或是有疼痛性包块，这些症状都是值得警惕的，一旦发现应及早就医。

口腔癌的高发人群有哪些

（1）爱嚼槟榔、有吸烟或酗酒等不良习惯的人群。

（2）口腔卫生差，嘴里有烂牙根、不良修复体的人群。

（3）营养不良、缺乏维生素 A 和微量元素导致免疫力低下的人群。

（4）老年人口腔癌发病率较高，因此老年人更有必要定期进行口腔体检。

（5）有口腔癌家族史的人群患口腔癌的风险也会比常人高一些。

口腔癌应该如何治疗

口腔癌的治疗以手术为主，必要时可以辅以放疗和化疗。一般来说，口腔癌早期能通过手术达到根治目的，当肿瘤出现转移或是手术无法根治时，则需配合放疗或化疗等手段进行综合治疗。

口腔癌预后如何

口腔癌患者若经过规范治疗，整体的五年生存率约为 60%。与其他恶性肿瘤一样，患者越早接受治疗其预后情况越好。因此，如果患者怀疑自己得了口腔癌，应尽早到医院检查确诊。只有早发现、早诊断、早治疗，才能收获理想的治疗效果。

治疗后如何避免复发

口腔癌有 30%～40% 的复发率，要想预防复发，患者需要做到均衡饮食、戒除不良习惯、做好口腔清洁及定期复查这四点。

患者在饮食方面无须太忌口，合理饮食、保持营养均衡摄入即可。但一定要遵循医嘱定期复查，这样才能在出现复发时及早发现、及早处理，提高治愈率。

普通人应该如何预防口腔癌

（1）消除或减少致癌因素。例如，戒掉吸烟、酗酒和嚼槟榔等不良习惯，当出现口腔残根、残冠等刺激因素时要及时去除。

（2）及时处理口腔慢性病变，如口腔白斑、扁平苔藓和黏膜下纤维化等，都属于口腔癌前病变，有一定的恶变概率，须及时治疗。

（3）了解口腔癌的危害及其早期症状，发现异常症状时及时就医检查。特别是口腔癌高发人群和有家族史的人群，建议每年到医院做 1 ～ 2 次口腔检查，并定期随访。

嗓子哑？这可能是一种癌症信号

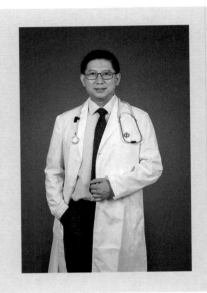

雷文斌 教授，主任医师，中山大学附属第一医院耳鼻咽喉科咽喉专科主任，中华医学会耳鼻咽喉头颈外科分会青年委员会副主任委员，广东省医师协会咽喉头颈外科学组组长，广东省抗癌协会头颈肿瘤分会副主任委员。

很多人对喉癌不太了解，其实，喉癌并非罕见病，中国相声名家李文华、著名主持人李咏和知名作家流沙河皆因喉癌去世。和很多凶险的癌症不同，喉癌有办法预防，就算不幸得了，目前也有比较成熟的手术及综合治疗方案，经过积极治疗，大多数患者治疗效果都还不错，甚至可以正常说话。

哪些人容易得喉癌

喉癌是头颈部常见的恶性肿瘤之一，在耳鼻喉科领域中仅次于鼻咽癌和鼻腔鼻窦癌，头颈癌中喉癌居于鼻咽癌之后排第二位。其发病率在全球居高不下，约占每年新发肿瘤的 2.4%。喉癌的好发年龄为 50～70 岁，男性多于女性，吸烟、饮酒是喉癌的两大致病因素，有声带白斑的患者警惕白斑进展为喉癌。

嗓子哑，是咽喉炎还是喉癌

没有任何原因突然出现声音嘶哑，大多数人对此都会觉得只是咽喉炎犯了。普通咽喉炎通过药物治疗，往往可以在短期内康复，有时甚至会自愈。如果长时间用药无效，甚至超过 1 个月的持续性声音嘶哑或出现痰中带血，就一定要重视，因为上述情况很有可能是身体在向你求救，需要考虑喉癌的可能性，建议尽快到医院耳鼻喉科进行检查。

对于喉癌，目前检查的手段有很多，但最有效的还是电子喉镜检查，电子喉镜可以看到整个咽喉的细微病变。检查过程中如怀疑有恶性病变，建议立即做活检来明确诊断。如果电子喉镜没有发现异常，但还是高度怀疑喉癌，那么可能存在隐匿病变，可以进一步完善咽喉部 CT 或 MR 检查。

喉癌有什么治疗方法

早中期喉癌的治疗主要是结合肿瘤部位、大小、累及范围、病理类型和患者全身情况，行开放性手术或激光微创手术。晚期喉癌则需要使用综合的治疗手段，包括手术切除肿瘤后再进行放疗、化疗，甚至靶向治疗等全身治疗。

喉癌手术后，还能开口说话吗

早中期喉癌患者手术后基本都能照常说话。中山大学附属第一医院每年约接诊三四百位喉癌患者，其中超过 1/3 的患者接受激光微创手术，他们做完手术后嗓音跟术前没有太大差别。部分中晚期喉癌患者进行了全喉切除手术，发音会有一定障碍，但也不是完全没有办法恢复声音的，如装发音管或使用电子喉可以帮助患者重新恢复发声功能。

喉癌的治疗效果如何

喉癌的整体预后情况相当不错。早期喉癌的五年生存率可以达到 90% 以上，中晚期喉癌的五年生存率也可达到 60%～70%。因此，如果不幸得了喉癌，不必灰心丧气，应该积极地到医院进行治疗。

喉癌容易复发吗

喉癌与其他恶性肿瘤一样，都有复发的可能。特别是晚期喉癌，有20%～30%的复发率。但是，只要定期进行随访，及时发现可疑复发病变，早期进行干预，就可以获得良好的治疗效果。即便喉癌复发后进行全喉切除，五年生存率也是相当高的。

如何预防喉癌

少吸烟、适量饮酒是非常有效的预防喉癌的方式。如果发现有慢性咽喉炎、咽喉反流则应及时治疗，因为慢性咽喉炎或呼吸道炎症导致的长期反复的刺激也可能致癌。另外，尽量避免空气污染、养成良好的卫生环境、预防病毒感染也非常重要。对喉癌的癌前病变要重视，如声带白斑、慢性肥厚性喉炎、成人喉部乳头状瘤等，必须及时诊治，长期随访，发现问题后及时治疗。

肿瘤标志物升高就是患上了癌症？

刘敏 主任技师，中山大学附属第一
医院医学检验科主任，中山大学医学
检验学系主任，广东省医师协会检验
分会副主任委员，广东省女医师协会
检验分会主任委员，广东省医院协会
临床实验室管理专委会副主任委员。

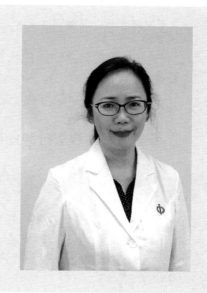

很多医院的体检都有防癌体检套餐，其中少不了肿瘤标志物的检测。一
旦查出肿瘤标志物检测值升高，不少人的腿都吓软了。那么，肿瘤标志物检
测值升高就是患上癌症了吗？

什么是肿瘤标志物

肿瘤标志物是指肿瘤发生和发展过程中由肿瘤细胞合成后释放、分泌或
者由机体对肿瘤细胞反应而产生的一类物质。肿瘤标志物的检测可以用来辅
助发现早期的肿瘤，对肿瘤的筛查、诊断、分期及预后疗效的监测起着非常
重要的作用。

常见的肿瘤标志物有哪些

常见的肿瘤标志物有很多，主要存在于血液和体液中，包括尿液、胸腹
水，以及组织和细胞中，可分为以下六大类：

（1）胚胎抗原类，如甲胎蛋白（AFP）、癌胚抗原（CEA）。

（2）糖蛋白类抗原，如糖蛋白抗原 CA125、CA15-3、CA19-9 等。

（3）激素类，如人绒毛膜促性腺激素（HCG）、降钙素等。

（4）酶和同工酶类，如神经元特异性烯醇化酶（NSE）、前列腺特异抗原（PSA）等。

（5）蛋白质类，如细胞角蛋白 19 的可溶性片段（CYFRA21-1）、鳞状上皮细胞癌抗原（SCC）等。

（6）基因类，如乳腺癌、肺癌易感基因等。

哪些情况需要进行肿瘤标志物的检测

肿瘤的高发人群都需要进行肿瘤标志物的检测，主要是以下四类高危人群：

（1）40 岁以上且身体已经出现了"癌症信号"的人群。

（2）长期受到污染、接触致癌物质的人群。

（3）在肿瘤高发区，特别是具有肿瘤家族史、患有肝硬化等易发肿瘤疾病的人群。

（4）有长期吸烟或饮酒等不良生活习惯的人群。

肿瘤标志物的检测方法有哪些

常用的肿瘤标志物的检测方法有生物化学法、免疫学法和基因学法。其中，生物化学法是通过光电比色的原理进行检测；免疫学法是通过抗原抗体的检测来识别更低浓度水平的物质，它的准确性相对来说较高，其中的化学发光法是在目前肿瘤标志物的检测中最常用的方法；基因检测法则是通过测序等手段对肿瘤易感基因的位点进行检测。

检测肿瘤标志物有什么用

检测肿瘤标志物的用途主要有五大方面：

（1）用于高危人群肿瘤的早期发现。

（2）对肿瘤的诊断与鉴别诊断起到一定的辅助意义。

（3）辅助临床医生对肿瘤的预后进行判断。

（4）有效监测肿瘤的治疗疗效。

（5）对肿瘤患者是否复发、转移进行监测。

肿瘤标志物检测值升高就是得了肿瘤吗

实际上，大多数肿瘤标志物不仅仅存在于恶性肿瘤中，也存在于良性肿瘤、胚胎组织，甚至是正常组织中。

另外，一些疾病和人体的一些特别状态也会引起肿瘤标志物升高，如病毒性肝炎、肾功能衰竭、消化道疾病、少部分吸烟者、孕早中期和生理月经期等。除此之外，在进行检测前，受检者如果服用了某些药物及保健品，或者经常接触小动物都可能引起肿瘤标志物的假性升高。

所以说，肿瘤标志物的升高不代表受检者一定患上了肿瘤；当然，肿瘤标志物没升高，也不代表受检查没有患肿瘤。由此可知，肿瘤标志物在肿瘤的确诊上只能起到辅助性的作用，并不能起到决定性的作用。

肿瘤标志物检测值升高了该怎么办

肿瘤标志物升高只是提醒我们需要接受进一步的检查，因此单次检测的肿瘤标志物升高意义不大。

但是，当某个肿瘤标志物检测值持续升高或者某几个相关肿瘤标志物检测值均升高时，表示受检者患上肿瘤的可能性比较高，需要提高警惕，接受进一步的检查。医生会将肿瘤标志物检测结果与影像学、病理学的检查结果及临床表现结合起来进行综合性的判断，来确定受检者是否真的患了肿瘤。

常规体检有必要检测肿瘤标志物吗

肿瘤的高发人群非常有必要进行防癌体检，但是如何选择体检项目是有讲究的。

体检者需要对肿瘤有比较清晰的认识，了解这类疾病的高发年龄、致病因素、自己的生活中有没有肿瘤高发行为，以及有无家族史等。当体检者了解这些后，才可以判断自己需不需要进行肿瘤标志物的检测。

甲状腺有结节，
会变成<u>甲状腺癌</u>吗

吕伟明 教授，主任医师，博士研究生导师，中山大学附属第一医院甲状腺乳腺外科主任，广东省普外科质控中心甲乳外科学组主任。

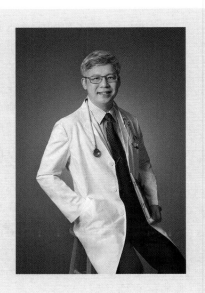

近年来，甲状腺癌的发病率越来越高。不少人把原因归结为长期吃加碘盐，千方百计到处搜罗无碘盐。这其实是一个误区，实际情况并非如此。

绝对戒碘，更容易得甲状腺癌

绝对戒碘会导致甲状腺素合成不足，进而导致促甲状腺激素升高。而促甲状腺激素增高跟甲状腺癌是有一定关系的。

那么，如果不是碘盐的问题，为什么甲状腺癌发病率会增高呢？其主要原因是近年来人们的生活水平大大提高，体检项目里都涵盖了甲状腺B超，使得甲状腺癌的发现率大大升高。另外，现在日趋增大的工作压力、频发的食品安全问题，以及幼年时期的辐射史，都可能与甲状腺癌的发生有一定的关联。

大多数甲状腺癌其实并不可怕

如果不幸患上甲状腺癌，也不用害怕。甲状腺癌有四种，即乳头状癌、髓样癌、滤泡癌和未分化癌。临床上，95%甲状腺癌都属于乳头状癌，生存率非常高。其五年生存率达到99%，十年生存率达到95%～98%，是预后非常好的肿瘤。它虽然是恶性肿瘤，但是有很多良性生长的特征。

若患了甲状腺癌，应听从专业医生的客观评估意见，采取正确的治疗策略。

良性结节离甲状腺癌很远

时常有人体检后发现有甲状腺结节，于是惶惶不安——该不会是甲状腺癌的先兆吧？

其实无须过分担心，大部分甲状腺结节都是良性的。

甲状腺结节就是甲状腺腺体里的肿块，有良性与恶性之分。临床发现，良性甲状腺结节发生癌变的可能性很低。

2017年，上海交通大学医学院附属瑞金医院的一项对比良性甲状腺结节和甲状腺乳头状癌的基因图谱的研究，结果显示，两者在遗传进化上完全不相关。也就是说，甲状腺乳头状癌不是从良性甲状腺结节发展而来的。

为什么会得良性甲状腺结节

目前，良性甲状腺结节的病因还不明晰，缺碘地区可能会出现地方性甲状腺肿，我国的碘盐政策大幅减少了地方性甲状腺肿的发生。

近几年，良性甲状腺结节的患病率有增高的趋势，这可能与高分辨率甲状腺B超的广泛应用有关。

据调查，在人群体检中，约20%的人都能查出甲状腺结节，而随着年龄的增大，60%～70%的人都可能出现甲状腺结节，这些结节绝大部分都是良性的。所以，体检发现甲状腺结节不用太担心，可以找专业甲状腺专家评估结节的良恶性。必要时，可进行甲状腺细针穿刺，这是鉴别甲状腺结节良恶性最可靠的方法。

如果结节为良性，并且结节也较小、没有局部压迫的症状，每年定期进行甲状腺 B 超检查，及时了解结节的变化即可。

甲状腺结节需要切除吗

大部分情况下，良性甲状腺结节对人体并无危害，没有必要切除。

若发现甲状腺结节，只有以下三种情况需要手术干预：一是怀疑甲状腺结节有癌变的可能性；二是良性甲状腺结节合并有继发的甲亢；三是良性甲状腺结节合并有不适，如甲状腺肿大，压迫到气管，以致出现呼吸困难、声音嘶哑、吞咽困难等症状，或影响外观。

需要提醒的是，大家不能因为担心查出问题而不做甲状腺 B 超。定期体格检查是必须的。

中医防癌、抗癌，
哪些误区当避开

张诗军 教授，主任医师，中山大学附属第一医院中皮党支部书记、中医科副主任，中国中西医结合学会理事，广东省中西医结合学会副会长，中国抗癌协会康复会中西医结合专委会副主任委员。

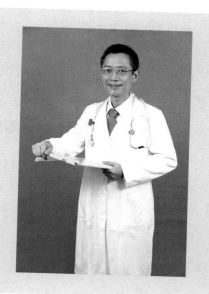

　　癌症是指机体在各种致癌因素作用下，局部组织的细胞异常增生而形成的局部肿块，可以破坏组织、器官的结构和功能，引起坏死出血合并感染，患者最终可能由于器官功能衰竭而死亡。随着自然环境和社会环境的变化，导致癌症的因素也越来越多，我国癌症发病率有逐年升高的趋势。

癌症是突然产生的吗？中医如何认识癌症

　　中医认为，环境污染可以生毒，人体情志变化也可以生毒，风、寒、暑、湿、燥、火等外邪可以生毒，饮食失调可以生毒，血瘀、水郁、痰塞皆可生毒，脏腑功能失调和体质偏颇亦可生毒。毒素在机体中不断地产生，同时也会被不断地排出体外。当机体脏腑功能失调时，体内毒素不能正常排出，蓄积体内就会产生病变。各种原因（如先天性的免疫缺陷、遗传因素、后天性疾病、精神因素、年龄因素、创伤、感染等）引起机体阴阳失调从而产生癌症。

从细胞调节控制系统失调到癌症的发生可能是一个漫长的过程，即癌细胞的发生可能很早，而发病的时间可能较晚。例如，在肺癌高发矿区人群中对痰脱落细胞学检查发现癌变细胞的矿工进行追踪研究，发现部分肺癌的发生可能在数年或10余年，甚至20余年，提示大多数肿瘤的发生是一个量变到质变的慢性过程。

以外因论为主的观点难以解释为什么在人群中外界环境条件大致相同、接触的致癌物质的作用也大致相同，但患癌的人却是少数，这说明决定性的因素还包括人的内在防御能力是否正常。

中医防癌抗癌，就是服用具有抗癌作用的中药吗

中医认为，癌症是全身性疾病的局部表现，因此中医对癌症的治疗强调"整体观念"，注重调理机体内环境以改善"患癌的土壤"，使之不适于肿瘤的生存。辨证加用具有抗癌中药扶正祛邪、整体调理和局部治疗相结合是中医药防癌抗癌的原则和策略，而不仅仅是服用具有抗癌作用的中药。

中医重视养生在防治癌症中的重要作用。中医防癌抗癌不但强调外因且更重视内因，特别是精神因素、饮食嗜好、先天不足及脏腑功能失调等在发病中的作用。

中医防癌抗癌的方法不仅包括药物治疗，还包括情志养生、饮食养生、运动养生、气功养生、经络养生、起居养生和食物养生等多种方法。中医防癌抗癌在很大程度上是发挥中医养生方法来调节全身气血阴阳平衡、扶助正气，从而提高或调节人体的免疫功能，达到减轻或消除癌症发生的因素、促进疾病的良性转化、抗癌祛病的目的，与现代生物治疗有着异曲同工之妙。

中医治癌，西医治不了才参与？

确实，对瘤体的精准治疗是西医治疗的强项，应重视完成癌症的规范化治疗。但癌症一旦发病，其体内正常的内环境已遭受不同程度的破坏，机体自然抗癌能力减弱，非一朝一夕形成，也非一朝一夕能恢复，内环境的重建也是一个慢性的过程。中医药的全程参与是为了帮助患者建立一个新的内环境，以重新达到阴平阳秘的状态，对患者生存期和生存质量的提高都具有积极的作用。

中医养生疗法在防治癌症复发和转移中起着重要作用。一般认为，手术加化疗、放疗或者生物治疗结束后，基本上已完成了整个治疗方案，虽然此时患者已处于临床完全缓解阶段，但仍可能存在残存休眠的肿瘤细胞，而这些残存的肿瘤细胞在免疫功能低下等状态下，会重新"苏醒"，继续增殖，为日后的复发转移埋下"种子"。通过中医的养生治疗，就可能提高机体免疫功能，逐步消除适宜癌细胞扩散和转移的内环境，从而有效消除或减少癌毒转移，成为癌症治疗总体战略中重要的一部分。

众所周知，肿瘤转移还与某些诱因有关，其中最多见的是过度疲劳、精神紧张或创伤、外感时邪，因为这三者都可进一步引起机体抗癌力下降，中医疗法的优势恰恰在于可最大限度减少这些诱因。

带瘤生存靠谱吗

在目前的科技条件下，还不足以完全解决癌症复发和转移的问题。因为目前的治疗方法在大多数情况下不可能将所有肿瘤细胞杀灭，更不用说生命力极强的处于休眠状态的肿瘤干细胞，因此带瘤生存是临床客观存在的现象。有效的治疗均能使肿瘤处于休眠，使机体免疫保护功能大于肿瘤扩散能力，癌细胞长期"静止""休眠"，使患者带瘤生存成为可能。

中医药以整体观念为指导，重视机体的反应性，通过辨证论治、辨病论治，辨证施养，激活机体的反应性，增强人体免疫系统的抗癌机制，消除癌症产生的内外环境因素，以达到稳定瘤体、改善症状、提高生存质量、延长生存期的目的。大量临床研究证实，中医药通过调节机体内环境和平衡，加强了机体对肿瘤的控制能力，可使肿瘤处于休眠，从而提高了生存质量和延长生存期，其中部分患者肿瘤缩小，甚至消失，或者带瘤生存多年无转移。

中医疗法重视整体性和系统性，在调节气血和解毒方面有着巨大的潜力和生命力，就好似太极，有四两拨千斤之效。因此，在癌症的防治过程中，中医疗法的合理应用可大大提高癌症防治的临床疗效，具有独特的优势。

最易惹上胃癌的生活坏习惯

何裕隆 教授，主任医师，中山大学名医，中山大学医学院院长，中山大学附属第七医院院长，中山大学附属第一医院胃肠外科中心主任，中山大学胃癌诊治中心主任，中山大学人类遗传资源平台主任，中国抗癌协会胃癌专业委员会副主委，中华医学会外科学分会胃肠学组副组长。

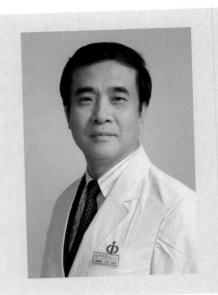

　　胃癌是中老年人才会得的病？错！如今，得胃癌的年轻人越来越多。中国抗癌协会的数据显示，胃癌患者中30岁以下年轻人的比例已从20世纪70年代的1.7%增加到目前的3.3%。也就是说，每100个胃癌患者里，就有至少3人不满30岁。青年胃癌发病率增加，与不良生活习惯有密切联系。

啤酒配烧烤，天荒到地老

　　高温烧烤、煎炸，都容易使食物产生多种致癌物，如多环芳烃，N−亚硝基化合物等。有些烧烤店家还在肉串中加入亚硝酸盐，使肉串颜色更鲜艳。亚硝酸盐进入人体后，会在胃部转变成亚硝胺，有强烈致癌性。

　　此外，过度饮酒、吸烟，一方面会损伤胃黏膜，引起胃部慢性炎症、糜烂或溃疡，最终促使癌变发生；另一方面也会使机体免疫力下降，增加包括胃癌在内各种肿瘤的发病风险。

最爱重口味，吃得太咸

在各大外卖平台，重口味的鱼香肉丝、咖喱鸡肉往往是人们的最爱。有些外卖店家饮食为了掩盖食材的不新鲜，更是大量放盐。

实际上，高盐饮食会损伤胃黏膜，增加肿瘤发生的易感性。还有咸牛肉、腊肉、咸菜、咸鱼等腌制食品，含有大量的硝酸盐和亚硝酸盐，可促使癌变的发生。

天天吃外卖，标准"食肉兽"

符合卫生标准的外卖食品，本身并不会影响健康。不过，有些外卖食品的质量难以保证，如果卫生条件不佳或食物不新鲜、霉变等，都会产生有害物质，损害胃黏膜，增加胃癌发生的风险。另外，外卖食品中，往往肉多菜少，饮食中若长期缺乏新鲜蔬果，也会降低胃黏膜的保护作用。

饿着肚子加班，一下班就狂吃

很多年轻人工作压力大，一忙起来，或是狼吞虎咽地吃饭，或是随便吃点零食充数。下班了，则大吃猛吃，疯狂减压。饮食不规律，暴饮暴食，进食过快过饱，均可导致胃黏膜损伤，降低保护作用，增加胃癌风险。常吃夜宵，还会使进食到睡眠的间隔时间太短，容易导致胃食管反流。长期胃食管反流，可增加罹患胃食管结合部癌的风险。

公共卫生意识差，幽门螺杆菌找上门

幽门螺杆菌（Hp）是胃癌最重要的危险因素之一，且 Hp 感染与胃癌死亡率的高低呈现正相关关系，而根除幽门螺杆菌可以降低 30% 以上的胃癌风险。Hp 寄生在胃黏膜组织中（以胃窦部为主），通过引起慢性胃炎和胃溃疡而最终导致胃癌的发生。普通人群中有一半以上的人感染 Hp，而经口传播是 Hp 的主要传播途径，包括口—口传播（如共用餐具、水杯等）和粪—口（随患者粪便传播）等。中国人喜欢热闹，难免要经常聚餐，如果公共卫生意识薄弱，则有可能感染幽门螺杆菌。

警惕！经常上腹部疼痛要小心

大多数早期胃癌无特异性症状，难与慢性胃炎、胃溃疡引起的胃肠不适相区别，容易误诊。有些患者可能感到上腹部疼痛不适，包括上腹部胀痛、隐痛、钝痛等，或有饱胀感、食欲减退、反酸、嗳气、呕吐等。有些患者还会出现大便隐血阳性或黑便，以及不明原因的乏力、消瘦、贫血等。如果本身有慢性胃病，近期持续性加重，也要注意。

想要早发现胃癌，筛查不可少

哪些人要筛查胃癌？有可疑胃癌症状的年轻人，以及年龄≥40岁，且符合下列任意一条的人，都建议定期做胃癌筛查。

（1）胃癌高发地区人群，包括辽宁、福建、甘肃、山东、江苏、广东潮汕地区。

（2）幽门螺旋杆菌感染者。

（3）既往患有慢性萎缩性胃炎、胃溃疡、胃息肉、手术后残胃、肥厚性胃炎、恶性贫血等胃癌前疾病。

（4）消化道肿瘤患者一级亲属。

（5）存在胃癌其他风险因素，如高盐饮食、腌制饮食、吸烟、重度饮酒等。

早期胃癌筛查方法主要有血清学筛查和内镜筛查两种。

血清学筛查就是抽血检查，包括血清胃蛋白酶原检测、血清胃泌素17检测、血清幽门螺旋杆菌感染检测、血清肿瘤标志物检测。

内镜筛查包括电子胃镜和磁控胶囊胃镜。

胃癌筛查的频率要根据检查结果进行评估。例如，根据血清学检测结果，有胃癌高、中、低风险人群之分。高风险人群推荐每年进行一次胃镜检查；中风险人群每2年进行一次胃镜检查；低风险人群可定期随访，每3年进行一次胃镜检查。

判断肿瘤良恶性，
精准超声显神通

谢晓燕 教授，主任医师，中山大学名医，中山大学附属第一医院超声医学科主任，中国医师协会超声分会介入超声委员会主任委员，中华医学会超声分会介入超声副主任委员，广东省医学会超声医学分会主任委员。

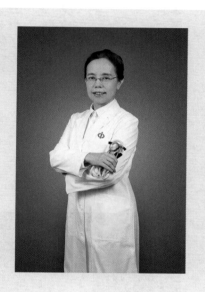

超声检查是最常规的超声技术之一，如今，随着医疗科技的发展，"精准超声"也越来越受到重视，它能够为临床的诊断和治疗提供更多、更精准的信息，达到精准治疗的目的。

"超声黑科技"到底有多神

精准超声的核心技术包括超声造影、弹性超声、三维超声、介入超声，这些技术在过往二维超声和彩色超声的基础上，有了很大的进步。

（1）超声造影：准确性媲美CT。

这是在常规超声的基础上，通过注射超声造影剂，增强超声检查的敏感性、特异性。

有了超声造影，就可以对肿瘤的良恶性、坏死程度做很精确的判断，这种判断的准确性是可以和CT媲美的。

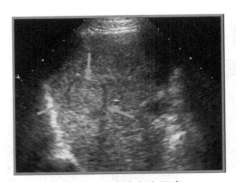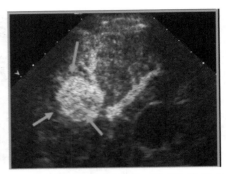

造影前：肿瘤清晰度不高，　　　　　造影后：肿瘤边界更清晰，肿瘤血供模式
血流显示有限　　　　　　　　　精准显示，对良恶性的诊断非常有意义

（2）弹性超声：无论肿瘤"有多硬"都能被看到。这种技术可以判断肿瘤的硬度，为鉴别肿瘤的良恶性提供了一个新指标。例如，肿瘤是硬的，则恶性的可能性大；若是软的，则良性的可能性大。

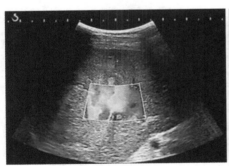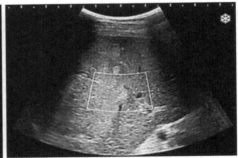

恶性肿瘤：硬度较高，肿瘤表现为红色，周围正常肝组织为蓝色

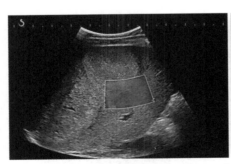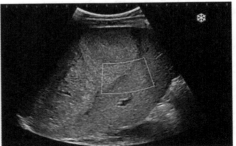

良性肿瘤：硬度较低，肿瘤与周围正常肝组织为蓝色

（3）三维超声：为立体图像，更直观。过去的超声，只能呈现二维平面图；三维超声则能提供立体图像，使医生更直观、更准确地了解脏器或肿瘤的大小、深度、位置等信息。

（4）介入超声：不仅能诊断，还能治疗。例如，过去治疗肝囊肿要进行开腹手术；现在则可以在介入超声的引导下，把针头插入囊肿中，然后置入导管，将脓液引出来，为患者免去了手术的痛苦。

肿瘤诊断率提高到70%～90%

目前，精准超声在医院的应用非常广泛，给医生和患者带来了很大帮助。

一是对肿瘤的良恶性做出了更精确的判断，还简化了诊疗流程。据统计，新的超声技术使肿瘤诊断率从20%～70%提高到70%～90%，对临床治疗提供了非常有用的信息。比如肝肿瘤患者，过去往往得开刀做活检才能判断肿瘤良恶性，如今通过超声造影就能得到一个准确的诊断。

二是产科应用三维超声后，能使原来难以发现的先天畸形，被准确地早期诊断、早期发现、早期治疗。

三是减轻了患者的痛苦和经济负担。例如，过去肝癌患者手术后复发，往往需要再次开刀做手术；如今通过超声引导的微创消融治疗就能解决问题。

做精准超声要多少钱

精准超声只是在原有超声技术的基础上做了改进，因此费用并未大幅提高，一般造影超声只需120元（不含造影剂的费用），三维超声也只需400多元。这个技术带来的好处远远超过它在价格方面的提升。

世界超声造影指南，我国是起草者之一

目前，我国的精准超声已经走在世界的前列，我国超声专家成为世界超声造影指南的起草者之一。

我国举办了"一带一路"超声新技术国际培训，多个国家的专业人员来学习我国最新的超声技术。另外，我国开展了"扬帆计划""启明星计

划""蒲公英计划",把精准超声技术惠及各地基层医院的广大老百姓。

可以说,超声医学是一项绿色技术,它没有放射线,操作相对较方便,能在病房、手术室、超声室开展。随着这些精准技术的不断推广和应用,我国的诊疗水平一定会有很大的提高!

早诊断、早治疗，是提升
胃癌治疗效果的关键

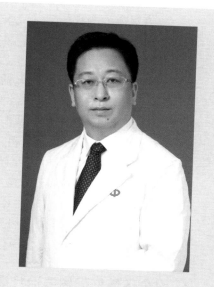

蔡世荣 教授，主任医师，中山大学附属第一医院胃肠外科中心副主任、胃肠外科主任，中华医学会外科学分会全国胃肠外科学组委员，中国抗癌协会胃癌专业委员会外科学组副组长，广东省医学会胃肠外科学分会主任委员。

我国是胃癌发病大国，每年全世界的胃癌新发病例中有近50%的在中国，且多数是进展期胃癌。目前，我国胃癌的五年总体生存率仅有36%。

日韩的胃癌患者总体生存率高于中国

根据最新全球癌症生存趋势监测报告，2000年后的15年以来，韩国、日本的胃癌五年总体生存率在不断上升，达到60%～70%，而中国胃癌的五年总体生存率仍然只有36%。并非日韩的胃癌治疗技术比我们先进，而是因为日韩在全国普及胃肠镜体检、胃癌筛查，早期胃癌的发现率不断升高，已高达50%～70%，而我国早期胃癌的发现率仅为10%～20%，且大多数病例都是进展期胃癌。早期胃癌治疗效果相当好，五年生存率超过90%，因此日韩胃癌病例总体生存率很高。

中山大学附属第一医院的胃癌治疗效果突出，该院胃癌病例的五年总体生存率已经超过了 48%，远高于全国的平均水平。据最新统计资料，这个数据还在继续上升。

提升胃癌治疗效果，关键是早诊、早治

提升胃癌的治疗效果，最重要的一点就是早诊、早治；同时，要接受规范化的手术治疗和综合治疗。只有做到这两个方面，胃癌的治疗效果才能有更大提高。

胃癌患者的规范化治疗包括多个方面：

（1）准确的术前分期及合理治疗方案的制订。术前要对患者的病情做一个准确的分期，经过科室或多学科讨论，制订治疗方案。

（2）严格的手术质量控制。具有特色的脉络化淋巴结清扫和网膜囊外切除，以及扩大根治术可保证胃癌根治手术的效果。另外，要严格把握腹腔镜、机器人胃癌手术的指征，保证手术的根治性，不能盲目顺应微创的潮流。

（3）术后康复、随访。对胃癌患者术后要有一系列快速康复措施，以及严密的术后随访，每个步骤、程序都要有质量控制。

4个环节加强胃癌治疗质量控制

（1）治疗方案环节：每一例胃癌患者都需要经过科室甚至多学科的讨论，制订合理的治疗方案。

（2）手术环节：胃癌手术关键步骤拍照、手术标本包括淋巴结规范化解剖及送检的回顾和汇报。

（3）围手术期环节：包括手术并发症及转归汇报、治疗全过程质量控制并归档。

（4）术后随访环节：真正、确切地评估胃癌的治疗效果，也就是生存率即预后的评价。

把"隐形杀手"
肾癌扼杀在摇篮里

罗俊航 教授，主任医师，博士研究生导师，中山大学附属第一医院泌尿外科行政副主任，国家杰出青年科学基金获得者，国家科技领军人才，国家重点研发计划"肾癌"精准医学重点专项首席专家，中国抗癌协会青年理事会副理事长，中华医学会泌尿外科分会机器人学组委员，广东省医学领军人才。

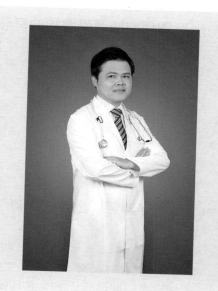

肾癌是泌尿系统常见的恶性肿瘤，约占成人恶性肿瘤的4%，发病率每年以2%的速度增长。这个增长率并不是由于人口老龄化造成的，而是有发病年轻化的趋势。肾癌患者早期并无任何临床症状，这导致许多患者未能及时发现体内的疾患而错过最佳的治疗时机。

如何早期发现肾癌

通常我们会把肿瘤直径小于4 cm的肾癌称为小肾癌，在肾癌的分期中属于最早期，其手术治疗效果是最好的。最早期肾癌经手术治疗后，即使不进行其他的辅助治疗，也能达到95%的治愈率，即得到根治，后续不会发生复发和转移。而中期肾癌的治愈率则下降到50%～60%，一旦到了晚期，则手术和药物治疗的效果就很有限了。

早期肾癌一般缺乏临床症状，当出现腰痛、血尿等临床症状时，一般已经是中期或晚期了。因此，早期发现肾癌主要依靠体检。只要坚持每年做一次肾脏 B 超检查，就可以早期发现肾癌。目前的 B 超技术能检出 1 cm 以上的肾脏肿物。而肾癌在 4 cm 以下时，其生长速度是比较缓慢的，通常每年增长不会超过 1 cm。

如何判断肾脏肿物的良恶性

B 超是肾癌初筛的首选检查，但确诊需要进一步做肾脏 CT 平扫加增强。通常借助肾脏 CT 检查，影像科医生就能判断肾脏肿瘤的良恶性。在少数情况下（5%～10%），肾脏 CT 难以鉴别肾脏肿物的良恶性。例如，良性的肾脏乏脂错构瘤与肾癌的鉴别，以及良性的复杂性肾囊肿与囊性肾癌的鉴别。对于 CT 图像难以鉴别的病例，一般会借助 MR 和人工智能（AI）辅助影像诊断等明确肾脏肿物的良恶性。

得了肾癌，选择"切肾"还是"保肾"

肾脏除了生成尿液、排泄废物，还有诸多鲜为人知的功能。例如：分泌肾素和前列腺素能调节血压，维持血压的稳定；分泌促红细胞生成素，参与人体造血；通过活化维生素 D 促进钙吸收，降低骨软化、骨质疏松等风险；等等。另外，健全的肾脏与人体的肿瘤免疫也密切相关，肾功能不全者更易发生肾癌、肝癌、结肠癌、胃癌等各类恶性肿瘤，如肾功能不全者的肝癌和肾癌发病率分别是正常人的 5 倍和 10 倍以上。虽然人体有左、右两个肾脏，但尽可能地保留更多的肾脏组织对人体来说是大有裨益的。

对于局限性肾癌，"保肾"手术相对"切肾"手术具有以下优点：①更好地保存肾脏各种功能；②降低心血管疾病致死率；③降低各种良恶性疾病致死率；④具有更长的肿瘤特异性生存时间和总生存时间，保肾手术可能对术后肿瘤免疫监视更有利。

那么，哪些人适合做"保肾"手术呢？目前，"保肾"手术主要适合局限性 T1 期（直径 <7 cm）肾癌患者。在技术条件允许的情况下，部分局限性 T2 期（直径 >7 cm）肾癌亦可施行。

但是，一旦患者有以下情况则不适合"保肾"手术，需要根治性的"切肾"手术：①残留肾实质体积过小，不足以维持基本的器官功能；②非局限性肾癌，如已发现肾静脉癌栓、淋巴结转移或侵犯周围组织器官。

机器人手术 "保肾" 有何优势

"保肾"手术的疗效与手术操作密切相关，若术中切破肿瘤包膜、手术切缘阳性，或者肾脏缺血时间过长造成肾脏不可逆损伤，缝合不满意便容易出现术后出血、血尿、尿瘘等并发症，影响手术疗效。

机器人手术图像为直视三维立体高清图像，可放大 10～15 倍，能比人眼和腹腔镜更清晰地分离肾肿瘤和肾血管，减少误切肾肿瘤包膜、肾血管损伤风险。机器人仿真手腕器械有 7 个自由度，比人手和腹腔镜器械更灵活、更快、更稳、更准，可高质量完成手术创面缝合，减少肾脏缺血时间，减少术后出血、血尿、尿漏等并发症。

手术后如何保护好肾功能

（1）避免使用肾毒性大的药物，如氨基糖苷类抗生素，顺铂等化疗药物，雷公藤、木通或不明成分的中草药。

（2）高血压、糖尿病、高尿酸血症患者，要在医生指导下控制好血压、血糖、血尿酸等各项指标。

（3）摄入适量蛋白，避免暴饮暴食、大鱼大肉。

（4）定期复查肾功能，及时发现问题，及早干预。

每年体检都正常，
怎么还得大肠癌

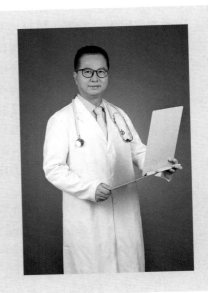

马晋平 教授，主任医师，中山大学附属第一医院胃肠外科中心、消化内镜中心副主任，中山大学附属第一（南沙）医院（筹）副院长，民盟广东省委第十五届健康卫生委员会副主任，广东省医学会消化肿瘤分会副主任委员，广东省医学会医学科普与健康传播学分会常务委员，广东省医学协会胃肠外科分会常务委员，《中华胃肠外科杂志》编委，公益健康科普平台"兰世亭"创办人。

近年来，我国结直肠癌（俗称"大肠癌"）的发病率与死亡率在全部恶性肿瘤中分别位居第三与第五位，多数患者在确诊时已属于中晚期。实际上，大肠癌是世界上公认的最适合筛查的肿瘤之一，是一种完全可以预防的疾病！

体检正常，却患大肠癌

一般的健康体检指标正常不能代表身体就完全健康。专门的肿瘤筛查体检是一种更加专业的体检方式。针对大肠癌的筛查体检有专门的方法，如基因检测、大便潜血检测、肠镜检查等。最好的方式是在医生的指导下，制订相应的个性化体检方案。

大肠癌有哪些早期信号

（1）排便习惯改变。这个往往是最早出现的信号，包括多年规律的排便习惯和次数突然改变了，成型的大便一段时间后变成了稀烂便，甚至偶尔在大便中夹杂暗红的血丝等。

（2）大便带血。血液颜色可以是鲜红或暗红色，这主要是由于较大的息肉或肿瘤坏死脱落导致。

（3）腹痛、腹胀、饱胀或痉挛。这种症状呈经常性发作，时而缓解，时而加重。

（4）不明原因体重减轻。

一旦出现上述一种或几种表现，就需要引起警觉，及时就医。

便血的祸首是痔疮还是大肠癌

痔疮的大便出血一般都是"被动"出血。当大便干燥排便困难时，大便会擦伤痔（曲张的静脉团）患处，血液多数随着大便排出后滴下来的。因此出血与粪便不相混合，更没有黏液存在，多表现为大便表面带血，便后手纸带血，出血颜色多为鲜红色。

大肠癌出血是"主动"出血。肿瘤本身表面破溃，不断地出血或渗血。与粪便互相混合，造成大便内混杂有血液。颜色多为暗红色。另外，大肠癌破坏肠黏膜而产生黏液分泌，所以大便本身还会带有黏液，医学上称为"黏液血便"。

大肠癌可以预防吗

（1）一级预防。包括改变不良生活方式，控制体重、适当的体育锻炼、戒烟限酒，限制红肉的摄入量，多吃蔬菜、水果等。常吃红肉的 50 岁以上人群在 10 年内发生结直肠癌的风险最高增加 1.71%，而常食用鱼肉的人群，其 10 年内发生结直肠癌的风险下降 1.86%。

（2）二级预防。50 岁以上人群应至少接受一次结肠镜检查，对于结直肠癌高危人群，可适当增加筛查频率及提前筛查起始年龄。结肠镜能够早期发现癌前病变，从而阻止肿瘤的进展，可以大大降低发病率。

（3）三级预防。对于确诊患者，进行规范、多学科联合个性化定制治疗，以及出院后长期有效的随访，可显著延长患者生存期。

一级预防发挥了近35%的作用，二级预防中的结肠镜筛查发挥了近53%的作用，而对确诊结直肠癌患者，三级预防中的规范治疗仅能发挥12%的作用。

谁是大肠癌的高危人群

大肠癌的高危人群：既往有结直肠腺瘤病史、既往行结直肠癌根治性切除手术史、一级亲属（如父母、儿女及同父母的兄弟姐妹）中有结直肠癌或者结直肠腺瘤史、反复发作的炎症性肠病病史、确诊或高度怀疑为家族性腺瘤性息肉病或林奇综合征的患者。

有结肠镜检查恐惧症怎么办

很多人因对肠镜检查心存恐惧而拒绝接受，其实，随着医学技术的发展和医师操作熟练程度的提高，肠镜检查已经相当便捷，绝大多数人能够耐受并配合医生顺利完成检查。

如果确实存有恐惧心理，可以选择无痛肠镜。如果对无痛肠镜仍有恐惧心理，还可以选择胶囊内镜、虚拟肠镜等检查。当然，这些方法的检查效果远远比不上普通肠镜，但总比没有检查要好。

肠镜检查应注意什么

做肠镜检查前最重要的就是肠道准备，也就是"洗肠"。通过大量的液体将大肠中的粪便洗出去，这样肠镜才能"明察秋毫"！

检查前2～3天最好禁食蔬菜、水果，检查前1～2天禁食红色或多籽食物（如西瓜、西红柿、火龙果等），以免肠道清洁的效果不佳而影响检查结果。

检查前1天，午、晚餐吃少渣、半流质食物，如稀饭、面条；禁食蔬菜、水果等多渣、多籽食物及奶制品。检查前4～6小时，服用专用泻药，排便至清水无渣为宜；检查当日，完成检查前禁食早、午餐；无痛肠镜应严格遵医嘱，严格禁食、禁水。

第七篇

耳目明，容颜好，两性健康人不老

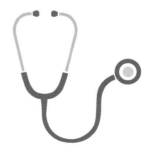

这些"神器"易致烫伤，
做好瘢痕管理不留疤

朱家源 教授，主任医师，中山大学附属第一医院大外科副主任、外科教研室副主任、烧伤科副主任，中国康复医学会烧伤治疗与康复学专业委员会主任委员，中华医学会烧伤外科学分会临床学组委员，中华医学会创伤学分会创伤药物与转化应用专业委员会委员，广州市医学会烧伤分会常务委员。

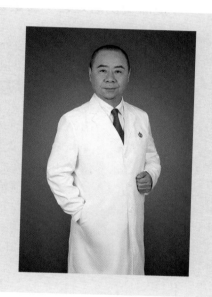

　　说起烫伤，很多人都怕会留疤。与其等到出现瘢痕再祛疤，不如提前采取措施做好"瘢痕管理"不留疤。

预防瘢痕从预防烫伤做起

　　预防烫伤后的瘢痕要从预防烫伤做起。对于高温烫伤，大家的警觉度比较高，但是低温烫伤则容易被忽视。低温烫伤是指温度为 45～60 ℃的热源长时间与皮肤接触，造成热蓄积和渗透，最终引发皮肤急性损伤和坏死。暖宝宝、暖手宝等冬季御寒"神器"在使用说明上都会提示——不要直接接触皮肤、使用时间不要超过 3 小时，建议睡觉时不要使用。热水袋、暖手宝等保暖产品，在晚上睡觉前可以提前放入被窝，在睡觉时将它们取出来则更为安全；如果想在睡觉时使用，则建议用毛巾包裹，避免整夜与皮肤直接接触，因为人在睡着后对温度的敏感性降低，会增加低温烫伤的风险。

冬季老年人使用"神灯"要设置定时关闭，旁边要有人照看，不要因为舒服而长时间使用。老年人，以及糖尿病、脉管炎、中风后遗症患者由于皮肤不敏感、自我保护性差，使用这些设备时都要非常慎重。

皮肤烫伤后处理不当更易留疤

皮肤烫伤后，你的第一步处理对于将来是否会留下瘢痕至关重要。烫伤后是否会留下瘢痕与皮肤组织损伤的程度密切相关。烫伤后要第一时间用冷水冲洗烫伤部位创面就是这个原因，能起到快速降温的作用，从而减轻创面的热力对皮肤及皮下组织所引起的损伤，一般冲洗时间需要达到30分钟左右。

烫伤后，有不少人会用"土法子"来处理，例如，用牙膏、酱油涂抹在创面上，这样做会让创面变成白乎乎或黑乎乎的一片，影响医生对创伤程度、深浅的判断，不利于最佳治疗方案的选择。

如果创面有破损，为伤口进行消毒、预防感染也是有讲究的。很多家庭都备有医用酒精、碘酒、碘附。酒精和碘酒适合没有破损的皮肤消毒，如果用在破损的皮肤上会加深伤口，不利于恢复；碘附则适合有破损的皮肤消毒。千万别用错了！

干燥结痂好得快？错！

烫伤后，如果自己对处理伤口没有把握，最好去医院就诊，医生会根据创面的情况做针对性的处理。过去认为皮肤干燥结痂更利用愈合，但现在则认为封闭、潮湿的环境更利于伤口愈合，医生会在你的创口上敷湿性敷料或者功能性敷料，后者除保湿外还可释放抗生素及促进创口愈合的生长因子。

一般来说，如果创口能够在2周内愈合就不会形成瘢痕。对于已经出现慢性感染的创口，医生可以用手术的方式切除感染部分，让创口变为急性伤口，这样就把病理性愈合变为生理性愈合，也会降低形成瘢痕的概率。

从"中国式植皮"到"皮肤种子"

如果烧烫伤的皮肤面积大，则需要植皮。医学领域一直在想办法攻克的难题之一就是如何用尽可能小的健康皮肤覆盖尽可能大的创面。

20 世纪 60 年代，上海瑞金医院发明的"中国式植皮"技术已经写入各个国家的医学教科书，这是第一个用"中国"命名的植皮技术。这一技术是采用大张异体皮嵌自体皮，实现了 1% 的健康皮肤覆盖 6% 的伤口。

80 年代，北京积水潭医院张明良教授发明了"微粒植皮法"，就是把健康皮肤切割成芝麻粒大小，然后像撒胡椒面一样将其撒在创面上，1% 的健康皮肤可覆盖 10%～20% 的创面。因头部皮肤生长周期短，1 周就能重生，那么 1 个月内便能完成全身植皮。

如何提高移植的微粒皮肤的存活率？就在 2020 年，中山大学附属第一医院接诊了一位全身 95% 烧烫伤的患者，医生先从患者头皮处取下一块健康皮肤进行细胞分离，然后将分离出来的皮肤细胞喷涂在创面上，这些皮肤细胞就是"种子"，可以帮助移植的微粒皮肤长得更大，提高移植成功率。该技术在 2019 年荣获中国康复医学会科学技术奖一等奖。

目前，中国植皮技术已经在向 3D 打印时代迈进，真皮支架可以作为"纸张"，分离出来的细胞作为"墨水"，根据受损部位的皮肤机构特点，喷涂相应比例的细胞，除可提高植皮的存活率外，还可让植皮具有相应的功能。

双眼皮手术不是想做就能做，
6 类情况不宜做

唐庆 副教授，副主任医师，中山大学附属第一医院整形外科主任，中国医师协会整形外科分会委员，广东省医学会整形外科分会副主任委员、医学美容学分会常务委员，广东省医师协会整形外科分会常务委员。

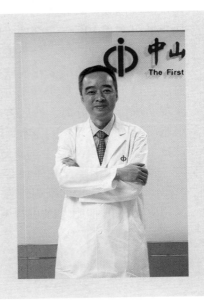

俗话说，眼睛是心灵的窗户，眼睛可以说话，眉目可以传情，表达我们的内心世界。因此，拥有一双明亮美丽的大眼睛是众多求美者的愿望。漂亮的双眼皮会使眼睛更有神采。

双眼皮手术不是一个单纯的医学操作，它与美学紧密关联，对医生的审美有比较高的要求。双眼皮手术同时也是一个非常精细的手术，对医生的技术水平要求很高。因此，双眼皮手术看似是一个小小的手术，其实里面有很大的学问。

双眼皮手术前要做好哪些准备

双眼皮手术前需要做好的准备：一是明确的目标；二是合理的预期；三是强烈的意愿。

如果手术前对自己想要拥有的双眼皮缺乏基本的概念和要求，或者是不顾自身的条件提出一些不合理的要求，或者十分犹豫，都说明还没有做好手术准备，建议暂缓手术，求美不分先后。

人人都适宜做双眼皮吗

双眼皮手术是一个美容手术，属于"锦上添花"。因此，一般来说，只要身体健康、精神正常、没有禁忌证，就具备了做双眼皮的基本条件。

但如果有下列情况之一的，则不建议做双眼皮手术。

（1）眼睛和眼睛周围有疾病，如先天的弱视、结膜炎、急性皮肤感染等。

（2）面部神经异常，如面瘫导致的眼睑闭合不全。

（3）有特殊的眼睑形态，做完手术后效果可能不理想，例如，有些人的眼球异常突出，如果再做双眼皮，眼部的缺点会显得更加明显。

（4）瘢痕体质的人群要慎重。

（5）要求不合理、心态不稳定的人，也不要轻易地做手术。

（6）亲人强烈反对。

双眼皮手术有哪些方法

目前，主流的双眼皮手术方法大致有三类。

（1）埋线法。埋线法创伤小、恢复快，做完以后非常自然，但它并不适合所有人群，只有皮肤比较薄、没有过度的脂肪膨出的这一类人群才适用。

（2）全切开法。对眼睑组织比较厚、眼睑皮肤比较松弛、眼睑脂肪比较多的人，适用全切开法。这一种手术法和埋线法相比，创伤稍大一些，但效果更为持久。

（3）三点式切开法。这是介于埋线法和全切开法之间的手术方式，因此三点式切开法也具备了前两者的优点和缺点。

此外，我们在做双眼皮手术时，会根据求美者的具体情况适当"加点料"。例如，眼裂过短，或者是有明显的内眦赘皮时，为了增加美感，可考虑做开眼角。如果眼裂过小，或合并有上睑下垂，在手术中要处理上睑提肌，做上睑提肌的缩短，有增大眼睛的效果。

双眼皮术后要注意什么

双眼皮手术之后的护理非常重要。术后 2 ～ 3 天要进行冰敷。术后不要用眼过度，应清淡饮食。从手术到塑形再到定形需要一个过程。在这个过程中，眼部可能有一些浮肿，或者形态不佳，这时候最重要的是耐心等待。实践证明，因形态不良过早过快地去寻求第二次手术，效果往往适得其反。

双眼皮手术有风险吗

割双眼皮是一个手术，手术必然有一定的风险性，其风险大致分成两大类。

一类是形态不良。例如，双眼皮的宽窄、走向不是很理想，线幅度不够光滑流畅，形成了多重睑，两侧明显不对称，手术结束后出现了上睑的凹陷，出现重睑的消失。这些情况都是双眼皮的不良形态或者表现效果不佳。

另一类是双眼皮术后的并发症。例如，出现睑外翻、上睑下垂、损伤了上睑提肌、瘢痕的增生、线头的肉芽肿等。

如对双眼皮手术效果不满意，可以进行第二次修复。当然，要争取第一次就能够成功，因为再次手术会有一定的难度。这是因为双眼皮手术是一个非常精细的手术，而且眼睑的组织量也是有限的，如果第一次手术切除过多，修复起来就相当困难。

老年耳聋别将就，
人工耳蜗"恢复"听力

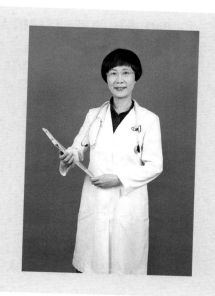

熊观霞 教授，主任医师，博士研究生导师，中山大学附属第一医院耳鼻咽喉科副主任、耳鼻咽喉科耳专科主任，中华医学会耳鼻咽喉头颈外科分会耳科组委员，国家听力残疾儿童人工耳蜗康复救助项目专家组成员，广东省医学会耳鼻咽喉科分会耳科组副组长。

步入老年，耳朵越来越不好使。听听戏曲，跟朋友唠嗑，与儿孙谈笑，都变得吃力，但很多老年人选择了将就，他们认为人老了耳聋很正常。

其实不然。老年性耳聋会进一步影响老年人的认知和情感，长期听力障碍会使老年人出现认知障碍、自卑、焦虑、抑郁甚至痴呆。

老年性耳聋康复，除了可以佩戴助听器外，还可以借助人工耳蜗改善听力。

如何发现老年人耳聋的蛛丝马迹

有些老年人虽听不清，却不愿告知子女，甚至会加以掩饰。对此，细心的子女或家人可以通过以下蛛丝马迹，发现老年人耳聋的征兆。

表现一：说话变大声了。因为听觉敏感度下降，老年人会误以为别人与自己一样听不到细小的声音，因此不自觉地提高说话的嗓门。

表现二：重复不断地发问。老年人在与熟悉的人交往时，比如与子女的交谈中，往往会对一个问题重复不断地问好多次。

表现三：陌生环境下，答非所问。老年人在不熟悉的环境下，特别是在嘈杂的环境下，会答非所问，这也是最突出的表现。

助听器无效了，尽快植入人工耳蜗

治疗老年耳聋最有效的方法就是佩戴助听器或人工耳蜗。老年人的听力障碍属于重度或极重度，若佩戴助听器无效时，就可以考虑植入人工耳蜗。

但相比助听器，人工耳蜗的普及率很低。在我国目前植入人工耳蜗的患者里，60岁以上的老年性耳聋患者不到2%。有些人对人工耳蜗完全不了解，有些人则对其有诸多误解。

人工耳蜗是一种特殊的声电转化装置，主要包括体外的言语处理器和植入在体内的电极两个部分。言语处理器将外界的声波收集后，转化为电波形式，通过植入的电极刺激残存的螺旋神经节细胞和听神经末梢，从而使老年人能听见声音和感知言语。

所有老年人都适合植入人工耳蜗吗

并不是所有老年人都适合植入人工耳蜗。人工耳蜗植入是一个全麻手术，也有手术禁忌证。如果老年人有严重智力障碍、精神障碍，全身身体情况不能耐受手术，认知能力不能接受人工耳蜗术后的培训和康复训练，就不适合植入人工耳蜗。

年纪太大，还能植入人工耳蜗吗

理论上，植入人工耳蜗没有年龄限制。据最新报道，全球年龄最大的人工耳蜗植入者，是位94岁的欧洲老人。

人工耳蜗能用多少年，费用有多高

理论上，只要维护和保养得当，人工耳蜗可以应用较长的时间。

检查和手术部分费用只需2万余元；人工耳蜗植入体价格相对较高，分国产和进口两种，价格从几万到十几万不等，有的甚至超过 20 万。但目前国内有部分地区已经实行了成人的人工耳蜗医疗补助政策，也有一些慈善机构对成人耳蜗植入者进行医疗救助，所以老年人植入耳蜗也不是太困难的事情。

植入后，多久能听见声音

人工耳蜗的植入和康复包括四个步骤。

（1）评估阶段：排除禁忌证。包括言语评估、听觉和前庭功能评估、心理和智力认知水平评估、全身状态评估等。老年人经常有一些全身系统性疾病，因此老年人工耳蜗植入需要多学科合作。例如，中山大学附属第一医院耳科利用医院较高的综合实力，对所有老年人工耳蜗植入患者都采用了一站式多学科联合评估模式，不仅确保了手术效果和安全性，也大大减轻了患者的负担，收到了良好的效果。

（2）手术阶段：手术只需 1 小时左右。如无特殊情况，手术只需 1 小时左右。术中医生也会对植入效果进行检测，即可以对手术效果有初步判断。

（3）试开机阶段：5～7 天可出院。术后 2～3 天，医生主要关注患者有无不良并发症，并通过耳蜗 CT 检查，了解植入的电极位置正确与否，同时，还会给患者试开机。从进院到出院，5～7 天就可完成。

（4）言语康复阶段：3～6 个月能"恢复"听力。每个人所需的康复时间不同，绝大多数患者 3～6 个月就能适应人工耳蜗。如患者积极使用人工耳蜗，会适应得更快。同时，这也跟患者的文化程度、学习能力、他人的鼓励、言语康复师的支持有关。团队配合得越好，效果也越好。另外，人工耳蜗植入前，如果佩戴过助听器，或耳聋后在较短时间内就进行人工耳蜗植入，效果会更好。因此，鼓励听障老人在助听器无法实现听力补偿时，就要尽快进行人工耳蜗植入，这样不仅可很快"恢复"听力，也可及早改善生活质量，使晚年生活更幸福。

阿尔茨海默病，
难逃避，难治愈，不放弃

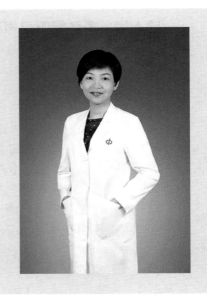

姚晓黎 教授，主任医师，博士研究生导师，中山大学附属第一医院神经一科副主任，广东省健康管理学会神经科学专业委员会主任委员，中华医学会神经病学分会肌萎缩侧索硬化协作组副组长，国家周围神经病规范诊治培训中心学术委员会委员、分中心主任，中国神经系统罕见病专委会常委，中华医学会神经病学分会神经肌病学组委员，广东省医师协会神经病学分会委员，广东省中西医结合神经肌肉和临床电生理专委会副主任委员。

人在生命的晚年，很可能面临一种疾病的困扰——阿尔茨海默病，又叫"老年痴呆"。到了70岁后，10个人中就有3个人患有阿尔茨海默病。每3秒，世界上就有1个老人开始出现记忆消逝，1个家庭陷入老年痴呆的烦恼……我们该如何面对这种无法治愈、无法逆转的疾病？

为何会得阿尔茨海默病

阿尔茨海默病的发病原因非常多，目前认为年龄是最主要的危险因素。随着年龄的增长，发病率明显增高。尤其是80岁以上的老年人群，发病率可能会增加到40%以上。其他与阿尔茨海默病发病相关的原因有高血压、糖尿病、高血脂、头部外伤、颅内病毒感染等。另外，家族史也是该病的一个危险因素，目前认为5%的阿尔茨海默病患者有明显的家族遗传特征。

记性差就是得了阿尔茨海默病吗

阿尔茨海默病早期患者会出现记忆减退，尤其以近事遗忘为主，学习与判断能力下降，不能处理复杂问题（如购物、经济事务、社交），感情淡漠，命名困难等。例如，对日常工作的事情或者原来感兴趣的事情突然就不感兴趣了。

如果出现这些情况，建议家人尽早带患者到医院就诊。

什么年龄段需要当心这种病

从临床上看，患者多数集中在 65 岁以上，但不能忽视的是，阿尔茨海默病还有部分早发人群，40 ～ 50 岁就开始发病。因此，年龄并不是唯一需要关注的问题，需要关注的还有患者的记忆、情绪、性格是否有明显改变。

这种病能治吗，如何治

对阿尔茨海默病患者要早期关注、早期诊断，最终目的是早期治疗。美国 FDA 批准了 6 种治疗药物，即卡巴拉汀、加兰他敏、多奈哌齐、美金刚、美金刚/多奈哌齐复方制剂和他克林（已退市）。美金刚是 N－甲基－D－天冬氨酸（NMDA）受体拮抗剂，其他几乎都是乙酰胆碱酯酶抑制剂类药物。《中国痴呆与认知障碍诊治指南》推荐：早期诊断为轻度认知障碍或者阿尔茨海默病的患者，立即选用乙胆碱酯酶抑制剂可有效延缓疾病进展；中重度患者尤其出现精神行为症状的患者，可以考虑胆碱酯酶抑制剂和美金刚联合治疗。2019 年 11 月 2 日，国家药品监督管理局有条件批准甘露特钠胶囊（GV-971）上市，用于治疗轻至中度阿尔茨海默病。GV-971 是以海洋褐藻提取物为原料制备的低分子酸性寡糖化合物，它的上市填补了过去 17 年阿尔茨海默病治疗领域无新药上市的空白，为患者提供了用药选择。

除了药物治疗外，早期发现阿尔茨海默病后，家属可以引导患者做一些生活方式的改变：推荐摄入鱼类、水果、蔬菜、富含多不饱和脂肪酸的植物油，适度饮用红酒而较少食用猪肉等红肉。

在阿尔茨海默病前阶段可对危险因素进行干预和控制，结合认知训练来延缓认知功能下降。例如，增加患者的兴趣爱好，转移注意力，做一些适当的运动，这些对患者都有很好的帮助。

阿尔茨海默病能逆转吗

目前来说，阿尔茨海默病是不可逆转的。全球每年投入几十亿美元对它进行药物研发，可依然无法治愈该病。有些阿尔茨海默病患者的病情到了一定程度后，除记忆力减退外，还会出现精神行为的异常，甚至会有攻击行为。通过服用药物，患者的这些症状和精神行为能得到良好控制，可提高患者的生活质量，减轻照料者的负担。

阿尔茨海默病能考虑手术治疗吗

目前有一种名为"脑部生物电刺激"的手术，该手术原来是用在帕金森病患者身上，最近也尝试将其用在阿尔茨海默病患者身上，具体效果尚未公布。所以说，目前暂时没有一种很好的手术可以应用在阿尔茨海默病患者身上。

居家照顾应该注意哪些事项

居家照顾最基本的就是让患者在手上戴"黄手环"。这是因为阿尔茨海默病的患者会走失，他会找不到回家的路，这是一个很严重的问题。借助"黄手环"的定位功能，家人很容易知道患者在哪里。

除此之外，要多培养患者的兴趣爱好，如听音乐、适当的运动、晒晒太阳等，要关注其精神行为的问题，一旦出现异常，应进行药物治疗。

阿尔茨海默病会遗传吗

如果家里人有阿尔茨海默病，那么亲属患阿尔茨海默病的概率会比正常人高很多。因为大部分患者是显性遗传。因此，如果家人或亲属有阿尔茨海默病，尤其是发病年龄比较早（40～50岁发病）的，需要警惕，可以做一些检查和预防。

如何早期发现阿尔茨海默病

1. 量表评估

总体认知评估是痴呆诊疗的重要环节，尽可能对所有患者进行相应的认知评估（A 级推荐）。推荐 MMSE 量表用于痴呆的筛查（A 级推荐）；推荐 MoCA 可用于 MCI 的筛查（B 级推荐）；CDR 用于痴呆严重程度的分级评定和随访（B 级推荐）。以此评估患者记忆力、注意／执行功能、日常功能等。

2. 辅助检查

（1）生物学标志物：如筛查神经丝轻链，脑脊液 Aβ、Tau 蛋白等，能检测患阿尔茨海默病的可能性，在将来也可用于患者的早期诊断。

（2）影像学检查，如 MRI 和 PET 等。

（3）基因检测：痴呆诊治指南推荐，有明确痴呆家族史的患者应进行基因检测以帮助诊断（A 级推荐）；有明确痴呆家族史的个体应尽早进行基因检测，利于早期干预（专家共识）；ApoEε4 基因型检测可用于 MCI 患者危险分层，预测其向 AD 转化的风险（B 级推荐）。

（3）电生理检查：EEG 对于鉴别正常老化和痴呆或不同类型的痴呆具有一定辅助诊断价值（专家共识）；定量脑电图（QEEG）、诱发电位和事件相关电位对鉴别不同类型的痴呆有一定帮助（B 级推荐）；对于疑诊克雅氏病（CJD）的患者，应该进行 EEG 检查（A 级推荐）。

老年人认知障碍、行为异常，
祸首或是脑小血管病

范玉华 教授，主任医师，中山大学附属第一医院神经三科主任，中华医学会神经病学分会脑血管病学组副组长，中国卒中学会脑小血管病分会常务委员，中国研究型医院学会脑小血管病分会副主任委员，广东省医学会神经病学分会副主任委员。

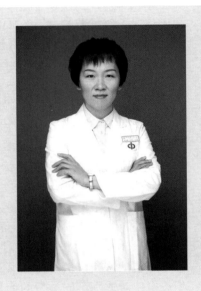

脑血管病是危害中老年人健康的一大"杀手"，可大众比较熟悉的往往是以中风为突出表现的大血管病，却很少听说过脑小血管病。其实，脑小血管病的发病率比大血管病还要高，但由于早期症状不明显，常常被忽略而延误治疗。

什么是脑小血管病

中风是一种比较常见的脑血管疾病，既可以由大血管损伤引起，也可以由脑小血管病引起。但和大血管损害相比，脑小血管病引起的中风往往比较轻微，更多的会表现为患者认知改变、步态改变及情感障碍。

老年人认知改变、行为异常的祸首或是脑小血管病

六七十岁以上的人如果都做磁共振检查，可能有 60%～70% 的人存在脑小血管病的改变，包括白质的疏松、微出血，以及腔隙性梗死。这部分老年人或许没有临床症状，但也属于脑小血管病。

脑小血管病对老年人身体健康的危害会比较隐匿。比如说会导致老年人行为异常，包括走路不稳、大小便的控制障碍，以及记忆力、计算力等认知功能的障碍。这些危害的发生往往比较隐蔽，却十分影响老年人的生活质量。

哪些老人更易得脑小血管病

脑小血管病多发生在中老年人群，尤其是"三高"人群，即高血压、高血脂、高血糖群体。这部分人群是大血管病的高发人群，同时也是小血管病的高发人群，且小血管病的发病率比大血管病的还要高。其中，高血压是脑小血管病最重要的一个危险因素，因此，脑小血管病的高危人群应该更加严格地控制血压，减少患脑小血管病的概率。

另外，在有脑小血管病家族遗传史的情况下，少部分年轻群体也会患病。遗传性脑小管病患者多数没有高血压等危险因素，但是会有家族史，也有部分是散发，因基因突变导致。

怎样筛查脑小血管病

脑小血管病和大血管病不同，发病症状比较隐性，往往容易被忽略。例如，记忆力的下降、走路速度变缓，很多老年人患者会认为是衰老的原因，所以通常不会到医院筛查，直至症状严重去医院检查时往往已经是比较晚期的情况。

想要筛查脑小血管病，需要在早期提高警惕，如果出现了轻微的认知障碍、语言障碍等症状，要主动到医院做影像学检查，通过头颅磁共振检查，可以明确诊断脑小血管病。

脑小血管病如何治疗

要根据患者所表现的症状来进行合适的治疗。例如，部分脑小血管病患者会出现认知的改变，进展下去可能会出现痴呆的表现，临床上治疗这类患者就要加入对症的药物，处理认知的下降，预防痴呆；也有一部分脑小血管病患者以轻微中风为表现，对于这样的患者需要针对中风进行治疗。

预防脑小血管病首先从控制危险因素开始。一个很重要的危险因素就是高血压。患者要从生活方式上积极地做出改变，合理地使用高血压的治疗药物，让血压尽可能达标，并保持稳定。

除了药物，还有其他治疗方式吗

目前，在脑小血管病药物治疗方面，很大程度上仍沿用大血管病的药物治疗方法，对脑部小血管弥漫的损害关注比较少。从目前的研究来看，用一些仪器和设备来改善脑缺血，可能会有一定的效果。

另外，中山大学附属第一医院原创的体外反搏技术，是从脑小血管病发病机制方面研究的一种治疗手段，可以增加患者脑部血流的灌注水平，对于预防和治疗脑缺血的改变可能有很好的前景，当然还需要更多的临床试验来证实其疗效。

脑小血管病能预防吗

预防脑小血管病，除了要控制危险因素如高血压外，还需要养成健康的生活方式，包括保证充分的、规律的睡眠，适当开展体育运动；在饮食方面，多吃富含维生素类的食物，对于预防脑小血管病的发生和防止病情进展都有一定的帮助。

帕金森病患者的非运动症状
往往更早出现

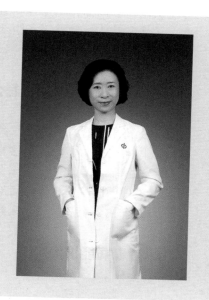

陈玲 教授，主任医师，中山大学附属第一医院神经 ICU 专科主任，中华医学会神经病学分会帕金森病与运动障碍学组委员，广东省医学会神经病学分会常务委员，广东省精准医学应用学会帕金森病分会主任委员。

　　帕金森病是一种神经系统的变性疾病，常见于中老年人，由于患者的大脑内中脑黑质多巴胺能神经元变性缺失，该病最主要的表现是运动迟缓、肌强直和震颤。

　　近年来，帕金森病的发病率有逐年增高的趋势。在我国 60 岁以上人群中，帕金森病的患病率已达到 1%，我国现有 200 多万名患者。

手抖，就是得了帕金森病吗

　　一说起帕金森病，很多人会想到手抖，即震颤。的确，70% 的帕金森患者都会出现手抖症状。但是，帕金森病患者除了手抖之外，往往还有更核心的症状，包括运动迟缓、肢体僵硬、姿势平衡异常等。

　　特别要提醒的是，对于帕金森患者来说，非运动症状往往比运动症状更早出现，如嗅觉减退、晚上睡觉的时候大喊大叫、便秘、抑郁、焦虑等，患者及其家人应多加留心。

仅仅凭手抖也不能判断是否得了帕金森病，很多内科系统的疾病，如甲状腺功能亢进、肝性脑病等也会引起手抖。

不过，同样是手抖，病因不同，表现也有所不同，有经验的医生是能够分辨出来的。例如，帕金森病引起的手抖往往有节律性，震颤频率稍微慢一些，并伴有肢体运动迟缓、僵硬等表现；而甲状腺功能亢进引起的手抖，震颤频率相当快，且伴有颈部肿胀。

怀疑得了帕金森病，怎么办

怀疑得了帕金森病，建议到神经内科就诊。医生会通过各项检查，了解患者肢体的肌张力、运动迟缓情况、手颤频率，并通过头颅 CT、磁共振排除脑积水等脑部异常疾病来综合诊断。

有条件的医院还会为患者安排 PET/CT 检查，它能比较特异性地判断患者是否符合帕金森病的代谢模式。

帕金森病能根治吗

目前，帕金森病较难彻底治愈。

不过，患者和家属也不必灰心，采取积极的治疗手段可以延缓病情的发展，使患者的生活自理能力、生活质量都得到改善。

从国内外的调查来看，帕金森病患者跟普通老年人的预期寿命是一样的。但如果没有得到合理治疗，患者的生活质量往往会比较差，难以正常行走、生活自理，只能卧病在床。

帕金森病怎么治

早、中、晚期的帕金森病治疗方法不尽相同。

早期：在症状比较明显的时候，可以到神经内科治疗，主要以药物治疗为主，包括多巴制剂、多巴胺能受体激动剂等。若用药效果不是特别明显，建议患者去康复科治疗。

中晚期：可以在药物治疗的基础上，辅助手术治疗。目前，脑深部电刺激手术治疗帕金森病是中山大学附属第一医院的特色疗法，在全国居领先地位。帕金森病是多巴胺减少、乙型胆碱相对亢进引起的，患者脑内的代谢环路与常人不一样。手术就是选择特异性的靶点，用高频的电刺激抑制神经环路，达到新的递质平衡，使症状得到改善。总体来说，手术效果不错。

哪些患者适合手术治疗

不是每个帕金森病患者都适合手术治疗。在中晚期帕金森病患者中，只有约20%的适合做手术。一般来说，适合做手术的患者应符合以下条件：有运动并发症，对多巴胺制剂的反应良好，病程在5年以上，年龄在75岁以下，认知功能、睡眠、情绪均良好等。具体到个人是否适合做手术，应听从专业医生的建议。

家人有帕金森病，我也会"中招"吗

帕金森病的病因未明，目前认为它是年龄老化、遗传和环境共同作用的结果。因此，想针对性地预防帕金森病，比较困难。

建议60岁以上的人群，一旦发现有运动迟缓、肢体僵硬、震颤等症状，应及时就医，早期干预对控制病情进展有很大帮助。

如果有帕金森病家族史，尤其是家人在40岁以前就患帕金森病的，这部分人群可能存在帕金森病的致病基因，建议去神经内科就诊，在医生指导下进行相关基因检测，明确诊断。

帕金森病患者，
药物治疗"蜜月期"后还有救吗

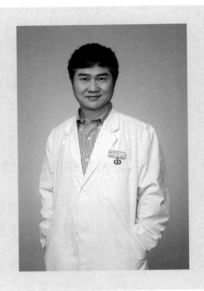

刘金龙 教授，主任医师，中山大学附属第一医院神经外科副主任、功能组组长，世界华人神经外科学会功能神经外科专业委员会常务委员，中国医师协会神经调控专业委员会委员，中国研究型医院学会微侵袭治疗专业委员会常务委员。

　　帕金森病是中老年人常见的神经系统变性疾病，早期药物治疗效果理想，称为药物治疗"蜜月期"，但 3 ～ 5 年后会出现症状加重、疗效减退，即使增加药量也无法改善症状，而且会出现严重的药物副反应，如"异动症"等，严重影响患者和家属的生活质量。对于这部分患者，安装脑起搏器可大大改善生活质量。

2030年中国将成为帕金森病第一大国

　　帕金森病是第二大神经退行性疾病，仅次于阿尔茨海默病（即"老年痴呆"）。我国帕金森病发病率为 2.1%，2005 年的统计显示，中国帕金森病患者近 200 万例，每年新增 10 万例。据推测，到 2030 年中国将有近 500 万帕金森病患者，超越其他国家成为拥有帕金森病患者最多的国家，世界上 50% 以上的帕金森病患者在中国。

度过药物治疗"蜜月期"的患者该怎么办

帕金森病主要的临床特点包括静止性震颤、动作迟缓及减少、肌张力增高、姿势不稳等，病因是脑内黑质分泌多巴胺功能不足，治疗手段主要是增加脑内多巴胺的浓度，包括补充外源性多巴胺、受体激动剂和阻止多巴胺分解等相关药物。

早期帕金森病药物治疗效果理想，称为药物治疗"蜜月期"，随着病程延长，患者症状加重，药物疗效减退，即使增加药量也无法改善症状。但随着用药量的逐渐增加，88.5%的中晚期患者出现左旋多巴药物相关的运动并发症（症状波动和运动障碍），其中62.3%的患者出现剂末现象，68.9%的出现开关现象，60.7%的出现运动障碍。中晚期患者通常生活完全无法自理，严重影响家庭生活质量。

中晚期患者单纯的药物治疗虽然不尽如人意，但是脑起搏器手术却可大大改善他们的生活质量。一项前瞻性、多中心、随机对照研究结果表明，行脑起搏器术后，约70%的患者运动症状显著改善，药物治疗组只有32%的患者运动症状显著改善。生活改善评分结果表明脑起搏器对生活质量的改善要好于药物治疗。

什么是脑起搏器手术

脑起搏器手术是一种微创的治疗方式，在立体定向装置的辅助下，在颅骨上打两个孔，将电极插到脑内特定的核团，再将延伸导线和脉冲发生器植入体内，可通过体外给电池充电，可使用15～20年。体内脑起搏器发出弱电脉冲，刺激脑内与疾病相关的神经核团，抑制或刺激引起疾病症状的异常神经信号，消除引起疾病的症状，使患者恢复自如活动和自理能力。

术后需要调整脑起搏器的参数，调整次数因人而异，从而明显改善患者的症状及使用最低的用药剂量。随着疾病的进展，调高参数就可以控制加重的症状。近30年的随访结果显示，只要脑起搏器工作正常，就有较好的治疗效果。

哪些患者适合安装脑起搏器

（1）病程在 5 年以上的原发性帕金森病患者。近期研究显示，早期手术获益更多，可考虑提早到 3 年以上。年龄不超过 75 岁，在进行受益和风险的个体化评估后，手术年龄可放宽至 80 岁左右。

（2）曾经服用复方左旋多巴有良好疗效的患者。

（3）疗效已明显下降，或出现严重的运动波动，或异动症而影响生活质量的患者。

（4）排除了痴呆和严重精神疾病的患者。

手术加药物与单纯药物治疗，哪个更省钱

研究表明，脑起搏器手术联合药物治疗的第 5 个月对患者生活质量改善最明显，24 个月后生活质量平均改善 26%；而单纯药物治疗的患者生活质量反而降低了 1%。

在长期运动并发症方面，接受脑起搏器手术的患者其生活质量在 6 个月后改善了 20%；而单纯药物治疗的患者则没有改善。

另一项研究显示，进展期帕金森病患者早期接受脑起搏器手术可显著改善开关期运动症状，且与晚期治疗相比，越早治疗获益越显著。

还有研究显示，单纯药物治疗 24 个月增加 72% 的花费，但联合脑起搏器手术可降低 16% 的治疗成本。

手术后要注意什么

术后注意不要让脉冲发生器接近高磁场的地方，如确实要做一些特殊检查或治疗，一定要咨询主管医生或生产厂家。术后的日常的活动不受影响，伤口愈合后可以照常游泳。

ED 不仅关乎"性"福大事，
还是全身健康的"晴雨表"

邓春华 教授，主任医师，中山大学附属第一医院男科主任，中华医学会男科学分会主任委员，广东省干细胞临床研究专家委员会委员，香港医学科学院院士。

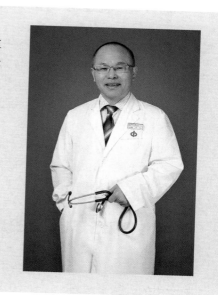

根据 WHO 数据统计，中国男科疾病的整体发病率为51%，这就意味着在中国 7 亿男性中，至少有 3.61 亿中国男性患有（包括曾经患有和现在患有）不同程度的男科疾病，预防和治疗男科疾病迫在眉睫。

ED 是全身健康的风向标

一说起勃起功能障碍（ED），很多男性都不陌生，但让很多男性陌生的是，ED 不仅仅关系"性福"大事，还关乎全身健康。

研究表明，ED 与心血管、代谢、心理等方面的各种慢性疾病密切相关。ED 与糖尿病、高血压、心脑血管等慢性疾病的危险因素是完全重合的，包括睡眠质量差、超重，以及不良的生活方式，如运动少、嗜烟酒等。ED 与上述这些慢性疾病存在共同的核心发病机制——血管病变，最先都是血管内皮功能的损害。而阴茎的血管内径不到冠状动脉的1/2，所以在血管病变的早期就很容易被堵塞。

ED 与这些慢性病不但有共同的危险因素、发病机制，往往还是这些慢性疾病的早期症状和预警信号，是整体健康的"风向标""晴雨表"。

治疗 ED 就是吃"伟哥"吗

ED 是一种慢性病，和高血压、糖尿病等慢性病一样，对于 ED 的治疗，在解除症状的同时还需要引入慢性病管理理念，如发现并纠正慢性病危险因素，建立慢性病档案、规律治疗、系统管理。

一旦患有 ED 要一辈子长期吃药吗？就像高血压、糖尿病等慢性病一样，如果能在很早期阶段发现，改善生活方式后，这些慢性病在相当长的一段时间内是可以稳定，甚至逆转的，那么就有可能不需要吃药了。ED 也一样，当然如果 ED 发展到后半阶段已经有明显的器质性病变，那就应该进行长期的治疗和健康管理。

男性健康管理，这些检查不可或缺

（1）前列腺相关的检测餐项目。男性在 45 岁后除前列腺炎外，患前列腺增生的人越来越多，而在 60 岁后患前列腺癌的风险则显著增大，因此推荐男性在 45 岁后监测前列腺特异抗原（PSA），以早期筛查前列腺疾病，此外还有前列腺疾病超声检查、尿流率等检测。

（2）围绕男性雄激素的检测项目。雄激素下降不但影响性与生殖，也引起神经系统、心血管系统、骨质代谢等系统问题，同时也与糖尿病、心血管疾病、抑郁、老年性痴呆等器质性疾病的发生与发展密切相关。可以说雄激素下降会影响整体健康甚至预期寿命。因此到了 45 岁以后，男性的雄激素的测定，特别是生物活性睾酮或游离睾酮的测定很重要。

（3）有关性功能的一些检测项目。ED 是慢性病的"风向标"，可见性功能相关检测（如糖代谢、脂代谢及血管健康参数）有多重要，中老年男性若出现 ED，就是给身体大健康敲了警钟：心血管疾病、代谢疾病等慢性病可能就要尾随而来了。

无论是性功能问题、雄激素问题，还是前列腺疾病，除了早期发现，同样重要的是要系统管理。要把疾病诊治和健康管理有机结合，才能真正做到将男性健康融入大健康中。

别把痛经不当回事，
这种痛经或致不孕

姚书忠 教授，主任医师，中山大学附属第一医院妇科主任、妇产科副主任，中国医师学会妇产科分会子宫内膜异位症专业委员会副主任委员，广东省医学会妇产科分会副主任委员，广东省医师学会妇科内镜医师分会主任委员。

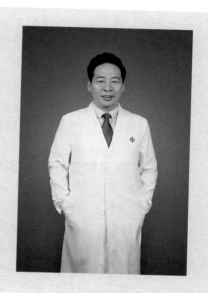

　　一心想要个自己的宝宝，却怎么也怀不上，平时还有"姨妈痛"？这类女性要当心，你有可能患上了子宫内膜异位症！在育龄女性中，子宫内膜异位症的发病率可达15%，而在不孕女性中，子宫内膜异位症的检出率甚至高达40%。

什么是子宫内膜异位症

　　子宫内膜异位症是指本该生长在子宫腔里的子宫内膜和间质，生长到了子宫腔以外的地方。常见的部位有卵巢、子宫直肠窝，剖宫产瘢痕及会阴切口瘢痕处。严重者，还可生长在膀胱、输尿管和肠管等部位。

　　这些异位的子宫内膜，同样会周期性地增生、剥落，在病灶部位引起"经血"。但这些"经血"无法排出体外，于是会在异位病灶周围凝结，如凝结在卵巢则形成巧克力囊肿，凝结在输卵管则造成堵塞、扭曲，凝结在盆腔则造成粘连等，最终可能导致不孕。

子宫内膜异位症有什么症状

能不能在不孕之前就发现子宫内膜异位症呢？其实有些子宫内膜异位症早有端倪，最典型的症状就是痛经。这种痛经，往往是继发性痛经，也就是说，在女性初潮数年以后才出现，且会逐年加重。

因此，别不把痛经当回事。若是子宫内膜异位症，这月复一月的疼痛有可能一步步地将女性推向不孕的边缘。当然，痛经并非子宫内膜异位症的唯一症状。有部分患者表现为慢性下腹痛，与月经周期无关；也有部分患者可以在下腹部摸到包块，但这往往已经发展为增大的卵巢巧克力囊肿了。

子宫内膜异位症可以预防吗

目前，子宫内膜异位症的发病机理还不明确。子宫内膜细胞随经血倒流入盆腔并种植生长是主要的发病机理。同时，腹腔内上皮化生、免疫微环境改变、医源性子宫内膜种植也是引起子宫内膜异位症的原因。目前还没有特别好的预防方法。及时矫正生殖道畸形，到了生育年龄就正常生育也有助于避免子宫内膜异位症的发生。

发现子宫内膜异位症怎么办

对于还没有完成生育的育龄期女性，医生会建议尽早考虑生育。而在治疗上，由于子宫内膜异位症是一种雌激素依赖性疾病，同时又有病灶存在，因此其治疗方法有药物治疗和手术治疗两种。

药物治疗通过干扰体内雌激素或孕激素的分泌及其作用，达到缓解痛经等临床症状、改善生活质量的目的。即通过吃药或打针，让患者不来月经，就不会痛经了。适合人群：仅表现为疼痛，而病灶不明显，或并未合并不孕症等严重后果的女性。

药物只能是控制症状，若要达到治疗效果，还要手术切除子宫内膜异位病灶。并非所有患者都需要做手术，这取决于每一位患者的具体情况，需要考虑卵巢巧克力囊肿的大小、病灶生长部位、是否合并不孕、药物治疗是否有效、有无引起肠道或输尿管梗阻等因素。适合人群：疼痛严重、药物治疗不理想；形成卵巢巧克力囊肿，持续存在或囊肿大于 4 cm；深部浸润性子宫内膜异位症，疼痛症状严重、造成输尿管梗阻或者肠道梗阻等情况；合并不孕且有巨大巧克力囊肿患者。

做完手术，就可以自然怀孕吗

有部分患者以为手术就能够解决不孕问题。实际上，手术可去除病灶，但是并不能让所有患者自然妊娠。子宫内膜异位症患者术后自然怀孕的概率与患者的病变程度有关，其术后自然妊娠率为 35% ～ 60%。

临床上有生育指数评分可以帮助评价患者术后自然妊娠的能力和机会。对于手术评估没有自然受孕机会或术后 1 年不能自然妊娠的患者，要及时选择辅助生育技术，即做试管婴儿。

我还年轻，手术可否等几年再做

对于年轻的患者，不要有以下两个误区。

误区一：认为自己年轻，不急于生育。子宫内膜异位症患者可能因反复复发而需要长期治疗，因而错过最佳生育年龄。有些患者甚至因此终生不孕。

误区二：认为子宫内膜异位症是良性病变，不愿及时手术。其实，子宫内膜异位症对患者的影响是多方面的，不仅影响患者生活质量，严重的可能会发生肾积水、肾功能丧失，甚至发生恶变，引起严重后果。因此，是否手术应该听从专家的建议，不能自作主张。

前列腺癌最爱"缠上"老年人

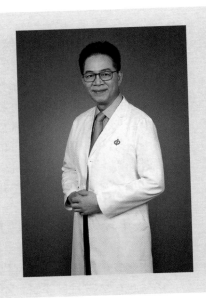

陈凌武　教授，主任医师，中山大学附属第一医院泌尿外科主任、手术麻醉中心主任，中华医学会泌尿外科分会委员，广东省医师协会泌尿外科医师分会主任委员，广东省医学会泌尿外科学分会副主任委员。

前列腺癌多发于老年人

前列腺癌是多发生于中老年男性人群中的常见病。近年来，前列腺癌患者越来越多，主要有以下原因：

（1）随着医疗技术进步及检查手段增加，特别是前列腺癌早期筛查的广泛开展，前列腺癌被发现的概率比以往增加了很多。

（2）诊断水平的提高，通过磁共振、穿刺等可发现很多早期前列腺癌。

（3）大量研究表明，前列腺癌的发病可能与饮食结构改变有关。随着人们生活水平提高，高动物蛋白、高脂肪的食物摄入量增加，前列腺癌发病率逐年升高。

前列腺癌应该说是中老年病，一般50岁以上的男性才会出现前列腺癌，最多发的年龄段是70岁以上。

那该怎么办？PSA 筛查早发现

前列腺癌的症状与前列腺增生、前列腺肥大症状非常相似，如尿频、尿急、夜尿增多等。

有些前列腺癌晚期患者，可能会因为侵犯膀胱出现血尿，或因转移到其他地方，如骨转移，出现腰痛、骨头痛或是病理性骨折，才发现前列腺癌。

正因为前列腺癌本身的症状非常隐匿，不容易被早期发现，所以早期筛查前列腺癌非常重要。目前主要的筛查方法是抽血查前列腺特异抗原（PSA），如果增高，很可能与早期前列腺癌有关。

前列腺炎、前列腺增生会癌变？没证据

目前还没有证据证实前列腺炎或前列腺增生与前列腺癌有关。既往有前列腺炎或前列腺增生并不会发展成前列腺癌。

一些前列腺增生的老年患者，其前列腺癌可以与前列腺增生共同存在，但这不是一个必然的发生发展过程。

前列腺癌危险吗？早期可以完全根治，中晚期治疗后生存率高

总体来说，前列腺癌的治疗效果是非常好的，它不是一个恶性程度非常高、危害非常大的肿瘤。

前列腺癌如果早期发现，可以完全把它切除。如果发现得比较晚，也不用担心。因为前列腺癌与其他癌症的不同之处是非常依赖雄激素。只要把体内的雄激素去除，肿瘤就会坏死、萎缩甚至消失，有少部分患者的肿瘤甚至会完全消失。

曾经有一位患者，因为前列腺癌骨转移已经瘫痪，在体内的雄激素全部去除之后，他又能够站起来了，还可以重新工作，这个患者继续生活了20多年，最后因为其他疾病去世。

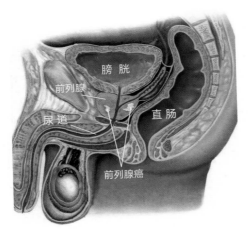

前列腺解剖示意

（张卉绘制）

前列腺癌怎么治？多种方法助健康

前列腺癌的治疗方法比较多。

（1）根治手术。早期的前列腺癌，如身体允许的话，可以做根治性手术。现在，前列腺癌根治性手术已经非常成熟，机器人辅助腹腔镜进行前列腺癌根治手术的成功率非常高，效果非常好，能够很彻底地切除肿瘤，而且出血非常少。

（2）放疗。如果是对手术有恐惧或者是年纪比较大不能耐受手术的患者，可以进行放疗，达到类似于手术的效果。

（3）内分泌治疗。把体内的雄激素全部去除，从而抑制前列腺癌细胞的生长，让前列腺癌细胞萎缩甚至死亡，达到治疗目的。

如果这些方法都不行，还有其他的方法，如全身化疗、靶向治疗、免疫治疗等。

前列腺癌术后变"太监"？绝对不会

这是很多前列腺癌患者非常关心的问题。做前列腺癌根治手术是把整个前列腺切掉，而不是把睾丸切掉，早期的患者手术后还可以保留性功能，所以说绝对不会变成"太监"。

前列腺所在位置有控制阴茎勃起的神经、血管经过，在前列腺切除过程中很容易损伤到这些血管和神经，造成勃起困难，这种情况也是手术中要尽量避免的。

如果手术方式选择的是机器人辅助下的腹腔镜手术，那么哪些地方有血管和神经，机器人可以放大 10 倍显示，而且是三维立体成像，有助看清解剖层次，分辨清楚这些血管和神经，既可以将肿瘤彻底切除，又能保留性功能，优势非常明显。

对于早期的前列腺癌患者，我们基本都能做到保留性功能。对于局部晚期的患者，如果肿瘤侵犯范围比较广，保留性功能是次要的，不能保留就不勉强，首先要把肿瘤彻底切除干净。

前列腺癌可预防？早期筛查最重要！

前列腺癌的病因是比较复杂的，但在生活中加以注意可起到预防作用，例如：注意生活规律性，少吃富含高脂肪、高能量的动物蛋白，多吃番茄或含有番茄红素的食物。有证据表明，经常晒太阳对前列腺癌的发生也有一定预防作用。

前列腺癌的发现主要还是靠早期筛查，建议 50 岁及以上男性在每年的体检时增加一个检查项目，就是前列腺特异抗原的检测。

沉默的"红颜杀手"，
70%的卵巢癌发现时已是晚期

何勉 教授，主任医师，中山大学附属第一医院妇科副主任、妇科专科副主任，广东省抗癌协会妇科肿瘤专业委员会副主任委员，广东省医学会妇产科学分会宫颈病变和阴道镜学组副组长，中国肿瘤临床学会妇科肿瘤专家委员会委员。

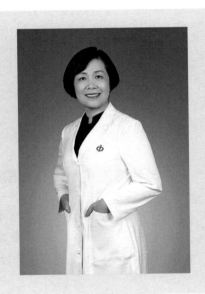

卵巢是女性最重要的生殖器官之一，因为体积小且深藏在盆腔之内，一旦发生恶性肿瘤往往难以早期被发现。70%的上皮性卵巢癌在被发现时已是晚期，难怪它被称作"沉默的红颜杀手"。

卵巢癌更青睐哪些女性

卵巢癌的类型有很多，其中上皮性卵巢癌最多。上皮性卵巢癌有3个"70%"，也就是70%的患者发现时已经是晚期，70%的患者治疗后可能在2年内复发，70%的患者预后不佳。

上皮性卵巢癌病因尚不明确，目前认为早孕、少产（甚至不生育）、初潮年龄早、绝经年龄晚及曾服用促排卵药物等都可增加卵巢癌风险。

此外，卵巢癌也有高发年龄，我国卵巢癌发病的中位年龄是50～60岁，因此，50岁以上的女性要注意排查卵巢的相关疾病。

近年来的研究结果显示，有 15%～20% 的卵巢癌患者有家族性肿瘤的高危因素，这可能与相关基因突变有关。因此，如果直系亲属患有卵巢癌、乳腺癌、子宫内膜癌及遗传性非息肉样结直肠癌等恶性肿瘤，要注意排查卵巢的相关疾病，最好进行相关基因检测，提高对卵巢癌的警惕。

卵巢癌早期有什么症状

卵巢癌早期往往没有明显的临床症状，部分非特异性的症状也很难引起注意。但随着疾病的进展，卵巢肿块增大及出现腹水，则会带来腹痛、腹胀、大小便改变。随着病情进展，患者还会出现食欲差、消瘦和贫血等症状。

如何确诊卵巢癌

医生首先会询问病史和临床表现，并注意检查盆腔是否有包块。在确定盆腔存在包块后，再逐步判断包块是否来源于卵巢、是否为肿瘤、是否为恶性肿瘤。

在检查手段方面，B 超、CT 和 MR 等影像学检查都是常用手段。对高度怀疑恶性肿瘤的患者，也可通过 PET-CT 和 PET-MR 检查进一步明确肿瘤的性质。

肿瘤标志物检查也有助于诊断。不同类型的卵巢肿瘤会导致不同类型的肿瘤标志物异常，如卵巢恶性生殖细胞肿瘤中的卵黄囊瘤会致 AFP 异常升高，而卵巢上皮性癌常常会致 CA125 明显升高。有时也可以抽取患者的胸腔积液或腹水，借助细胞学检查来帮助诊断。

组织病理学是确诊卵巢癌的"金标准"，如考虑为晚期卵巢恶性肿瘤，必要时可以用细针穿刺或通过腹腔镜取组织活检，以明确诊断。

得了卵巢癌该如何治疗

手术和化疗是卵巢癌两个不可或缺的治疗方式。

手术需要尽可能将肿瘤切除干净，最理想状态是达到肉眼没有肿瘤残留。手术后一般需要配合化疗，疗程根据肿瘤的分期而定，往往是 6～8 个疗程。部分患者诊断时已是晚期，不能立即手术的，通常先进行化疗，化疗一般不超过 4 个疗程，然后再做手术，手术后再进行化疗。

卵巢癌的治疗强调规范和全程管理，患者要坚持按照计划来治疗，不能因为过程中的一些痛苦就随意延迟、停止或放弃治疗。

卵巢癌能用微创手术吗

腹腔镜在卵巢癌手术的使用方面可以说是备受争议。这是因为卵巢癌转移是以盆腹腔中播散、种植为主，手术强调要尽可能保持肿瘤的完整性，避免肿瘤破裂，但如果使用腹腔镜操作，要避免肿瘤不破裂难度很大。此外，对于腹腔镜手术中使用的二氧化碳气腹是否会加速恶性肿瘤的播散，目前仍存在争议。

总的来说，腹腔镜在卵巢癌手术治疗方面适用范围较小，只有在术前充分评估，确定患者可通过腹腔镜完整取出肿瘤，且不会造成肿瘤的播散、转移，才可考虑使用。

卵巢癌的预后如何

卵巢癌的预后情况取决于肿瘤的分期、初次手术后残余肿瘤的大小，以及是否进行规范的治疗。越早发现、残余肿瘤越小，预后就越好。

关于卵巢癌的预后，总体而言，五年存活率在 I 期可以达到 90%，II 期为 80%，一旦到了 III 期和 IV 期，存活率就下降到只有 30%～40%。

但现实的状况是，很多患者往往在中晚期才发现肿瘤，经治疗后还常有耐药发生，这就导致了目前卵巢癌整体预后情况不理想。

卵巢癌的治疗分为初始治疗和复发治疗。近年来，PARP 抑制剂和一些靶向药物的问世，使卵巢癌治疗有了更多"武器"可用。这些维持治疗的手段可给更多患者带来希望，可有效延迟肿瘤的复发。

相信随着科技的发展，应用于卵巢癌的有效治疗会越来越多，卵巢癌在未来也可能会像糖尿病和高血压等慢性病一样，可以长期治疗、长期存活。

第八篇

治疗准，有窍门，
找对门路是出路

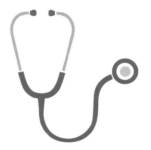

"无缺血" 让患者移植上
"新鲜" 器官

何晓顺 教授，主任医师，博士研究生导师，中山大学附属第一医院副院长，器官移植科学科带头人、首席专家，哈佛大学、康奈尔大学客座教授，中国器官捐献与移植委员会委员，中国器官移植发展基金会副会长，中国医院协会精准医疗分会主任委员，中国肿瘤防治联盟执行主席，中华医学会器官移植学分会器官获取与评估学组组长，广东省器官捐献与移植免疫重点实验室主任，中山大学器官捐献研究所所长。

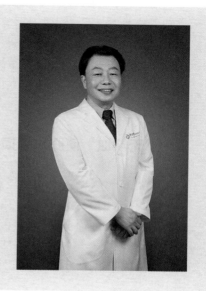

　　说到器官移植，许多人会想到这么一个画面——医生拎着个"小冰箱"，十万火急地运送器官供体，唯恐耽误一分一秒。但器官移植可远不是这么简单。

　　中山大学附属第一医院从 2017 年起，在全球率先将"无缺血"器官移植理念和技术应用于临床，让患者移植上了不冰冻的"新鲜"器官。

"冰冻" 器官移植有什么弊端

　　器官移植是 20 世纪以来医学领域标志性的成就之一，已成功救治了数以百万计的生命。但传统的器官移植有先天性的弊端。

　　器官移植包括器官获取、保存和植入三步骤。器官获取后是离体的，也就是说，在这段时间内是没有血流供应的。传统模式中，为保持其活性，只能使用冷冻技术，将其"保鲜"。器官质量直接影响器官移植的效果，器官质量不佳甚至是导致移植失败的一个最主要原因。

如何做到器官不冰冻，却更"新鲜"、更有活力

基于这样的现实，中山大学附属第一医院器官移植团队发明了"多器官功能修复系统"，同时对器官的获取、保存、植入三个主要技术环节实现了移植全过程器官血流不中断，使器官在整个移植过程中保持正常活力。简单来说，传统移植中移植的是冰冻的器官，而现在移植的是新鲜的、有活力的器官。很显然，这种新技术可以最大限度地保证移植器官的质量，极大地改善移植术后的疗效。

"无缺血"使肝功能损伤指标下降86.1%

以肝移植为例，以前术后第一天患者的谷丙转氨酶通常都是几百 U/L、几千 U/L，甚至高达上万 U/L，这是屡见不鲜的。因为，器官经历了缺血、冷保存、再灌注损伤等较多环节的处理，器官功能损害较大。而"无缺血"的器官移植理念和技术使肝移植术后患者的肝功能损伤指标下降 86.1%，且与缺血相关的严重并发症几乎完全可以避免出现，如移植肝功能不全、胆道并发症等。

此后，将"无缺血"器官移植理念和技术又成功应用于肾脏移植、心脏移植中，同样体现出了巨大的优势。

机器人做手术可靠吗

殷晓煜 教授，主任医师，中山大学附属第一医院大外科常务副主任、胆胰外科主任，中山大学研究生院副院长，中国抗癌协会胆道肿瘤专业委员会常务委员，中华医学会外科学分会胰腺外科学组委员，中国医师协会胰腺病学专业委员会常务委员。

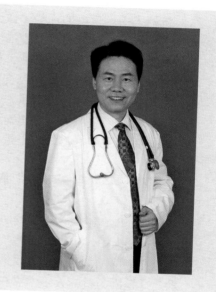

近年来，达芬奇手术机器人成了医疗界炙手可热的名词。通过达芬奇机器人，可以使复杂的外科手术变得更精准，同时还可节省医生体力，减少术中创伤。

哪些肝胆胰疾病可用机器人来做手术

与传统开刀手术一样，达芬奇手术机器人可用于手术治疗各种良性及恶性的肝胆胰疾病。

2015 年，中山大学附属第一医院引进了达芬奇手术机器人，截至目前已经完成了近 500 台胰腺、胆道、肝脏等各类手术，累积了丰富的临床经验。目前，医院已常规开展采用机器人的方法完成胰十二指肠切除、肝门部胆管癌根治术、中肝叶切除、右半肝切除等各种复杂的手术。

中山大学附属第一医院在达芬奇机器人手术治疗肝胆胰疾病方面，处于华南领先地位。

机器人手术有哪些优势

机器人手术最大的优势是微创、操作灵活且精准。与传统腹腔镜微创手术相比，机器人手术是更先进的微创技术。它操作灵活、方便，机器人手术器械末端具有仿真手腕的功能，最多可旋转540°，因此操作非常灵活。

此外，主刀医生看到的是裸眼3D图像，最大可放大至10倍，对各种解剖结构看得比传统的开刀手术、腹腔镜手术更加清楚，因此手术操作更为精准，有助于明显减少术中出血和创伤，有利于促进患者术后恢复。与此同时，主刀医生可坐在操控台上进行手术，大幅度节省体力。

机器人手术有"禁区"吗

理论上说，绝大多数的肝胆胰良恶性疾病的手术都可通过机器人方法进行。但机器人手术也存在一些禁忌证：

（1）患者心肺功能差、无法耐受二氧化碳气腹者，不适宜进行机器人手术。这是因为机器人手术需在患者腹腔内充入二氧化碳，将腹壁膨隆起来才能进行。

（2）肿瘤十分巨大或广泛侵犯血管者，微创手术有时会有困难，也需要慎重考虑是否进行机器人手术。

（3）既往腹部有多次手术史，预计腹腔内存在严重粘连者，也需要慎重考虑是否进行机器人手术。

驾驭机器人手术，医生要面对什么挑战

肝胆胰疾病的手术大多操作十分复杂，使用机器人进行此种手术对医生的技术有较高要求。

首先，要求手术医生对机器人的操作及眼、手配合十分娴熟，因为机器人器械臂缺乏力反馈，手术医生需要依靠其视觉来弥补这方面的缺陷，因此机器人手术操作时要求手术医生具有很好的眼、手配合。

其次，主刀医生必须具备丰富的传统开腹手术的经验和良好的手术技巧，这样方可保证手术的顺利进行。

机器人手术的未来

机器人手术治疗肝胆胰疾病的前景是光明的，其应用肯定会越来越广泛。近 20 年的全世界临床应用结果表明，机器人手术治疗肝胆胰疾病是安全可靠的。

达芬奇手术机器人应用于临床以来，已经历了四代发展，现在国内使用的主要是第三代机器人，第四代机器人于 2014 年在美国率先投入临床使用。与前三代相比，第四代机器人在软件和硬件方面都进行了进一步的升级改造，变得更人性化和更方便，例如，器械臂变得更小，手术床与机器人的一体化可随意变换体位等，这些都将更有利于进行肝胆胰疾病的复杂的手术操作。

相信未来随着更多先进的达芬奇机器人在国内的广泛应用，它在肝胆胰疾病治疗上的使用也会越来越广，造福更多的患者。

到了 40 岁，
给你的体检套餐加个肠镜

陈创奇 教授，主任医师，中山大学附属第一医院结直肠外科主任，国际胃癌协会委员，全国外科技术创新与推广分会第一届 ERAS 学术委员会主任委员，粤港澳大湾区 ERAS 医师联盟第一届主任，广东省医师协会 ERAS 分会主任委员，中国 NOSES 联盟广东分会副理事长，第四届广东省抗癌协会大肠癌专业委员会副主任委员。

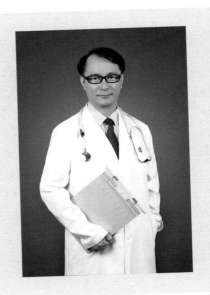

　　随着人民生活水平的提高，结直肠癌在我国的发病率一路走高，主要原因就是肉吃多了、菜吃少了，也就是说"高脂肪、高蛋白、高热量及低纤维素饮食"导致了结直肠癌的发病率增高。

　　还有一点不可忽视，即我们对于结直肠癌的筛查不够重视，使得一些息肉从癌前病变进一步发展为结直肠癌。

肠镜，发现早期肠癌的大功臣

　　与我国不同，近年来，美国的结直肠癌发病率、死亡率都在下降。原因之一在于美国从 20 世纪 70 年代开始，就非常重视结直肠癌的筛查工作，后来还推行中老年人定期肠镜检查，早期发现、早期处理结直肠癌的癌前病变——结直肠息肉，从而阻断了结直肠癌的发生、发展。

小小的结肠镜检查，真有那么大作用吗

确实如此。

结肠镜检查就是将一条纤细的、带摄像头的软管，通过肛门伸入结直肠的肠道内进行检查。借助电子屏幕，医生能够很直观地看到结直肠的病灶。如果发现异常，还可以钳取或摘除部分组织进行病理学检查，判断是否发生了癌变。甚至，对于一些小的病灶，如可疑肠息肉，医生可以在结肠镜下直接摘除，避免其发展为结直肠癌。

结直肠癌如果能早期发现、早期诊断、早期治疗，预后都很不错。Ⅰ期肠癌的五年生存率高达 90% 以上，相当于临床治愈；Ⅱ期肠癌也可以达到80% 以上。

怕痛？可做无痛肠镜或粪便 DNA 检测

不少就诊者对结肠镜检查有恐惧心理，怕痛或担心不安全。结肠镜检查确实会带来一些不适感，但并不像大家想象的那么痛苦，大部分人都能够耐受该检查。

如果实在担心，可以做无痛肠镜。无痛肠镜是在全身麻醉的状态下进行的，人在昏睡中完成检查，不会感到疼痛不适。检查后 3 ～ 5 分钟就可醒来，休息半小时左右就能回家。不过，无痛肠镜不是人人都适合，需要先咨询医生的意见。

如果无痛肠镜也不想做，还可以先考虑结直肠癌的其他筛查方法，如大便潜血检查、直肠指检、粪便 DNA 检测。其中，粪便 DNA 检测是近几年开展的最新技术，即通过对肠道内可能含有结直肠肿瘤脱落细胞的粪便进行DNA 检测，从而发现结直肠癌或腺瘤性息肉。该检测无创、无痛、精准率高，但技术要求高，费用也相对高一些，往往要上千元。

不管哪一种检查手段，最终确诊都要归结到结肠镜检查。也就是说，其他检查发现可疑问题后都建议做结肠镜检查来确诊。

哪几类人每年都要做结直肠癌的筛查

（1）40 岁以上，处于结直肠癌高发年龄段。

（2）怀疑有肠癌早期症状：经常便血、肚子痛、排便习惯改变或经常便秘、拉肚子；大便性状改变，如大便不成形、黏液便、血便、大便变细等；原因不明的贫血、消瘦、食欲不振、腹部肿块等。

（3）有结直肠癌病史或结直肠息肉病史。

（4）家人患有家族性息肉病、结直肠癌者。

结直肠息肉会癌变吗，都得切除吗

结直肠息肉是结直肠黏膜隆起性病变的总称。通俗来说，就是肠黏膜上长了一个小疙瘩。结直肠息肉并非都会癌变，它分成肿瘤性息肉和非肿瘤性息肉两大类。

非肿瘤性息肉包括错构瘤性息肉、增生性息肉、炎性息肉等，一般都是良性的，定期做结肠镜检查即可。

肿瘤性息肉以腺瘤性息肉最常见，又可分为三种类型：一是绒毛状腺瘤性息肉，二是管状腺瘤性息肉，三是含前述两种成分的混合性腺瘤性息肉。一般认为，绒毛成分越多的息肉越容易癌变。癌变率从高到低分别是绒毛状腺瘤性息肉、混合性腺瘤性息肉、管状腺瘤性息肉。

同时，癌变跟息肉的大小也有关系，越大的息肉癌变可能性越高。息肉小于 1 cm，癌变率比较低；直径超过 1 cm 且不大于 2 cm，癌变率达到 10%；直径超过 2 cm 且不大于 3 cm，癌变率可达到 50%；如果超过 3 cm，癌变率高达 80%。

此外，癌变率还跟息肉的基底、形状有关。广基腺瘤的癌变率（高达 10.2%）比有蒂腺瘤（4.5%）高，而且广基腺瘤发展为浸润型结直肠癌的概率也比有蒂腺瘤高。锯齿状腺瘤和侧向发育型腺瘤也是容易癌变的息肉。

对于肿瘤性息肉，大多可以在结肠镜下切除，特殊情况下才需要进行开腹或腹腔镜手术，尽早治疗可以取得好的效果和预后，大家不必过分担忧。

精准、微创、简便、
性价比高的介入超声

吕明德 教授，主任医师，日本九州大学医学博士，中山大学附属第一医院肝胆外科和超声医学科首席专家，中山大学超声诊断与介入超声研究所所长，中国研究型医院学会肿瘤介入委员会名誉主任委员，中国医师协会介入医师分会顾问。

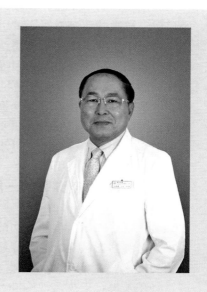

B超，许多人都体验过，就是超声探头放在身体某个部位的表面（体表）来回扫查。这种单纯经体表的超声检查称之为普通超声，广泛用于全身多种疾病的诊断，而且有无创伤、无放射性辐射、简便快捷、性价比高等诸多好处，所以往往列为首选的影像检查手段。但普通超声也有其不足。超声检查必须清晰地显示组织脏器的图像（显像）才能取得正确的诊断，如果受检者体格肥胖或病变被其他组织遮挡，经体表扫查就难以显像清楚；又如超声波在遇到消化道和肺等含气体的脏器时，显像会受到很大的干扰。这里介绍超声医学的另一个门类——介入超声。

介入超声的特点

相比普通超声，介入超声的不同之处在于具有"进入"的功能，既可诊断又能治疗。介入超声的进入方式有两种，一种是把超声探头插入消化道、泌尿道或是血管之内扫查（腔内超声），或者在开腹手术中探头直接放置在肝、胆、胰、肾等脏器组织之上检查（术中超声）；另一种是通过超声显像引导穿刺操作，使针具准确地进入组织脏器内部，穿刺可以从体表进入（称为经皮穿刺），也可以在腔内超声或术中超声时施行。

腔内超声和术中超声在很大程度上弥补了普通超声的不足，可获得满意的显像。过去的穿刺没有影像引导，体内状况肉眼看不见，仅凭经验操作，比较盲目。盲穿不一定能如愿达到目标因而导致手术失败，还有误穿正常组织导致损伤的风险。在超声引导下穿刺，相当于医生有了透视眼，可大大提高穿刺的成功率并减少并发症。介入超声保留了普通超声无辐射、简便快捷、性价比高等优势，同时又提高了诊断治疗的精准度。由于其对机体的侵袭程度低，所以也很安全，属于一种微创技术。目前介入超声已得到广泛应用，是超声医学的一个巨大进步。

超声引导经皮穿刺的一般应用

对于一些临床上诊断不明的甲状腺、乳腺、肝、肾、前列腺等脏器的疾病特别是肿瘤性病变，通过穿刺取出细胞或者组织的样本送病理学检查，可以达到确诊。在治疗上，穿刺常用于：抽吸引流胸腔积液、腹水、心包积液、肾积水等；引流清洗胸腔、腹腔、组织脏器的脓肿；抽吸注药治疗肝、肾囊肿；对胆道梗阻通过穿刺、造影和引流，可明确梗阻的部位和性质，减轻黄疸。

超声引导经皮肿瘤消融治疗

肿瘤的治疗手段有很多，其中在影像引导下直接杀灭肿瘤的一类方法统称为消融治疗。消融的对象最早是肝癌，现在已扩展到甲状腺、甲状旁腺、乳腺、肾脏、前列腺、子宫等多个脏器的局灶性病变。消融的手段有化学药物注射，如酒精注射，更普遍的是利用高温或低温灭活肿瘤，如微波、射频、激光、聚焦超声、冷冻等。消融可以经皮进行，也可以在外科手术中进行。至于影像引导的方法，主要是超声和CT。

消融治疗主要是针对数量不多、体积不大的病变，具有微创、有效、简便的优点，这在诸多的肿瘤治疗手段中很难得，有利于患者在长期的抗癌过程中保存体能，且依从性好。目前最普遍采用而且最能够发挥其优点的就是超声引导经皮消融治疗。以原发性肝癌为例，世界已公认对于早期肝癌，超声引导经皮消融和手术切除一样可以达到治愈的效果，在选择时可根据具体情况采用其中一种。对于复发性肝癌，超声引导经皮消融更是首选的治疗手段。一般来说，如果肿瘤大小超过 3 cm 或者数目过多，或者生长的部位不好，消融治疗的效果则有限，往往需要选用或联合其他手段治疗。

做了 X 线检查，
为何还要做 CT、MR

孟悛非 教授，主任医师，中山大学附属第一医院医学影像学教研室主任，医学影像科学科带头人，国家级高等学校规划教材《医学影像学》主编，曾任中山大学附属第一医院放射科主任、中华放射学会副主任委员、《中华放射学杂志》副总编辑。

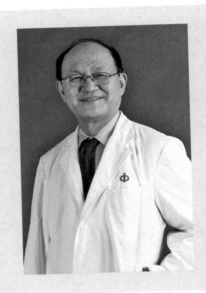

在神话故事里某些人或神具有洞察人体内部的本领，被称为"火眼金睛"或"开天眼"。然而人自身并没有"天眼"，但人类靠科学和技术为自己创造了"天眼"，其中一对看得最真切、最直观的就是放射科的 X 线设备和磁共振（MR）设备。

X 线"天眼"：1～2 mm 的结节尽收眼底

1895 年 12 月，德国物理学家伦琴在实验室里发现了 X 线并很快就拍摄了他夫人左手的 X 线照片，这是人类第一次无创地看见了活体内

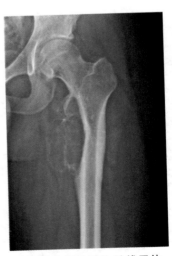

左股骨上段前后位 X 线平片

部的骨骼。

对比剂发明后，就可以看见单靠 X 线看不到的一些组织和器官，如胃肠道、肾、输尿管、膀胱、心腔、血管等。以泌尿系 X 线造影为例，通过静脉注射的含碘有机化合物（对比剂），经肾脏排泄进入肾盂、输尿管和膀胱，高密度的含碘物质使我们能够看见上述器官。

这是人类医学上的第一只"天眼"——X 线的开端，它使医生能了解人体内部的情况和病变，大大地推进了医学的发展。

20 世纪 70 年代初，英国工程师豪斯菲尔德发明了 CT。CT 也是用 X 线照射人体，但它通过电脑处理数据得到图像。这样不仅可以得到横断面图像，而且能够更好地分辨软组织，使我们能看清如脑、肝、肌肉等这些完全由软组织构成的器官。

时至今日，X 线"天眼"对小至 1～2 mm 的结节、淡如云雾的肺部磨玻璃影及不断跳动的心脏血管都能一览无余、尽收眼底。

MR"天眼"：能看出脑的功能活动

20 世纪 70 年代末，人们又发明了另一只"天眼"——MR。它是利用在体外发射的无线电波来激发体内的氢原子核发出无线电波，我们接收到这种无线电波后通过电脑就可以形成图像。

和 X 线相比，MR 对组织和病变的辨识能力更强。它不仅能看到大脑、小脑、肾脏、肿瘤等，还能分清脑皮层、神经核团（脑内部神经细胞集中分布的区域），能区别肾脏的皮质和髓质，看到肿瘤内部有无坏死、出血。

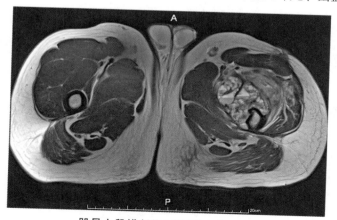

股骨上段横断位 MR T2 加权图像

MR 图像能看出病变部位血流的快慢、多少（CT 也可以）；病变或组织含水量的多少和病变内水分子的运动是否受限制（恶性肿瘤内的水分子运动就可能受限制）；还可以了解病变内某些化学成分如胆碱、乳酸等；甚至还可以看出脑的功能活动，如活动右手大拇指时大脑里哪个部分在指挥这个动作都可以看得清清楚楚。

如果说 X 线"天眼"帮助指挥员在战前了解敌方阵地的一草一木、一兵一卒，那么，MR"天眼"除了这个功能外，还能帮助指挥员了解敌方的地下工事和通信联络，这样打胜仗的把握就更大了。

几个检查都做并非瞎折腾

人有双眼是为了看这个立体的世界，放射科有两只"眼"是为了从不同的窗口去看人体、看病变。中国有句话"兼听则明，偏听则暗"，其实也可以说"兼看则明，偏看则暗"。

你拿到手里的 X 线片和 MR 片都是"黑白照片"，但是它们看到的内容是不同的。X 线片看的是密度，在 X 线片中，密度较高的组织在图像上就较白、较亮，密度与周围组织差别越大就越容易看到；MR 看的是氢原子核发出的无线电波，组织或病变含有能发出这种无线电波的氢原子越多就越容易看出来，这样的组织和病变在 MR 片的图像上就表现得较白、较亮。

有的组织或病变只能用其中一只"眼"看（如看小的钙化和骨化，用 X 线检查才能看清；看陈旧出血，只有 MR 才敏感），有的病变则两只"眼"都能看到（如大多数肿瘤）。

说到这里，你大概就可以理解为什么医生有时让你去照 X 线片，有时让你去做 CT 或 MR 检查，有时三个检查都要做。医生这么做的目的是把病变找出来、看清楚、弄明白，绝不是没事瞎折腾。

第三只"天眼"何时问世

现在可以说没有哪一个临床科室不需要放射科的帮助，也没有哪一个组织或器官病变不需要放射科检查的。随着科技的进步，放射科这两只"天眼"的本领会越来越强，对医生的帮助会越来越大，为患者的服务也会越来越周到、快捷。

　　放射科会不会有第三只"天眼"？什么时候有？这也许是大家关心的问题。科学家正在探索，但目前为止，只有一些苗头或可能性，让我们耐心地等待吧。

介入放射学的治疗和诊断优势

杨建勇 教授，主任医师，中山大学附属第一医院医学影像科主任，中华医学会放射学分会委员，广东省放射学会副主任委员。

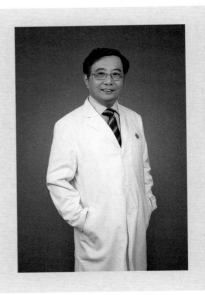

需穿刺活检，担心疼痛？化疗期间，药物副作用大，身体不耐受？出现血管性疾病，需做手术，却害怕开刀？高龄危重患者，手术风险太大，失去治疗机会？有一个新兴学科——介入放射学，用一根"小管"就能帮助患者解决上述难题。

介入放射学是一种精准诊疗，它不仅改变了影像学的面貌，也给其他临床医学带来了深刻的影响，其微创性、安全性、有效性代表着现代医学的发展方向。所以，该学科从诞生之日起，便具备良好的应用前景。

什么是介入放射学

介入放射学是临床医学的新兴学科，它既可用于诊断，又可用于治疗。简单来说，就是指在医学影像技术（如 X 线、超声、CT、MR）的引导下，通过经皮穿刺或经血管等人体孔道，将一根特制的导管置入人体内，抵达病变部位。与此同时，通过这条导管，医生可以把相关的诊疗器械送达病变部位，进行干预性诊断和治疗。

"放射"两字让人胆战心惊，会不会很伤身

恰恰相反，介入放射学有两个显著特点，就是微创和高效。

置入患者体内的导管，直径只有几毫米，这就意味着，患者体表只会留下一个几毫米的小切口，贴个止血胶布，几天就能愈合了。而且，有了医学影像精准定位后，诊疗的器械可以精确导入病理相关部位，减少了操作的盲目性，减少对患者的损伤。

通过介入放射学，医生可以一次性完成诊断和治疗，即"诊疗一体化"，大大提高了治疗效率。

介入放射如何帮医生诊断疾病

在实体肿瘤的诊断上，仅凭现有的影像诊断手段往往并不能确诊，需要通过穿刺活检，取得组织学样本，得到细胞学、组织学或病理学的诊断才能最后确诊。

介入放射在微创技术和导向技术的帮助下，可以让穿刺准确到位，让患者少痛、微痛。而随着精准医学的发展，越来越多疾病的治疗依赖于基因学和遗传学诊断，这种诊断方式不仅仅是明确诊断，还能帮助医生明确精准的治疗方案。

哪些疾病可以用介入治疗

能采用介入治疗的疾病种类很多，包括消化、呼吸、骨科、泌尿、神经、心血管等多个系统的主要疾病。而其优势主要体现在血管性疾病和实体肿瘤的微创治疗上。

1. 血管性疾病

开通闭塞的血管。以冠心病为例，病情进展到一定阶段时，可以采用介入方法，在冠状动脉处内置支架，达到开通血管的效果。又如，对于脑血管梗死的抢救，可通过介入方法进行溶栓。患者的透析通路出现血管闭塞或狭窄，介入治疗也是最适合的方法。

对病理血管进行栓塞。例如，脑出血，可采用介入方法，对血管进行栓

塞，起到迅速止血的效果。此外，一些内外科治疗比较棘手的血管疾病，如动静脉畸形，介入治疗的效果也优于传统治疗。

重建血管管腔。大血管夹层或者动脉瘤等疾病，会造成血管瘤血流异常，并有极高的导致血管闭塞缺血或者破裂出血的风险，这类疾病通过介入治疗的方式重建正常的血管管腔，效果和安全性都优于传统的开放式外科手术。

2. 实体肿瘤

动脉药物灌注化疗。通过供养动脉向肿瘤组织直接给药，使肿瘤接受药物剂量大、毒副作用小。

肿瘤血管栓塞治疗。即把供养肿瘤的血管"扎紧"，不让血液通过，从而"饿死"肿瘤，抑制肿瘤发展并使其缩小，为患者争取二次手术机会，甚至达到外科切除的效果。

与外科手术配合。如肿瘤的术前栓塞可使巨大肿瘤获得二次手术机会，可减少术中出血，缩短手术时间，提高肿瘤切除率。

做介入时患者需注意什么

一般情况下无须特别的准备。如需要做增强造影，即使用对比剂的时候，需确认患者有无对比剂过敏史，如有，医生需要做相应的准备。另外，高龄、高危的患者建议多喝水，帮助肾脏排泄对比剂，从而提高患者诊疗过程的安全性。

放疗如何杀死"坏细胞"、
保护"好细胞"

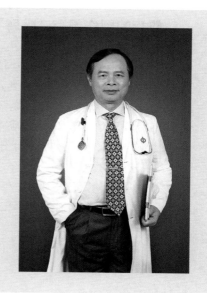

陈勇 教授，主任医师，博士研究生导师，中山大学附属第一医院放射治疗科主任，广东省临床医学学会鼻咽癌精准治疗专委会副主任委员，广东省健康管理学会肿瘤防治专业委员会副主任委员，广东省临床医学学会放疗专业委员会主委。

手术、化疗、放疗是治疗恶性肿瘤的"三剑客"，大家对"放疗"这个名词并不陌生，更不陌生的是它令人闻风丧胆的副作用。其实，放疗技术日新月异，早已今非昔比了。让我们一起来认识下放疗。

放疗可杀死"坏细胞"、保护"好细胞"

放射治疗的"武器"是射线，与日常生活中的光线、电台、手机信号、微波炉一样，但能量是这些射线的几万倍。放疗是通过射线对肿瘤细胞器的破坏、DNA的损伤，致使肿瘤细胞凋亡或失去增殖能力，从而达到控制肿瘤的目的。根据世界卫生组织的统计，放疗对癌症治疗的贡献率是22%，仅次于手术位于第二。

放疗在杀死"坏细胞"的同时，会不会杀死"好细胞"？肿瘤细胞因为其不受控的快速增殖，细胞的结构及功能通常存在缺陷，对射线损伤的抵抗力和修复力往往很差，而人体的正常组织对射线损伤的抵抗力和修复力一般较强。正是因为这种差异，且常规放疗采用多次照射，通过对肿瘤细胞的反复损伤及正常组织的持续修复，经过一定剂量的累积就能达到杀灭肿瘤且保护正常组织的目的。

放疗的副作用有"破解"之道了吗

随着放疗技术的发展，其精准度越来越高，已经达到了毫米级别的精准调控。但有时射线还是会照到正常的人体组织，其实医生们是故意这样做的。这是因为恶性肿瘤存在局部浸润、区域淋巴结转移的风险，肿瘤周边一定范围及邻近的淋巴引流区常需行预防性照射，来降低转移风险，但该区域内绝大多数人体组织均为正常组织。

正常组织被射线照射是产生放疗副作用的重要原因。放疗的副作用包括急性毒副反应和慢性毒副反应。

急性毒副反应：是放疗期间发生的反应，主要指放疗期间照射部位的炎症、水肿、溃疡、糜烂等改变，以及引起进一步的口干、咽痛、咳嗽、吞咽困难等症状。该类反应常因为正常组织的修复速度慢于射线的损伤速度而产生，一般可通过加强饮食营养、药物对症处理来治疗。放疗结束后该类反应会逐渐消失。

慢性毒副反应：是患者放疗结束3个月后缓慢产生的症状，常因为射线对肌肉、血管、神经等组织的慢性损伤而引起，包括关节肌肉纤维化、皮肤花斑样改变、神经功能损伤等。慢性毒副反应一旦发生，大多不可逆且治疗效果差，一般治疗期间开始进行功能锻炼能大幅降低慢性毒副反应发生的概率。

非特异性不适：放疗期间患者也可能产生非特异性不适，包括乏力、头晕、恶心、呕吐等，常通过饮食调节、功能锻炼、药物对症治疗进行处理。

哪些肿瘤适合放疗

放疗能广泛、有效地用于头颈、胸腹、泌尿生殖及妇科等各系统各部位肿瘤的治疗，在鼻咽癌、乳腺癌、肺癌、食管癌、前列腺癌、宫颈癌等高发肿瘤的综合治疗中具有举足轻重的地位。

为何我先放疗后手术，他先手术再放疗

放射治疗按照作用可分为根治性放疗、姑息性放疗和辅助型放疗。根治性放疗是以根治肿瘤为目的进行的放疗，常适用于对射线敏感的肿瘤。对无法根治的患者可进行姑息性放疗，其目的是减缓肿瘤的进展，缓解肿瘤侵犯、挤压、堵塞等引起的相关症状，提高患者的生存质量。辅助性放疗是指那些帮助患者缩小肿瘤、争取手术机会的放疗，还可以指手术后为提高肿瘤控制率而进行的放疗。

身上的放疗标记线不清楚了怎么办

放疗前需要做的准备工作可不少，其中之一就是在患者的体表做标记。可别小瞧这个标记，这可不是医生随手画的，而是要经过许多复杂的程序。医生先要确定放疗方案，然后患者要在固定体位下进行 CT 扫描，医生再在 CT 图像上勾画出需要照射及重点保护的各个靶区等。这个标记线在治疗中起到固定患者体位不变的作用，这样在放疗中才能精确定位每一次治疗的照射范围与计划的照射范围相一致。如果标记线不清楚了，不可擅自改动标记的位置，应该立即联系医生，医生会再次在模拟机上定位画线。

基因治疗胶质瘤，
临床应用还有多远

张弩 教授，主任医师，博士研究生导师，中山大学附属第一医院神经外科副主任，中华医学会神经外科分会青年委员，中国医师协会胶质瘤专委会青年委员会副主任委员，广东省医学会神经外科分会常务委员。

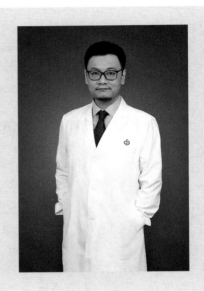

胶质瘤是最常见的原发于中枢神经系统的恶性肿瘤，几乎占了所有颅内肿瘤的40%。世界卫生组织根据恶性程度将胶质瘤分为四级，级别越高，恶性程度越高，而近50%的胶质瘤为恶性程度最高的胶质母细胞瘤。

治疗胶质瘤，手术、化疗均不理想

一说到恶性肿瘤，就会想到手术、化疗、放疗这三大"利器"，目前胶质瘤的标准治疗方式为手术切除加辅助放疗、化疗，这一治疗方式已经持续10余年，然而效果仍然达不到患者的期望值。

由于胶质瘤位于神经系统内侵袭性生长，手术切除往往难以获得满意效果。而且由于脑组织存在血脑屏障，绝大多数化疗药物也较难获得良好的治疗效果。

随着电场治疗、激光热间质治疗的出现，胶质瘤的预后有一定程度的改善，但人们仍然希望有更多有效的药物和治疗可用于临床，以改善目前胶质瘤治疗的困境。随着近年来基础医学的进步，针对胶质瘤的基因治疗逐渐登上舞台。

什么是基因治疗

通俗地说，基因治疗是将具有治疗价值的基因也即"治疗基因"，利用一定的载体导入人体细胞中进行表达。例如，将干扰致病基因导入人体细胞内，启动一个新功能或者帮助患者恢复已经失去的某个功能，最终达到疾病治疗的效果。

目前基因治疗有两种方法，一种是体外疗法，另一种是体内疗法。体外疗法是指在体外将外源性基因载体导入细胞内，再将导入了外源性基因的细胞扩增，最后将扩增后的细胞回输入人体；体内疗法是指将外源性基因直接装配在特定载体中，然后导入人体。

基因治疗的难点在哪里

目前在基因治疗中，医学上要攻克的一个难点就是如何将外源性基因"运输"到细胞内。基因只有进入细胞表达才能发挥其生物功能，如果不能够进入细胞，就没有任何治疗价值。

承担这样一个"运输"任务的就是基因治疗载体，它要将基因从细胞外运输到细胞内，进而使其发挥功能。合格的基因治疗载体应该符合如下条件：①可以携带 DNA 等遗传物质，容易进入靶细胞；②安全有效，可以特异性地转染某一种靶细胞，避免误伤其他细胞；③弱免疫原性，不会引起人体的免疫反应，避免被灭活；④容易大量生产。

目前胶质瘤基因治疗有哪些手段

目前，胶质瘤基因治疗方法有病毒基因治疗、胶质瘤干细胞基因治疗及纳米技术胶质瘤基因治疗。载体系统可以携带"自杀基因""抑癌基因""免疫调节基因"及"血管生成抑制基因"等治疗基因来感染肿瘤细胞，使其发生"自杀"、肿瘤表型改变、被免疫系统识别及减少肿瘤血管生成，最终达到治疗肿瘤的效果。

在这些"运输"工具中，病毒是比较高效且容易人为控制的，但由于病毒可以长期存活，所以人们对其安全性仍存在疑问。干细胞可以比较精准地携带"治疗基因"到达胶质瘤组织，但其缺点在于运送效力较低。纳米材料相对安全，但其靶向性和运送效力均较前两者低很多。

基因治疗离临床应用还有多远

基因治疗的理念自出现起至今不过 10 年，但已经取得了长足的发展。主要适用于手术加放化疗效果较差的肿瘤，如胶质瘤中恶性程度最高的胶质母细胞瘤。

许多治疗方案在动物实验中已经获得了令人满意的效果。也有一些基因治疗进入了临床试验，I 期临床试验已经证明了安全性，但 II、III 期临床试验目前还没有达到理想的效果，距离真正的临床应用还有一定的距离。

随着医学科学家们对胶质瘤分子机制研究的进一步深入，以及载体技术的进步，基因治疗很有希望走入临床，让每一位胶质瘤患者都触手可及。

病理诊断，疾病诊断的"金标准"

王连唐 教授，主任医师，中山大学病理学专业委员会主任，广东省临床病理医疗质量控制中心主任，广东省病理会诊中心主任，广东省医学会病理学分会前任主任委员，曾任中华医学会病理学分会常务委员、中国医师协会病理医师分会常务委员。

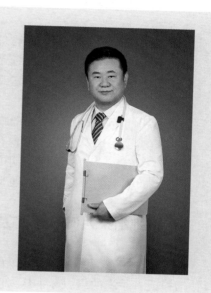

在医院，有这么一个学科的医生，被称为医生的"医生"，因为他们直接服务的对象不是患者，而是临床医生，这个学科就是临床外科病理学，简称临床病理学。

病理医生是做什么的

患者就医后，临床医生除运用各种检验、腔镜、影像学检查等方法进行检查外，还要通过病理学的方法来对疾病进行最终确诊，尤其是在确定肿瘤的良恶性方面，病理诊断具有绝对的权威性。

以肿瘤为例，病理医生的工作就是对临床医生获取的组织样本做出诊断并发出病理报告。一份病理报告包括肿瘤的来源、分型、级别、分期等，涵盖了肿瘤所有必要的生物学特征的细节。

病理学诊断是疾病的最后诊断，被医生称为疾病诊断的"金标准"，是临床诊疗中不可缺少的重要的一环。病理报告不但可以帮助临床医生寻找疾病的"真凶"，还可以帮助临床医生决定下一步的治疗方案，如是手术治疗还是保守治疗。

病理诊断能指导用药、预测生存时间

随着分子病理的兴起，病理报告还可为患者的个体化靶向治疗提供依据。例如，乳腺癌患者，为何有的患者使用内分泌治疗，有的应用赫赛汀治疗，而有的患者则需要选择其他的化疗药物，其依据就是患者详细、完整的病理报告。

此外，病理诊断还能帮助临床医生预测患者的预后情况。例如，同样是脑胶质瘤Ⅳ期患者，有些患者有基因突变，如 IDH 和 1p/19q，则其预后通常好于没有突变的，其存活期可能会更长。肿瘤组织是否存在突变，突变的类型及对预后的影响，最终还是通过病理报告来体现。

病理结果为何不能"立等可取"

在医院常能听到患者或家属抱怨，为何病理结果要等好几天？这是因为活检或者手术的组织标本从人体中取出来后送到病理科，并最终做成组织切片，需要一系列繁杂的工序，如福尔马林溶液固定、取材、过夜脱水、石蜡包埋、切片、染色等，这些工序至少需要 24 小时的时间，而碰到疑难病例或特殊组织，须加做免疫组化或分子检查等，则要花费更长时间。

因此，患者和家属需要理解病理医生的日常工作，一般情况下病理医生也会尽快将病理报告发出，然而常规病理结果"立等可取"的想法是不现实的。

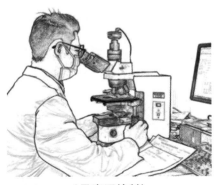

（马寒羽绘制）

手术中的病理结果为何这么快

当然，临床实际操作中，有时手术科医生在手术台上需要了解疾病的良恶性或者手术切缘是否有肿瘤，无法等待常规病理"繁杂的工序"，此时病理医生可通过术中快速冰冻切片的方式，做出病理诊断，为手术科医生决定手术方式和范围提供依据。

手术中取下的组织以气泵物流等方式尽快送到病理科，进行快速冰冻切片及染色，然后病理医师做出诊断结果。全部过程一般在半小时内完成。手术冰冻实际上是手术科医生在手术台上请病理医生的急会诊。由于冰冻快速制片下细胞形态不清晰，可能出现一定的误判，因此申请使用术中快速冰冻诊断有其严格的适用范围，绝不能为了早点拿到病理结果而随意送快速冰冻快速诊断。

病理学是否会被人工智能取代

数字化时代的来临，使得远程医疗、远程会诊日益普及，病理科已迎来大数据和人工智能（AI）时代。最近研究显示，AI 智能诊断在某些疾病中可帮助病理医生减少约 75% 的重复性工作，一定程度上缓解了病理医生的工作负担，使得病理医生可以将更多精力专注于对疑难病例的诊断中。

然而，目前来看，AI 也仅能部分代替简单病例的筛查工作，只能作为一种辅助工具，尚不能实现完全取代病理医生诊断的思维。

病理诊断对肿瘤治疗的
决定性意义

韩安家 教授，主任医师，博士研究生导师，中山大学附属第一医院病理科主任、病理学院院长，中华医学会病理学分会副主任委员，中华医学会病理学分会软组织和骨学组副组长，中国医师协会病理科医师分会常务委员，广东省医学会病理学分会主任委员，粤港澳病理联盟主任委员。

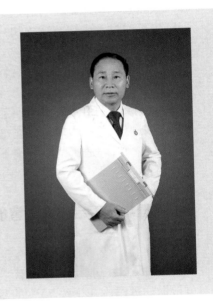

　　病理科是做什么的？很多读者对医院的这个科室比较陌生。与其他科室相比，病理科显得有些默默无闻，但它却是联系基础医学与临床医学的"桥梁学科"，在医学中有着举足轻重的地位，可以说是疾病特别是肿瘤诊断的"法官"。

　　以肿瘤为例，病理诊断对肿瘤治疗具有决定性的意义。它可诊断病变是炎症还是肿瘤；若是肿瘤，究竟是良性还是恶性；若是恶性肿瘤，究竟是哪种类型。例如，临床上不同类型的淋巴瘤治疗方案完全不同，而病理诊断就是为肿瘤患者选择更合适的治疗方案提供依据。

为什么要做病理诊断

　　目前，病理诊断仍是疾病诊断的"金标准"。通俗点说，就是病理科接收患者手术切除的标本或活检组织，经过一系列病理制片流程，病理医师在显微镜下通过对组织切片病变形态的观察，结合临床病史、手术所见、检验结果和影像学等相关资料，必要时加做特殊染色、免疫组化染色和分子病理检测等对疾病进行诊断，以明确患者患上了何种疾病。

病理诊断有什么意义

（1）病理诊断报告可以确诊患者患上的是何种病变，是否为肿瘤。
（2）根据病理诊断报告，临床医生为患者制订个体化的治疗方案。
（3）病理诊断报告对患者疾病预后的判断也有一定的作用。

病理诊断的准确率有多高

病理诊断的结果与很多因素有关，如医生的技术和经验等。同时，在日常工作中，随时可能出现疑难、罕见的病例，加上各个医院的平台、手术及活检组织量、病理医师数量等不同，因此病理诊断的准确率很难有一个准确的数字，但是它的准确率会随着医疗技术的提升而不断地提高。总的来说，相对于二甲医院和基层医院，国内大型三甲医院病理诊断结果的准确率更高。

肿瘤都需要进行病理检查吗

肿瘤的诊断是无法凭借单纯的肉眼或者影像学检查得到确诊的，因此，所有的肿瘤都需要进行病理学检查才能确认是否为肿瘤。

肿瘤的病理诊断主要针对的是实体器官或部位的肿瘤。当然一些血液肿瘤如白血病，也可以通过骨髓活检等进行病理确诊。很多疾病特别是疑难疾病的诊断，尤其是临床送检的标本为穿刺活检标本时，获得的病变组织较少，病理观察有限，还需要多学科讨论，如临床、病理和影像等，更有助于对疾病做出准确的诊断。

肿瘤的筛查和诊断有什么新的进展

近年来，肿瘤的筛查技术在不断进展，很多肿瘤在早期病变时就能被筛查出来，特别是宫颈癌细胞学的筛查和诊断，我国的发展是非常快的。

随着液基细胞学检查（TCT）等细胞学技术的发展，这种被称为宫颈上皮内病变的早期病变可以通过宫颈细胞学筛查，发现细胞学形态异常，继而进行病变组织的活检，进行病理确诊，有助于宫颈癌患者的早期发现、早期诊断和早期治疗，提高宫颈癌患者的生存率。

病理科医生有什么要求

病理科医生被誉为"医生的医生"，不但要具备病理学知识，还需要掌握全面的临床医学知识、基础医学知识如解剖学、组织胚胎学等，以及相关的生物化学、病理生理学等多方面的知识。除此之外，病理科医生还需要丰富的临床实践经验，在长期的病理诊断实践中积累病理诊断的经验和教训，同时需及时关注临床和病理等方面的进展，不断提升自己的业务能力，尽可能做到精准的病理诊断，更好地为临床治疗服务，更好地为患者服务。

病理医生的现状如何

病理医生出具的病理诊断报告，不是仅通过仪器检测即可获得的报告，而是需要对每一个患者的病变组织进行认真仔细的分析，同时结合患者的临床病史、手术所见、影像与检验等相关检查结果，必要时还需要进行相关的辅助检查如免疫组化染色、分子病理检测等，才能做出准确的病理诊断。病理医生的工作量非常大。

病理诊断对疾病的诊断、治疗及预后具有非常重要的作用，但目前我国病理科医生的人数很有限，总数不超过3万人，远远不及美国、日本等发达国家，人才极其紧缺。同时，培养一个病理科医生还需要耗费大量的时间和精力。因此，呼吁更多医学人才投入病理事业中来，共圆人民的健康梦。

全科医生告诉你最全的就诊攻略

马中富 教授，主任医师，博士研究生导师，中山大学附属第一医院全科医学科主任、急诊科副主任，广东省医学会全科医学分会主任委员、全科医学培训基地主任，中山大学全科医学教研室主任。

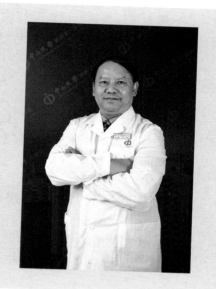

不少患者到医院看病时感觉相当"蒙圈"，不知道该挂什么专科。部分"心急"的患者还可能漏带证件，耽误就诊。生病时究竟如何正确就医？这篇私家珍藏的就诊全攻略请各位笑纳。

如何判断是否需要就医

只要感觉身体不适就应去看医生，如果症状轻微，建议先去附近的社区医院。社区医院解决不了时，应尽快到上级医院进行诊治。

到医院就诊前要准备什么

带上就诊所需的资料，包括病历、医保卡、身份证等，以及个人用品，如胃肠不适的患者可能会出现腹泻、呕吐等情况，最好准备纸巾、毛巾等卫生用品。条件允许情况下，最好有家人陪同就医。

如何判断应该挂什么科好

患者可以根据社区医院初诊后医生的建议看相关的专科；也可到上级医院咨询挂号处的护士，听从护士的建议。

一般情况下，病情不严重时先看专科，病情严重时看急诊。例如，出现轻微腹痛、腹泻、呕吐等症状时，一般可看社区医师或者消化内科；若病情较重，如腹泻5次以上或严重呕吐，应看急诊。

当患者出现胸痛或是剧烈腹痛等危急重症表现时，应拨打"120"电话尽快到医院紧急处理或直接到急诊科挂号就医，急诊科会在第一时间进行诊断和处理。

到医院后的就医流程是怎样的

患者一般先在网上预约挂号，这样形成了医患关系，医生和护士才能进行后续的工作，如给患者看病、检查、开药等。

看病时应如何与医生沟通

不管患者患什么病，首先应该放松心情，并详细地对医生描述病症的源头和进程，以及曾经看过的医生、服用过的药品或保健品及其效果。这样医生才能充分了解患者的具体状况，对患者的病情进行综合分析和预判，然后让患者进行相应的检查或给出具体的治疗方案和药物调整。

拿到检查结果后需要重新挂号吗

如果患者在当天就诊医生仍出诊时拿到检查结果，一般无须重新挂号；如果再次就诊，应该重新挂号。

住院要注意什么

是否需要住院，一般由专科医生根据患者情况判断。整个过程中患者一定要放松心情，根据医生的建议做好住院准备，太过紧张反而使病情加重。

急诊中患者需要避免哪些误区

首先，患者不要太心急，到医院后可以根据指示牌找到相应的地点，如挂号处、诊室、检查室、卫生间等。如果属于危急病情，医护人员会优先处理，后挂号，患者太过急躁可能会加重病情或引起医患矛盾。

其次，患者和家属在医院等待时尽量不要站立在过道处，以免阻塞通道或是增加其他风险，给医生的救治提供不良的环境。

看望住院患者要注意什么

（1）家属探访是住院患者最期待的，家属探访时应与患者多交流，带给他们温暖、关心、爱和支持，缓解他们的焦虑和担心，减轻他们的孤独感。

（2）不宜太多人同时进入病房。探访人员有可能携带病菌，过多人员在病房聚集可增加交叉感染的风险。探访人员如果较多且都想了解病情，应到医护办公室沟通了解病情，然后再分批进入病房探视，减少干扰。探视时切忌坐在病床上，以免外来细菌污染床单，从而增加患者感染风险，一般坐在床边椅子上或者站立。

（3）不要擅自携带食物给患者食用。家属应遵从医生、护士的建议。有些患者可能处于禁食状态，或需要严格控制进食时间、分量和食物种类，擅自让患者进食可能会影响患者的康复甚至加重病情。

（4）家属可在医生或护士的指导下协助患者进行康复。对慢阻肺、肺气肿等患者，可让他们进行吹气球等方式练习深呼气，也可按摩胸背部肌肉，促进患者皮肤、肌肉感知能力的恢复；咳嗽、咳痰较多的患者，家属可手掌半握，轻到中度力度从下往上拍患者的胸背部；对于长期卧床的患者，适当按摩其肢体可预防血管栓塞、皮肤溃烂、褥疮等相关并发症的出现。按摩患者的关节及附近肌肉可以增加组织供血，有助于康复。

煎中药、吃中药，
原来有这么多讲究

陈泽雄 教授，主任医师，中山大学附属第一医院中医科主任，广东省名中医，广东省本科高校中医学类专业教学指导委员会委员，中国医师协会中西医结合分会综合医院中医药工作委员会副主任委员，广东省中西医结合学会肝病专业委员会主任委员，广东省中医药学会综合医院中医药工作委员会主任委员。

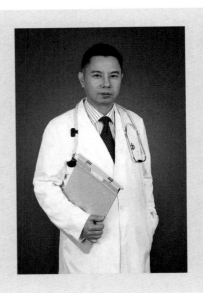

    广东人爱中药，远近闻名。有的人一生病，就自己倒腾点食疗方来吃。家人熬制的药膳养生汤更是伴随着每个"老广"的日与夜。但须注意的是，中药若使用不合理，也会有风险。

中药=纯天然？可以随便吃

    中药确实是天然的药物，但天然的药物不等于没有副作用。中医利用中药治病的原理在于"以偏治偏"，即利用中药的偏性来治疗疾病的病性。

    例如，中药分为寒凉性药和温热性药两大类。寒凉性中药一般治疗热性疾病，如用寒凉性药治疗寒性病就不合适。

    千万不能自己盲目使用中药，一定要在专业人员的指导下有目的地应用，才会取得疗效。

有毒性的中药绝对不能擅自服用

大部分中药是安全的，但有一小部分中药的确有毒性，而有毒性的中药又往往对某些疾病有不错的治疗效果。比如常见的雄黄，毒性很大，但雄黄的主要成分能治疗白血病。所以，有毒性的中药使用正确的话，是可以起到很好临床疗效的。

有毒性的中药应用于临床时，一般通过炮制、配伍、煎煮等方法使其毒性减低或消除，因此，当需要应用某些存在毒性的中药治疗疾病时，只要在专业人员指导下使用，安全性也是很高的。当然，我们不主张患者自己擅自使用。

所以，对中药的毒性，应有一个科学的认识。

有毒性的中药，一般分为三大类：大毒、有毒、小毒

大毒：是指会引起较明显的脏器损害甚至导致死亡的中药。应用时，一定要谨慎，不能擅自使用，如雄黄、草乌、马钱子等。

有毒：指毒性相对轻的中药，应用时间比较长或量较大的话，可能也会导致某些脏器的损伤甚至导致死亡。这类药物在临床上的应用还是比较广泛的，如附子、雷公藤等。当然，如果使用方法正确的话，它们的临床效果也非常好。

小毒：指毒性非常轻微的中药。其临床应用非常普遍，一般只要配伍得当，就不会造成脏器损伤。

中药如何煎煮更有效

正确的中药煎煮方法是保证药物疗效的重要方法之一。

首先，注意器具的选择。要用瓦罐或陶瓷罐，忌用铁锅、铝锅或铜锅等金属制品，避免中药中的一些成分与铁、铝、铜等发生化学反应。

其次，煮中药要注意以下几点：

（1）药材煎煮之前最好能浸泡一下，水须没过药材，最好浸泡 10～20 分钟。

（2）煎煮药材的时候，根据药物的功效选择火候。

"文火"即比较小的火，一般适用于煮补益类药物，需要让有效成分慢慢析出。

"武火"即较猛的火，一般用于解表类或清热类的药物。

（3）对于一些质地特别或作用特殊的药物，则有先煎、后煎、包煎、另煎、溶化、先下、后下、另外烊化等不同方法。

"先下"主要适用于矿物类药物，它质地较重，其目的是让药物的有效成分更多析出。

"后下"一般适用于一些植物类药物，如花蕾或某些含有挥发油的药物，一般在药煮好前大概10分钟左右时才放入，目的是让药物的有效成分更多地保留下来，从而提高药物的疗效。

"另外烊化"常用于胶类药物，如阿胶、龟胶，否则与其他药物同煎的话，很容易造成粘底、烧糊。

服用中药有什么讲究

解表或清热的药物：一般主张饭后服用。

补益类药物：主张在饭前或空腹时服用。

安神类药物：主张睡前1～2小时服用。

药物最好温服，口感会更好，同时对胃肠刺激会小一点。但根据疾病不同也会有些小差别。例如，解表药一般是温服，用于治疗热性病的药一般凉服，治疗寒凉性疾病的药物一般是温服。

药膳食疗要注意些什么

（1）避免食物搭配中的矛盾。例如，蜂蜜不能跟葱合用。

（2）有些药物跟食物之间不搭配，要讲究。例如，人参和萝卜一般不要共煎煮，因萝卜会影响人参的补益效果。

（3）药材与药材之间的搭配不能违反中药用药原则。

（4）不可将药膳代替药物，用来治疗疾病。

（5）用药膳来进行保健或配合治疗疾病，则要遵循辨证施膳的原则，要根据使用者的寒热虚实体质特点选择食物和药材。例如，患热性病，温热的药膳就不宜食。妊娠时，一定要避免应用活血、破血的药膳。如女性在生理期，一般不用含当归的药膳。

因此，对药食同源食材的选用，一定要根据它的特性，以及食用人群的身体情况来定，这样才能取得预期的效果。

带你认识"生命守护神"
——麻醉医生

黄文起 教授，主任医师，中山大学附属第一医院麻醉科主任，中华医学会麻醉学分会常务委员，中国医师协会麻醉学分会副会长。

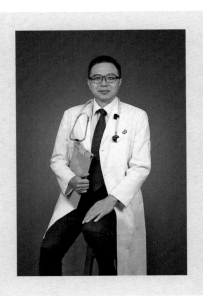

　　人的一生中除了做手术外，无痛拔牙、无痛肠镜、分娩、整形美容等都少不了麻醉医生的参与，没有他们你或许将"痛不欲生"。遇到一位好的麻醉医生更重要，许多医疗美容事故的发生就是因为缺少了高素质的麻醉医生。

麻醉 = 止痛？NO！

　　很多人对麻醉特别是全身麻醉是有顾虑的，担心"一觉睡下去再也醒不来"，或是"做过全麻后变笨了"。这样的担心是可以理解的，麻醉药物对脏器的确是把"双刃剑"——既有保护作用，也有一定的损害作用，但利一定是远远大于弊的。

　　手术的创伤、疾病的创伤及药物治疗过程的创伤，会引起患者免疫细胞及炎性介质的波动、循环的波动，甚至影响组织器官的供氧。麻醉医生做的工作之一就是使患者的内环境处于一个稳定的状况，减少这类创伤对身体的打击，确保患者平安度过手术。

做手术肯定少不了疼痛，有句话说"疾病摧毁肉体，疼痛摧毁灵魂"。疼痛可不只是感受上的事儿，疼痛本身会引起患者循环系统的剧烈波动，甚至导致心力衰竭、卒中、颅脑内出血。麻醉医生需要通过药物使用，使患者的疼痛处于合理范畴，使患者非常舒适地接受手术治疗，同时避免这些意外事件的发生。这也就是麻醉学科的医疗价值。

麻醉医生的"黑匣子"

任何的麻醉治疗都可能有一定的风险，如果获益明显大于风险，这可能就是最佳选择。如何将利最大化、弊最小化，这也是麻醉学科在发展过程中一直努力的方向，其中包括把麻醉药本身对脏器的保护作用发挥到最佳，以及个体化用药。

手术中的镇痛方法非常复杂，我们会根据病情的程度、患者的年龄、各种脏器代谢的状况、创伤的程度等来调控，手术中镇痛药物的使用是千变万化的，并且需要非常特殊的技术和设备。我们可以把它当成一个"黑匣子"，这个"黑匣子"就是麻醉医生的工作坊。

手术前、后也离不开麻醉医生

其实除了手术中，在手术前、手术后，麻醉医生也会和你打交道。

有很多患者在手术前就会出现肠道的疼痛、皮肤的疼痛、创伤骨骼的疼痛等，其实这些疼痛都能处理好。

面对即将到来的手术，患者难免会感到害怕，麻醉医生通过术前的交流、术中的安慰可以使患者在心理方面得到良好维护。

疼痛是一种感知，如果患者意识消失，疼痛将不会存在，但是手术后患者的知觉是会恢复的，如果不加以止痛，疼痛可以非常剧烈，这种手术后的疼痛也会引起循环波动，导致患者康复延迟。目前，患者自控镇痛（PCA）是手术后镇痛最有效的方案。

总之，手术前、后出现疼痛时，请第一时间想到麻醉医生。

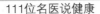

这些医疗领域也少不了麻醉医生

除了做手术，还有很多领域需要消除疼痛，麻醉的使用可以让患者更舒适。例如：儿童打针时，通过将局部的麻醉药物涂抹在注射点，可以消除疼痛；无痛肠镜、胃镜，通过麻醉医生提供舒适的麻醉方法消除胃肠镜检查过程中的疼痛；各种气道的检查治疗，如喉镜检查，呼吸气道检查处理等；拔牙镇痛；分娩，其疼痛的程度比骨折、刀伤还要剧烈，分娩过程中的镇痛治疗是舒适治疗里非常重要的领域；医疗美容的治疗也需要麻醉科，造成许多医疗美容事故的最主要因素就是缺少了高素质的麻醉医生。组织取活检、取卵子等检查治疗，如果麻醉医生都能参与，患者将会非常的舒适，并且更为安全。

总之，麻醉医生是守护患者生命、提供舒适医疗、消除各类急性痛与慢性痛的医生。

吃药不喝酒，喝酒不吃药

陈孝 主任药师，中山大学附属第一医院药学部主任，中国药学会医院药学专业委员会副主任委员，中华医学会临床药学分会副主任委员，广东省卫生健康委员会药事管理与治疗学委员会主任委员，《药物不良反应杂志》副总编辑。

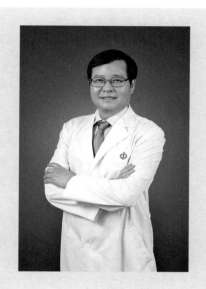

"杯小乾坤大，壶中日月长。"中国的酒文化源远流长。尤其是节假日期间，和亲朋好友团聚的同时总免不了喝一些小酒。虽说小酌怡情，无伤大雅，但如果您是在服药期间喝酒，那就得小心了——当心要了命！这样的悲剧近年来频繁见诸报端。

哪些药物不能与酒同服

（1）抗菌药物。抗菌药物，也就是抗生素、消炎药，会干扰酒精的正常代谢，与酒同服会引起双硫仑样反应，致使饮用少量酒就可引起乙醛中毒反应，表现为心慌气短、胸闷胸痛、头痛头晕、面部潮红、腹痛恶心等一系列症状，反应的严重程度和饮酒量成正比，饮酒越多，反应越重，严重时可以诱发急性肝损害、心肌梗死、急性心力衰竭、呼吸衰竭，甚至死亡。

（2）感冒药。服用含对乙酰氨基酚的感冒药后喝酒，易引起肝脏损伤。对乙酰氨基酚在体内代谢时会产生毒性代谢物，需要与体内的还原型谷胱甘肽结合才能降低毒性并排出体外，大量饮酒时会消耗体内大量谷胱甘肽，导

351

致对乙酰氨基酚的毒性代谢产物无法解毒而在体内蓄积，增加肝脏衰竭的风险。

（3）降糖药。降糖药与酒同服可引发头昏、心慌、出汗、发抖等低血糖症状，甚至出现低血糖休克。另外，服用磺酰脲类（如亚莫利）和双胍类降糖药（如格华止）期间喝酒也可能引起双硫仑反应。

（4）降压药。降压药或抗心绞痛药可能使人体的外周血管扩张，而酒精会进一步加重血管扩张，两者发生协同作用，容易引发低血压，甚至出现休克，严重时可危及生命。

（5）解热镇痛药。阿司匹林、双氯芬酸钠、吲哚美辛、布洛芬、塞来昔布等解热镇痛药物本身有刺激胃肠道黏膜的不良反应，服药期间如果再加上大量饮酒的双重刺激，胃黏膜可能受到损害，引起胃痛、恶心等症状，如果平时就有胃病的人，可能因此引发消化道出血、消化道溃疡等严重症状。

（6）安眠药。本身具有一定的呼吸抑制、减慢心跳的作用，酒精进入人体可引起呼吸及循环中枢受到抑制，双重作用的叠加可能使人反应迟钝、昏迷不醒、呼吸减慢、血压下降、休克，甚至呼吸停止而死亡。

（7）抗癫痫药。抗癫痫药物需要在人体内维持一定的浓度才能较好的控制癫痫的发作，而酒精可以使抗癫痫药物的浓度降低，从而降低药物的治疗药物，有可能导致癫痫的发作。

（8）抗痛风药。无论是啤酒、白酒还是其他酒类，都可以通过促进嘌呤分解、抑制尿酸排泄而增加血清中尿酸的含量，降低别嘌醇等抗痛风药物的疗效，从而诱发痛风的急性发作。

（9）抗过敏药。抗过敏药对中枢神经系统有一定的抑制作用，会产生嗜睡、头晕、头痛等神经系统不良反应，而酒精会增强这种抑制作用，影响患者的精神状态。

（10）抗抑郁药。抗抑郁药本身有较强的镇静作用，而酒精也可抑制中枢神经系统。服药期间喝酒会增强中枢神经抑制作用，导致过度镇静、嗜睡、昏迷。

（11）壮阳药。大名鼎鼎的"蓝色小药丸"——"伟哥"的活性成分是枸橼酸西地那非，很多男性都会服用它以期"一展雄风"。需要注意的是，该药在促进阴茎勃起的同时，会降低血压、加快心率、加重心脏负荷，同时可能引起周围血管的轻度扩张。加之饮酒本身也会促使血管扩张，与"伟哥"双管齐下，再加上性生活的刺激，对于心脏耐受能力偏弱者（老龄、有心脏疾病的患者尤其需谨慎），有发生猝死风险，即"房事猝死"。

因此，饮酒后不要服用"伟哥"等壮阳药。

除了以上西药外，也有很多中成药是明确需要忌酒的，如感冒清热颗粒、银翘解毒软胶囊、西黄胶囊、乌灵胶囊、马应龙痔麝香疮膏、通宣理肺丸、热炎宁颗粒、清开灵颗粒等。

服药与饮酒的时间要间隔多久

建议大家在用药期间及停药后 2 周内避免饮酒或进食含酒精的饮料、食物、药物。

服药期间除了啤酒、白酒、红酒、鸡尾酒这些酒不能喝之外，酒酿（甜酒）、酒心巧克力、醉蟹/醉虾、啤酒鸭等含有酒精的食物要避免食用，藿香正气水等含有酒精的药品也应避免服用。

住院时，医生和护士为何
总关注你的<u>尿量</u>

吴健锋 教授，主任医师，博士研
究生导师，中山大学附属第一医院重
症一科主任，中华医学会重症医学分
会青委会副主任委员。

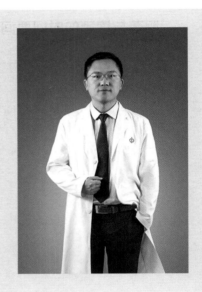

　　细心的人在住院时会注意到，医生和护士会很关注患者的尿量，甚至是
每小时的尿量，即使患者并不是因为泌尿系统疾病住院的。这是因为在经历
大手术、感染、创伤等打击之后，住院患者经常会面临各种器官的损伤，而
急性肾损伤是较常见的器官损伤。调查显示，住院患者中约有 1/5 的会发生
急性肾损伤，ICU 患者更是有半数以上会发生急性肾损伤。

　　急性肾损伤对 ICU 患者十分不友好，会使死亡率升高 5 倍，住院总花费
增加 4 万多元，并且有发展成为慢性肾衰竭的风险，严重的需要长期透析
治疗。

住院了，我的肾是怎么损伤的

临床上一般把急性肾损伤分为三种类型，即肾前性、肾性及肾后性。
（1）肾前性急性肾损伤：是最常见损伤类型，由各种原因（大手术、

休克、创伤、心力衰竭等）致肾脏血流灌注不足所致损伤。毒素和水被留在身体里，加上肾脏细胞也需要血提供养分，血流少了肾脏营养也就不够了。

（2）肾性急性肾损伤：各种原因（中毒、长时间缺血、严重感染等）损伤了肾脏本身的细胞，导致肾脏的功能不全，毒素和水就出不去了。

（3）肾后性急性肾损伤：各种原因（输尿管结石、膀胱结石、肿瘤等）导致尿路堵塞，引起输尿管、肾盂等压力增高，最后导致肾小球滤过率的下降，肾功能损伤，导致毒素排不出去。

在这三种损伤中，肾性急性肾损伤是预后最差的，因为马桶冲的水没有我们可以修水龙头放水（纠正低灌注），下水道堵了我们可以通下水道（碎石），但是马桶坏了就只能换马桶（肾脏替代治疗、肾移植）。

如何判断是否发生了急性肾损伤

目前主要通过两个指标来判断：一是每小时的尿量，二是血肌酐。

当发生以下任一情况，急性肾损伤就会发生：①尿量。持续 6 小时，每小时尿量 < 0.5 mL/kg；②肌酐。48 小时内血清肌酐升高 ≥ 26.5 μmol/L，或 ≥ 1.5 倍过去 7 天基础肌酐。

不同类型肾的损伤如何区别

（1）肾后性：通过影像学检查（超声、CT、X 线等）可以发现尿路堵塞，是这三种类型中最容易诊断的类型。

（2）肾前性和肾性：通过尿的颜色、尿的比重、尿里面的含钠量和血里面含钠量的比例，来分辨肾细胞是功能不行还是血供不够。

肾前性和肾后性的肾损伤如果长时间得不到纠正，就会发展为肾性的肾损伤。这是因为肾前性肾损伤会导致肾脏细胞一直得不到血供，就会"饿死"肾脏细胞。肾后性肾损伤会把水和毒素都堵塞在肾脏里面，一方面毒素直接伤害肾脏；另一方面肾脏内压力增高，血也难以供应到肾脏，而导致肾脏受损。

发生急性肾损伤怎么办

一旦急性肾损伤发生，目前临床仍没有特别好的治疗办法，只能积极针对肾损伤发生的原因进行纠正，以及对肾损伤之后发生的症状进行对症处理，同时在肾功能不能满足患者需求的时候使用肾替代治疗。

因此，对于急性肾损伤更多的是以预防为主，避免各种肾损伤因素的发生。

是否要肾替代治疗呢

当损伤的肾功能不能满足我们清除身体多余水分或毒素时，患者就需要进行肾替代治疗（就是通常说的"血液透析"）。

肾替代治疗，顾名思义就是用机器替患者的肾工作，将患者的血引出身体，通过血液透析机将血里的水和毒素排出去后，再将洗干净的血输回给患者，帮助患者清除多余的水分和毒素。

急性肾损伤能不能治好

对于肾前性和肾后性的急性肾损伤，如果及时纠正病因，肾脏实质的损伤就不会那么严重，肾脏功能是可以慢慢恢复的，即使用上血液透析也有机会恢复到不需要日常血液透析的程度。

对于肾性的急性肾损伤就需要视肾脏损伤的严重程度而定了，一般肾性肾损伤恢复的程度没有肾前性和肾后性的好。

因此，对于急性肾损伤的处理要关注两个方面：一是避免各种肾损伤的因素，二是在无法避免这些因素的时候，及早发现肾损伤，越早干预越有可能恢复。